JOURNAL FÜR HIRNFORSCHUNG

INTERNATIONALES JOURNAL FÜR NEUROBIOLOGIE
INTERNATIONAL JOURNAL OF NEUROBIOLOGY
JOURNAL INTERNATIONAL DE NEUROBIOLOGIE

BEGRÜNDET VON CÉCILE UND OSKAR VOGT

Unter Mitwirkung des Cécile und Oskar Vogt Instituts für Hirnforschung in Düsseldorf und der Arbeitsgemeinschaft für vergleichende Neuroanatomie der Fédération mondiale de Neurologie (World Federation of Neurology)

BAND 13 · HEFT 4/5 · 1971/72

AKADEMIE-VERLAG · BERLIN

Inhalt des Heftes 4/5

Im JOURNAL FÜR HIRNFORSCHUNG werden Arbeiten aus dem Gesamtgebiet der normalen Morphologie (Anatomie, Histologie, Cytologie, Elektronenmikroskopie, Histochemie) und der Entwicklungsgeschichte des Nervensystems unter Einschluß experimentell-anatomischer Arbeiten veröffentlicht. Neurophathologische Arbeiten werden nur angenommen, wenn sie Beiträge zur normalen Struktur, den Strukturwandlungen oder deren funktionellen Bedeutungen enthalten. Zum Publikationsgebiet des JOURNAL FUER HIRNFORSCHUNG gehören auch Arbeiten, die sich mit der Zuordnung experimenteller Reiz- und Ausfallerscheinungen bzw. klinischen Symptomen zu bestimmten Strukturen des Gehirns („Lokalisationslehre") befassen. Als spezielles Publikationsgebiet ist die vergleichende Neurobiologie vorgesehen.

The JOURNAL FÜR HIRNFORSCHUNG will publish studies on normal morphology (anatomy, histology, cytology, electron microscopy, histochemistry), on the development of the nervous system, as well experimental anatomical studies. Neuropathological studies will only be published if they contribute to the knowledge of normal structures, structural changes or their functional significance. Papers dealing with the cerebral localization of experimental excitation and deficit phenomena or clinical symptoms (localization theory) will also be published by the JOURNAL FUER HIRNFORSCHUNG. A special part of the publication is reserved for comparative neurobiology.

Le JOURNAL FÜR HIRNFORSCHUNG publiera des études sur la morphologie normale (anatomie, histologie, cytologie, microscopie électronique, histochimie), sur le développement du système nerveux ainsi que des études anatomiques expérimentales. Des études neuropathologiques seront seulement acceptées quand elles contribuent à la connaissance des structures normales, des changements structurels ou de leur signification fonctionelle. Des études sur la localisation cérebrale de phénoménes expérimentaux ou cliniques d'excitation ou de déficit (doctrine des localisations) seront également publiées par le JOURNAL FUER HIRNFORSCHUNG. Une partie spéciale sera réservée à la neurobiologie comparée.

Verantwortlich für den Inhalt Prof. Dr. I. Anthony, Paris; Prof. Dr. A. Hopf, 4 Düsseldorf; Prof. Dr. W. Kirsche, 104 Berlin Prof. Dr. J. Szentágothai, Budapest.
Verlag: Akademie-Verlag GmbH, 108 Berlin, Leipziger Straße 3—4.
(Fernruf: 200441, Telex-Nr. 0112020; Postscheckkonto: Berlin 35021. Bestellnummer dieses Heftes: 1018/13/4/5.
Das „Journal für Hirnforschung" erscheint sechsmal jährlich. 6 Hefte bilden einen Band.
Preis je Einzelheft 25,— M. Der Preis für einen Band beträgt 150,— M.
Satz und Druck: VEB Druckhaus „Maxim Gorki", 74 Altenburg.
Veröffentlicht unter der Lizenznummer 1326 des Presseamtes beim Vorsitzenden des Ministerrates der Deutschen Demokratischen Republik.

JOURNAL FÜR HIRNFORSCHUNG

Internationales Journal für Neurobiologie

BAND 13 | Heft 4/5 | 1971/72

Aus dem Anatomischen Institut des Bereiches Medizin (Charité) der Humboldt-Universität zu Berlin
(Direktor: Professor Dr. sc. med. W. KIRSCHE)

Zur Chemodifferenzierung der Hippocampusformation in der postnatalen Entwicklung der Albinoratte. I. Oxydoreduktasen[1])

von

U. MEYER, J. RITTER und H. WENK

Mit 10 Abbildungen

(Eingegangen am 19. 5. 1971)

Einleitung

Die funktionelle Bedeutung der Hippocampusformation als zentrale Struktur des „limbischen Systems" (McLEAN 1954) ist trotz stärkerer Beachtung im Rahmen der neurobiologischen Grundlagenforschung sowie unter Berücksichtigung mannigfaltiger klinischer Apsekte bis heute noch nicht ausreichend geklärt. Auf Grund elektrophysiologischer und tierexperimenteller Untersuchungen sowie Befunden beim Menschen darf jedoch als sicher gelten, daß die Hippocampusformation nicht einfach Bestandteil des Rhinencephalons ist, sondern eine wesentliche Bedeutung für die zeitliche und örtliche Orientierung, für die Merkfähigkeit und die Bildung von Gedächtnisinhalten besitzt (ULE 1954, HASSLER 1964, GREEN 1964, MILNER 1962, GIRGIS 1966, 1970, ADEY 1962, 1967, AVIS und CARLTON 1968, QUEVEDO 1970, STEPHAN 1954 u. a.).

In grundsätzlichen morphologischen Arbeiten wurden bereits von CAJAL (1893, 1904), POPOFF und POPOFF (1929), LORENTE DE NO (1934) und ROSE (1927, 1929, 1931) die Cytoarchitektonik, Faserverbindungen und mögliche Verschaltungen der Neuronenketten dieser Formation im Zusammenhang mit anderen Hirngebieten erforscht. Mit Hilfe der Elektronenmikroskopie konnte in neuerer Zeit die Feinstruktur des Hippocampus soweit aufgeklärt werden, daß eine qualitative Synapsoarchitektonik am adulten Normaltier möglich scheint (GREEN 1960, BLACKSTAD und KJAERHEIM 1961, HAMLYN 1961, 1962, 1963, WESTRUM und BLACKSTAD 1962, BLACKSTAD 1962, 1963, ANDERSEN et al. 1966, LAATSCH und COWAN 1966, 1967, IBATA 1968).

Enzymhistochemische Untersuchungen am Hip-

[1]) Mit dankenswerter Unterstützung durch einen Forschungsauftrag des Ministeriums für Wissenschaft und Technik der DDR.

pocampus adulter Tiere liegen für verschiedene Species in größerer Zahl vor (FLEISCHHAUER 1958, 1959, ORTMANN 1961, 1964, THOMAS und PEARSE 1961, FELGENHAUER und STAMMLER 1962, FRIEDE 1966a und b, MELLGREN und BLACKSTAD 1967; Oxydoreduktasen. FLEISCHHAUER 1959, ORTMANN 1961, FELGENHAUER 1963, SHANTHA und BOURNE 1966, MIETKIEWSKI und KOZIK 1966; Hydrolasen). Aufschlußreiche Informationen über die quantitative Verteilung von Baustoffen und Enzymen in den Schichten des Ammonshorns wurden durch die Untersuchungen von LOWRY et al. (1954) und STROMINGER und LOWRY (1955) gewonnen.

Über die ontogenetische Differenzierung der Aktivität oxydativer und hydrolytischer Enzyme wurden an der Hippocampusformation histochemische Untersuchungen bei der Maus (ORTMANN 1957, WENDER und KOZIK 1968), am Kaninchen (DAS und KREUTZBERG 1967, WENDER und KOZIK 1970), am Goldhamster (SHIMADA 1970) und an menschlichem Material durchgeführt (FARKAS-BARGETON und THIEFFRY 1966, DUCKETT und PEARSE 1969). Für die Ratte als extremen Nesthocker liegen nach unserer Kenntnis für oxydative Enzyme lediglich histochemische Befunde über die postnatale Reifung der Succinodehydrogenase am Gesamtgehirn vor (MORIKAWA 1958, FRIEDE 1959). Bei diesen Untersuchungen fand der Hippocampus nur wenig Berücksichtigung.

Jüngste Ergebnisse physiologischer, autoradiographischer und pharmakologisch-biochemischer Untersuchungen an Ratten im Lernexperiment (LIEBMANN und RAUCA 1970, LÖSSNER et al. 1970, OTT und MATTHIES 1970, POHLE 1970, POPOV et al. 1970) lenkten erneut die Aufmerksamkeit auf die Hippocampusformation. Da der Zeitpunkt der Ausreifung des Systems für weiterführende Experimente unter den Bedingungen des Lerntrainings von besonderer Bedeutung ist, war es notwendig, detaillierte topochemische Untersuchungen über die Differenzierung der Aktivität einiger Schlüsselenzyme biochemisch definierter Stoffwechselwege am Rattenhippocampus durchzuführen, was Gegenstand der vorliegenden Studie ist. Durch die Ergebnisse ausgedehnter methodischer Voruntersuchungen (WENK et al. 1970a und b, RITTER et al. 1971b) der seit FARBER (1962) wiederholt in Frage gestellten Ortsspezifität des histochemischen Nachweises löslicher pyridin-nucleotid-abhängiger Dehydrogenasen konnte die Spezifität der Aussagen weitgehend abgesichert werden.

Material und Methodik[2])

Die Untersuchungen erfolgten an 176 Albinoratten beiderlei Geschlechts (Stamm Rehbrücke) in 14 postnatalen Altersstufen: Neugeborene, 1., 3., 5., 7., 8., 10., 13., 15., 17., 20., 25., 35., 40. Tag sowie an adulten Tieren. In jedem Stadium wurden mindestens 5 Tiere untersucht.

Die erwachsenen Tiere (3 bis 6 Monate alt) und die älteren Jungtiere wurden in kurzem Ätherrausch, die jungen Tiere ohne Narkose durch Dekapitation getötet. Die schnell herauspräparierten Gehirne wurden mit CO_2-Schnee eingefroren und im Kryostaten Dittes-Duspiva bei $-18\,°C$ 16 μm dick frontal in Höhe des Infundibulums bzw. Recessus mammillaris geschnitten. Von einem Teil der Gehirne wurden zu Vergleichszwecken auch Horizontalschnitte in mittlerer ventrodorsaler Ebene angefertigt.

Die Schnitte wurden auf Objektträger aufgenommen, angetaut und bei Zimmertemperatur luftgetrocknet und unfixiert bei 37 °C in feuchter Kammer mittels Schnittbedeckung inkubiert.

Folgende Enzymnachweise wurden durchgeführt:

1. $NADH_2$- und $NADPH_2$-Tetrazoliumsalzreduktase (NADH-TR, NADPH-TR) nach SCARPELLI et al. (1958) mit Nitro-BT „Chemapol".

2. NAD-abhängige Lactat- (LDH), β-Hydroxybutyrat- (β-HBDH) und α-Glycerophosphat- (α-GPDH), NADP-abhängige Glucose-6-phosphat- (G-6-PDH) und 6-Phosphogluconat- (6-PGDH) Dehydrogenase im Polyvinylalkohol- (PVA) Gel unter Verwendung von Nitro-BT und Phenazinmethosulphat (PMS) „Ferak" 10^{-2} mg/ml. Detailliertere Angaben über die Zusammensetzung der Medien und die Reaktionsbedingungen sind in einer früheren Arbeit enthalten (WENK et al. 1970a).

3. Menadion-abhängige α-GPDH nach MELLGREN und BLACKSTAD (1967) mit Vitamin K_3 „VEB Berlin Chemie" und Nitro-BT im PVA-Gel.

4. Succinatdehydrogenase (SDH) nach NACHLAS et al. (1957) mit Nitro-BT und PMS 10^{-3} mg/ml.

5. Cytochromoxydase (CyO) nach BURSTONE (1959) mit 1-Hydroxy-2-naphthoesäure „Ferak" und N-phenyl-1,4-phenylendiamin „Fluka" unter Zusatz von Cytochrom-C „Reanal".

Kontrollen: Zur Hemmung der CyO wurde zum kompletten Inkubationsmedium NaCN 10^{-3} Mol/l zugesetzt. Für alle anderen Nachweise wurden Schnitte in substratfreien Kontrollmedien inkubiert. Nach erfolgter Inkubation wurden die Schnitte in eiskaltem Ca-Formalin nach BAKER für 15 min nachfixiert und nach Zwischenwässerung in Glyceringelatine eingeschlossen.

[2]) Für die zuverlässige technische Hilfe danken wir unseren medizinisch-technischen Assistentinnen Frl. H. GLIESE, Frau H. DANIEL, Frau K. SCHMIDT und Frau I. HERBRAND. Für die Ausführung der Zeichnungen danken wir dem wissenschaftlichen Grafiker, Herrn Horst LINK.

Befunde

Zur Nomenklatur: Nach Rose (1927, 1929, 1931), Popoff und Popoff (1929) und Vogt und Vogt (1937) wurde der Hippocampus auf Grund cytologischer Charakteristika der Pyramidenzellen in die Felder h_1 bis h_5 unterteilt. Diese Nomenklatur fand bei zahlreichen histochemischen Untersuchungen an Frontalschnitten Anwendung. Mathisen und Blackstad (1964) und Mellgren und Blackstad (1967) verwendeten jedoch bei der Darstellung von Acetylcholinesterase und von oxydativen Enzymen an Horizontalschnitten des Rattenhippocampus die von Lorente de No (1934) vorgeschlagene Nomenklatur, die nicht wie die von Rose nur cytologische Merkmale, sondern auch die Besonderheiten der Faserschichten berücksichtigt und das Ammonshorn in CA-Felder (CA_1 bis CA_4) gliedert. Da in der Entwicklung wesentliche Veränderungen der untersuchten Enzyme in den Faserschichten ablaufen, wurde den weiteren Ausführungen die Nomenklatur von Lorente de No (1934) zugrunde gelegt. Abb. 1 zeigt schematisch am Frontalschnitt durch den Hippocampus die Areale und Schichten, wie sie von Mathisen und Blackstad (1964) und Mellgren und Blackstad (1967) für den Horizontalschnitt enzymhistochemisch definiert und beschrieben wurden. Diesem Schema liegt gleichfalls der Acetylcholinesterase-Nachweis zugrunde.

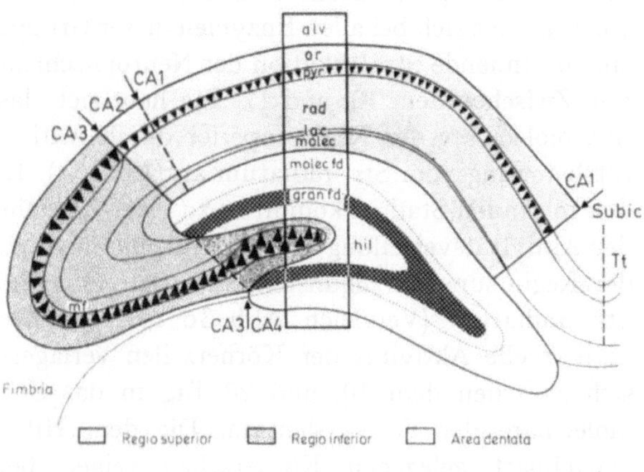

Abb. 1. Schema der Hippocampusformation (Frontalschnitt). CA 1 bis CA 4: Felder des Ammonshorns nach Lorente de No (1934). Alveus — alv, Stratum oriens — or, Str. pyramidale — pyr., Str. radiatum — rad, Str. lacunosum — lac, Str. moleculare cornu ammonis — molec, Moosfaserschicht — mf, Str. moleculare fasciae dentatae — molec fd, Str. granulosum fasciae dentatae — gran fd, Hilus areae dentatae — hil, Subiculum — Subic, Taenia tecta — Tt. Der in Abb. 2, 4, 8 und 9 dargestellte Ausschnitt aus der Regio superior und der Area dentata ist im Schema eingerahmt.

Zur Chemodifferenzierung: Bei Betrachtung der gesamten Hippocampusformation erfolgt im Verlauf der postnatalen Entwicklung nur bei einem Teil der untersuchten Enzyme eine Zunahme der Aktivität (SDH, CyO, α-GPDH, NADPH-TR). Die Differenzierung der anderen Oxydoreduktasen (β-HBDH, G-6-PDH, 6-PGDH und LDH) ist dagegen auch durch eine Abnahme der Enzymaktivität charakterisiert. Das Ausmaß dieser Veränderungen ist bei den einzelnen Enzymen im Hinblick auf die Quantität, zeitliche Folge und die regionale Verteilung unterschiedlich ausgeprägt. So nehmen SDH und CyO stärker als α-GPDH und

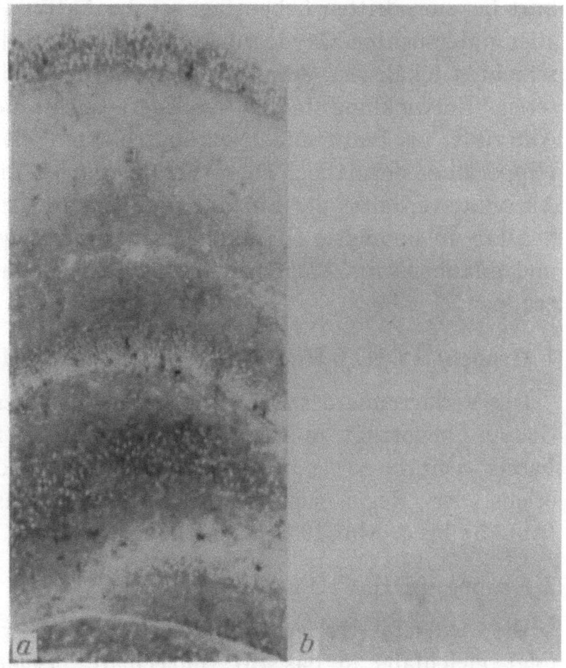

Abb. 2. Darstellung der β-HBDH in der Hippocampusformation der 13 Tage alten (a) und adulten Ratte (b). 55×.

sprunghaft zu. Die Aktivitätsabnahme der β-HBDH (Vergleich Abb. 2a und b) ist markanter als die der Pentose-Shunt-Enzyme und der LDH. Die quantitativen Differenzen beziehen sich dabei auf einen visuellen Vergleich der Farbintensität mit Schnitten von adulten Gehirnen, die unter identischen Versuchsbedingungen (gleiche Gewebevorbereitung, Inkubationsmedien und Inkubationszeiten) bei der Untersuchung eines jeden Entwicklungsstadiums mitgeführt wurden. Obwohl die Unterschiede wiederholt im „Blindversuch" sicher ermittelt werden konnten, erlauben sie nur eine relativ grobe Aussage über quantitative Veränderungen.

Vergleicht man den Reaktionsausfall der im Hippocampus untersuchten Enzyme mit einigen anderen Hirnregionen, so zeigt sich in den frühen Entwicklungsphasen ein zeitlich gestaffeltes Auftreten. Ausgesprochen frühbetont erscheint die Aktivität der meisten Enzyme in den Kerngebieten des Thalamus. In den Zellbändern der Hippocampusformation (Archicortex) ist die Intensität der Reaktion für alle Enzyme wiederum bis etwa zum 10. Lebenstag auffällig stärker als in irgendeiner Schicht des Neocortex.

Die im folgenden am Hippocampus beschriebenen Veränderungen sind relativ zu diesem allgemeinen Verhalten zu betrachten. Von der Geburt bis zum dritten Lebenstage ist die Aktivität aller untersuchten Oxydoreduktasen in den Zellschichten lokalisiert (Abb. 3a, 10A). In den weiteren Entwicklungsstadien verlagert sich die Aktivität in bestimmte Neuropilschichten der Hippocampusformation. Diese Veränderungen im Aktivitätsverhalten der Enzyme sind vom 15. Lebenstag an besonders charakteristisch ausgeprägt und erlauben eine Abgrenzung von drei Enzymgruppen.

1. Gruppe: LDH, β-HBDH, G-6-PDH, 6-PGDH.

Die Verlagerung der Aktivität erfolgt in dieser Gruppe bevorzugt in das Str. moleculare der Fascia dentata sowie in das Str. radiatum und oriens der Regio superior des Ammonshorns (Abb. 5a bis c, Abb. 10 Schema I).

2. Gruppe: SDH, CyO und α-GPDH.

Die Aktivitätsverlagerung dieser Enzyme erfolgt gleichfalls in das Str. moleculare fasciae dentatae, aber im Gegensatz zur ersten Gruppe in das Str. moleculare der Regio superior und inferior sowie das Str. oriens der Regio inferior cornu ammonis (Abb. 5d, Abb. 10 Schema II).

3. Gruppe: NADH-TR und NADPH-TR.

Die Aktivität beider Tetrazoliumsalzreduktasen zeigt analog zu den Enzymen der zweiten Gruppe eine gewisse Zunahme in den Molecularschichten aller Regionen der Hippocampusformation. Im Gegensatz zu den Enzymen der Gruppe 1 und 2 bleibt das Aktivitätsmaximum der Tetrazoliumsalzreduktasen während der Hirnreifung jedoch in den Zellschichten nachweisbar. Dabei bevorzugt die NADPH-TR-Aktivität die Pyramidenzellen der Regio superior und die Aktivität an NADH-TR die Pyramidenzellen der Regio inferior (Vergleich Abb. 6a und b, Abb. 10 Schema III).

Im folgenden soll das Verhalten der einzelnen Enzymaktivitäten während der Entwicklung genauer beschrieben werden:

Gruppe 1: Zum Zeitpunkt der Geburt ist die Aktivität dieser Enzyme vorwiegend in den Zellschichten der Hippocampusformation (Str. pyramidale und granulosum) lokalisiert. Das Str. pyramidale erscheint durch die gleichfalls deutlich aktive Schwärmzone in das Str. oriens verbreitert (Abb. 3a). Die Neuropilschichten lassen sich bei Vorliegen einer schwachen diffusen Ablagerung des Reaktionsproduktes bis zum 7. Tag noch nicht voneinander abgrenzen. Die diffuse Formazanablagerung im Neuropil findet sich in diesen frühen Stadien nicht beim Nachweis der β-HBDH. Matrixreste zeigen im Bereich des lateralen Ventrikels eine deutlich erkennbare Aktivität an G-6-PDH, 6-PGDH und LDH, jedoch nicht an β-HBDH. Regionale Verteilungsunterschiede sind in der Hippocampusformation noch nicht erkennbar. Zwischen dem 3. und 5. Tag steigt die Aktivität bevorzugt im Str. pyramidale des Feldes CA 3, so daß sich am 7. Tag die Schicht der Pyramidenzellen der Regio inferior durch eine kräftigere Aktivität von denen der Regio superior und der Körnerzellschicht abhebt (Abb. 3b). In den Stadien zwischen dem 8. und 13. Tag fallen beim Nachweis der β-HBDH hyperaktive Zellen auf, die sich solitär im Hilusbereich, im Str. granulosum und pyramidale und auch vereinzelt in den Neuropilschichten finden (Abb. 2a). Am 10. Tag zeigt sich bei allen Enzymen dieser Gruppe eine beginnende Stratifikation der Neuropilschichten. Zwischen dem 10. und 17. Tag hebt sich das Str. moleculare der Regio superior durch Aktivitätsbetonung vom Str. radiatum ab (Abb. 3c). In den folgenden Stadien kommt es zu einer Umkehr der Aktivitätsverteilung in den Neuropilschichten der Regio superior zugunsten einer Betonung des Str. radiatum (Vergleich Abb. 3c und d). Die perikaryelle Aktivität der Körnerzellen verlagert sich zwischen dem 10. und 20. Tag in das Str. moleculare der Fascia dentata. Die dem Hilus benachbart gelegenen Körnerzellen zeigen bei allen Enzymen dieser Gruppe bis zum 20. Tag geringere Aktivität als das übrige Str. granulosum. Vom 20. Tag an finden sich weitere Differenzen im Verhalten der vier Enzyme. Bei der LDH und β-HBDH nimmt die Aktivität in den Zellschichten, die bis zu diesem Tag noch kräftig war, rasch ab (LDH: Vergleich Abb. 3b und 5c, β-HBDH: Vergleich Abb. 2a und b, Abb. 3c und 5a). Dagegen bleibt bei den Pentose-Shunt-Enzymen

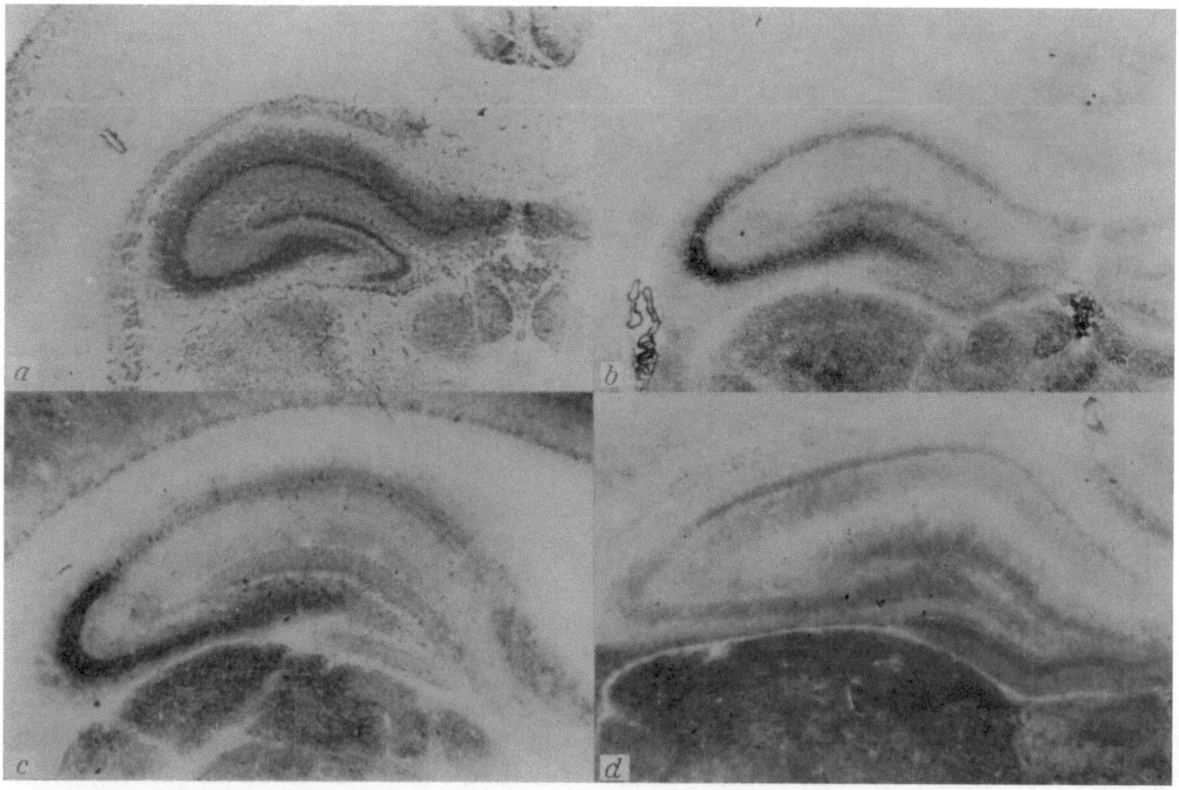

Abb. 3. Aktivitätsmuster einiger Oxydoreduktasen (Enzyme der Gruppe I) in der Hippocampusformation der Ratte in Abhängigkeit vom Lebensalter. (a) α-GPDH (Menadion), 3. Tag, (b) LDH, 7. Tag, (c) β-HBDH, 10. Tag, (d) 6-PGDH, 20. Tag, 25×.

die Aktivität bis zum adulten Stadium auch in den Zellschichten stärker nachweisbar. Die Regio superior (Str. pyramidale) und das Str. granulosum der Fascia dentata reagieren dabei kräftiger als die Regio inferior (Abb. 5b). Die Moosfasern enthalten eine mäßige Aktivität an G-6-PDH und 6-PGDH (Abb. 3d, 5b). Bei allen vier Enzymen ist am 25. Tag das adulte Verteilungsmuster erreicht. Von den Neuropilschichten enthalten das Str. moleculare fasciae dentatae und das Str. radiatum der Regio superior die kräftigste Aktivität (Abb. 5b und c). Die Zellschichten weisen eine sehr geringe Aktivität an LDH und β-HBDH (Abb. 5a und c) und eine mäßige Aktivität an G-6-PDH und 6-PGDH auf (Abb. 5b). Insgesamt nimmt die Aktivität dieser Enzyme im Hippocampus vom 20. Tag an ab, am stärksten die der β-HBDH – die am adulten Tier kaum noch nachweisbar ist (Abb. 2) – mäßiger die der Pentose-Shuntenzyme und am geringsten die der LDH.

Gruppe 2: Wie bei der ersten Gruppe ist auch hier die Enzymaktivität nach der Geburt auf die Zellbänder begrenzt (Abb. 3a). Die Aktivitätszunahme erfaßt bis zum 5. Tag jedoch nicht nur die Regio inferior, sondern alle Regionen. Im Bereich der Dendritenabgänge ist eine Aktivitätsbetonung auffällig. Die bis zum 5. Tag im Bereich des lateralen Ventrikels vorhandene Matrix enthält an α-GPDH hyperaktive Zellen (Abb. 3a und 4b). Diese sind auch in der später obliterierenden Fissura hippocampi und in der Fissura telodiencephalica sichtbar (Abb. 3a). Es ist an Hand der Präparate jedoch nicht sicher zu entscheiden, ob es sich um Zellen der Neuro- oder Gliogenese handelt. SDH und CyO sind in den Matrixgebieten nur schwach aktiv ohne Bevorzugung zellulärer Elemente (Abb. 4c). Die Neuropilschichten zeigen bei diesen Enzymen bereits am 5. Tag beginnende Stratifikation. Das Str. radiatum der Regio superior läßt sich durch eine leicht erhöhte Aktivität vom Str. moleculare abgrenzen. Zwischen dem 8. und 10. Tag zeigt sich ein Aktivitätsanstieg jetzt im Str. moleculare der Regio superior. Der Hilus fasciae dentatae, der bis zum 8. Tag kaum reagierte, läßt vom 10. Tag an einen Aktivitätsanstieg erkennen. Einen raschen Aktivitätsverlust zeigen die Zellschichten vom 13. Tag an.

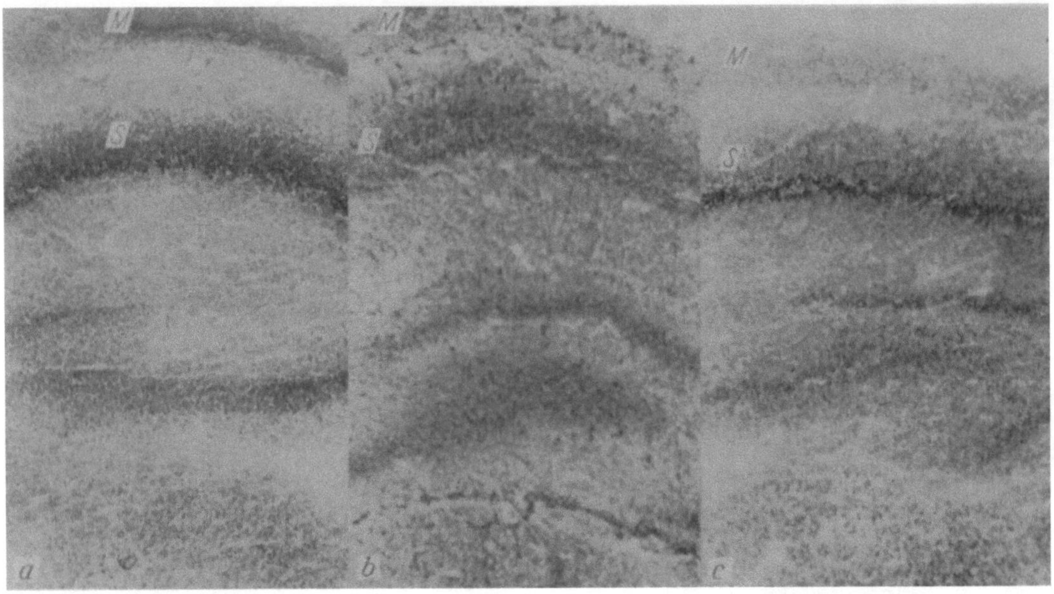

Abb. 4. Ausschnitt aus Regio superior und Area dentata der Hippocampusformation der drei Tage alten Ratte. (a) NADH-TR, (b) α-GPDH (Menadion), (c) SDH, M — Matrixreste, S — Schwärmzone im Str. oriens.

Der Aktivitätsabfall läuft in den Pyramidenzellen der Regio superior dem der Regio inferior voraus (Abb. 8a). Da nicht alle Zellen gleichzeitig ihre Aktivität verlieren, bleiben im Str. pyramidale und im Str. granulosum am 20. Tag noch normaktive solitär liegende Zellen sichtbar (Abb. 8a). Parallel zum Aktivitätsverlust der Perikarya steigt die Aktivität im Str. oriens der Regio inferior rascher als in der Regio superior. Im Str. moleculare der Area dentata und der Regio superior hat die Aktivität am 20. Tag gegenüber dem 15. Tag stark zugenommen. Vom 25. Tag an zeigt sich bei SDH und CyO das adulte Verteilungsmuster. Die Zellbänder sind kaum noch enzympositiv. Die stärkste Aktivität weisen in der Regio superior das Str. moleculare, in der Regio inferior das Str. oriens und moleculare und in der Area dentata das Str. moleculare auf. Das Str. lacunosum in Regio inferior und die Schicht der Moosfasern heben sich durch eine besonders geringe Aktivität ab (Abb. 5d, 8b).

Der Aktivitätsverlust an α-GPDH tritt in den Zellschichten wie bei der SDH und CyO auf, jedoch stellen sich keine solitären aktiven Zellen dar. Auch sind im Str. oriens zwischen Regio superior und inferior keine Aktivitätsdifferenzen in den folgenden Entwicklungsphasen erfaßbar. Auffällig ist, daß im Bereich der Moosfaserschicht — im Gegensatz zum Verhalten der vorhergenannten Enzyme — eine deutliche Aktivitätssteigerung vom 17. Tag an auftritt. Auch im Hilusbereich zeigen sich markante Unterschiede. Der Hilus nimmt vom 13. bis zum 20. Tag stärker an Aktivität zu, die sich vom Zentrum des Hilus in Richtung auf die Körnerzellschicht hin ausbreitet. Am 20. Tag ist nur noch eine schmale infragranuläre Zone geringerer Aktivität vom übrigen Hilus abgrenzbar (Abb. 8c). Diese Zone zeigt beim adulten Tier dann aber eine auffällige Aktivitätsbetonung (Vergleich Abb. 8c und d). Am 25. Tag ist das adulte Verteilungsmuster der α-GPDH erreicht (Abb. 6d).

Gruppe 3: Bei neugeborenen Tieren sind die Zellen des Str. pyramidale und der Schwärmzone für beide Tetrazoliumsalzreduktasen deutlich aktiver als die Körnerzellen (Abb. 4a). Bis zum 10. Tag nimmt die Aktivität in den Zellbändern kontinuierlich zu. Dabei zeigt sich vom 7. Tag an für die NADH-TR eine Bevorzugung der Regio inferior (Abb. 6a). Im Gegensatz dazu erscheint die Aktivität der NADPH-TR in der Regio superior intensiver (Vergleich Abb. 6a und b). Dieser generelle Unterschied bleibt bis zum adulten Stadium hin erhalten, wodurch die Grenze zwischen Regio superior und inferior chemoarchitektonisch scharf markiert wird (Abb. 6c). Die Aktivität der NADH-TR ist bis zum 20. Tag in den Pyramidenzellen der Regio inferior kräftiger als in den Körnerzellperikarya, und besonders im Hilusbereich stellen sich stark aktive multipolare Zellen dar, die am 15. Tag an Aktivität zugenommen haben (Abb. 7a und b). Nach dem 20. Tag

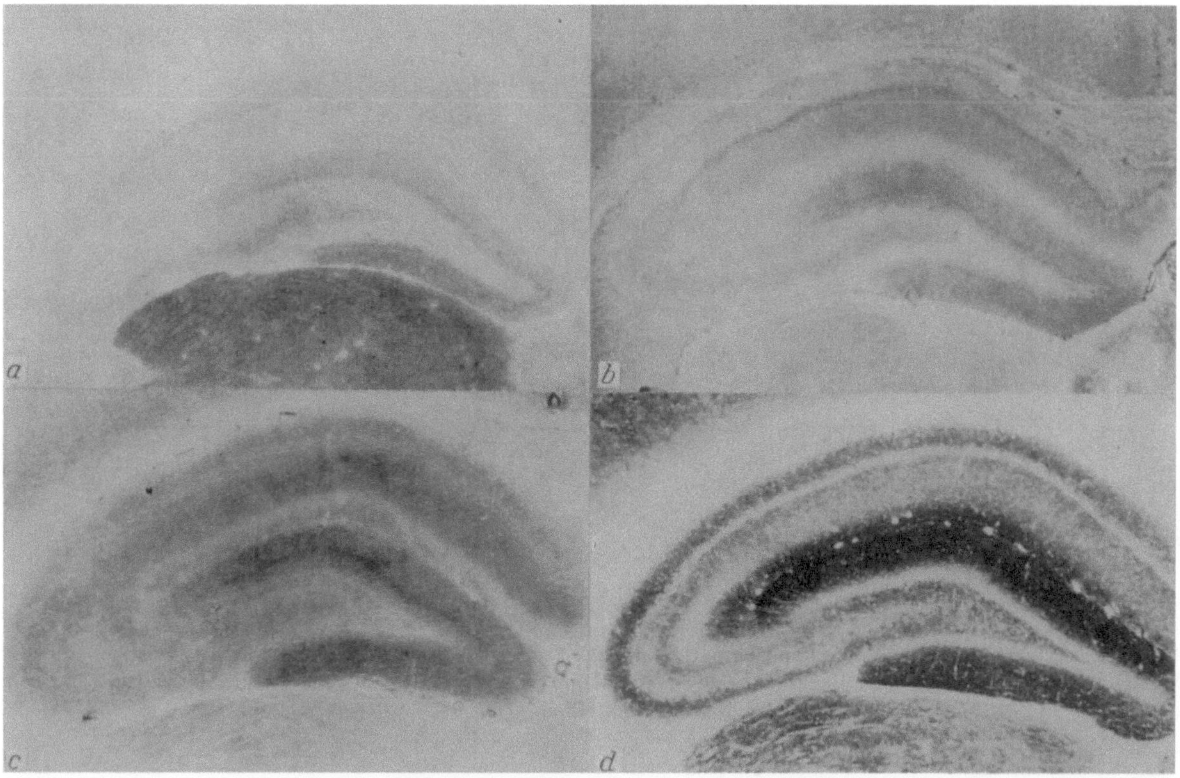

Abb. 5. Aktivitätsmuster einiger Oxydoreduktasen (Enzyme der Gruppe I und II) in der Hippocampusformation der Ratte. (a) β-HBDH, 20. Tag, (b) 6-PGDH, adult, (c) LDH, adult, (d) SDH, adult. 25×.

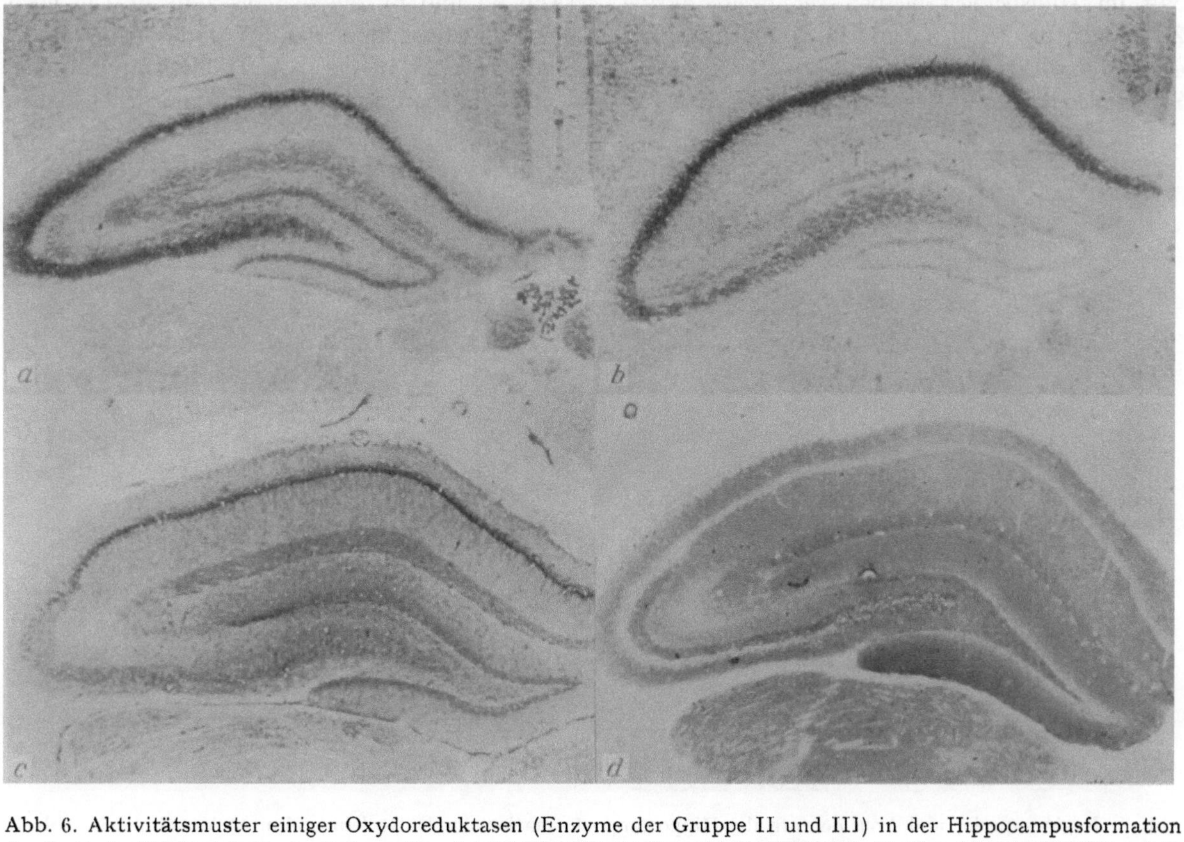

Abb. 6. Aktivitätsmuster einiger Oxydoreduktasen (Enzyme der Gruppe II und III) in der Hippocampusformation der Ratte in Abhängigkeit vom Lebensalter. (a) NADH-TR, 15. Tag, (b) NADPH-TR, 15. Tag, (c) NADPH-TR, adult (d) α-GPDH (NAD, PMS), adult. 25×.

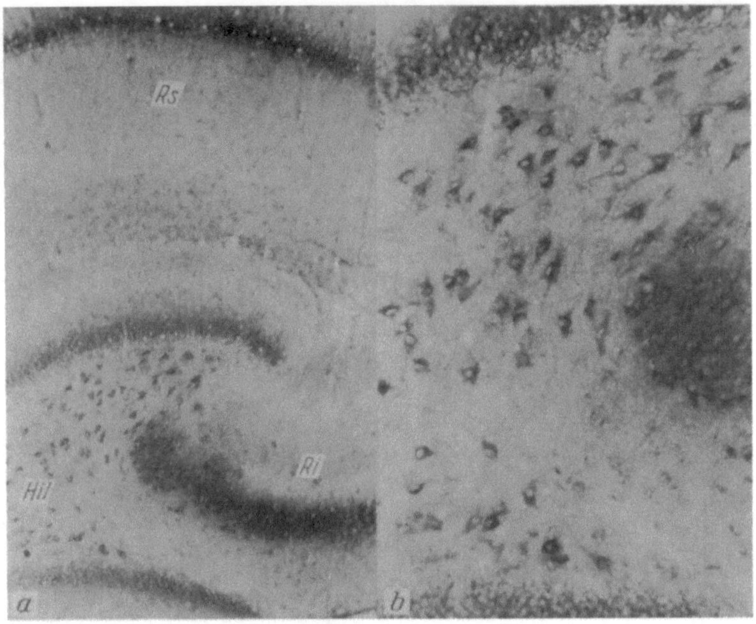

Abb. 7. Ausschnitt aus der Hippocampusformation der 20 Tage alten Ratte (Horizontalschnitt). Darstellung der NADH-TR (a) 55×, (b) 130×. Regio superior — Rs, Regio inferior — Ri und Area dentata mit stark aktiven Neuronen im Hilus — Hil.

nimmt aber die perikaryelle Aktivität der NADH-TR besonders in den Pyramidenzellen stark ab. Nur im Hilusbereich bleiben vereinzelte aktive Zellen sichtbar (Abb. 9a und b). Vom 13. Tag an erfolgt ein Aktivitätsanstieg beider Enzyme im Str. moleculare der Regio superior, so daß von diesem Termin an erstmals eine Schichtendifferenzierung im Neuropil zu erkennen ist (Abb. 6a und b), die sich bis zum 20. Tag noch deutlicher ausbildet. Das Str. moleculare fasciae dentatae zeigt in der NADH-TR-Aktivität eine Unterteilung in drei Schichten, von denen die in

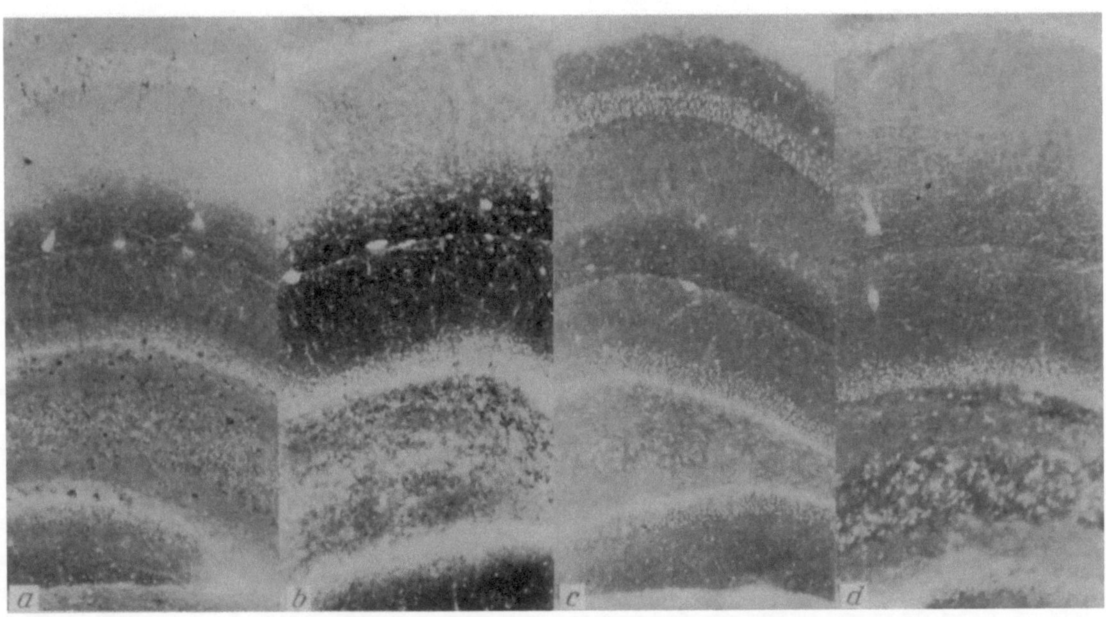

Abb. 8. Regio superior und Area dentata der Hippocampusformation der Ratte (eingerahmter Ausschnitt in Abb. 1. (a) SDH, 20. Tag (b) SDH, adult, (c) α-GPDH (NAD, PMS) 20. Tag (d) α -GPDH,(NAD, PMS), adult. 55×.

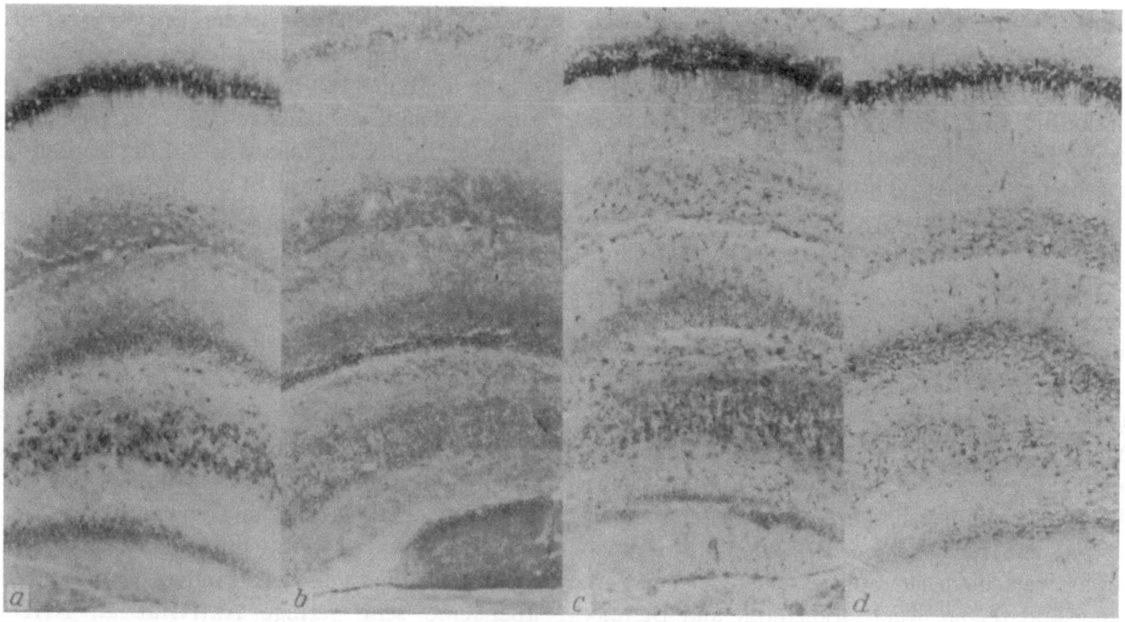

Abb. 9. Regio superior und Area dentata der Hippocampusformation der Ratte (eingerahmter Ausschnitt in Abb. 1. (a) NADH-Tr, 20. Tag, (b) NADH-TR, adult, (c) NADPH-TR, 20. Tag, (d) NADPH-TR, adult, 55×.

der Mitte gelegene die geringste Aktivität hat (Abb. 9a und b). Für die NADPH-TR findet nach dem 20. Tag keine wesentliche Veränderung der Aktivitätsverteilung mehr statt. Dieses Enzym reagiert innerhalb der Neuropilschichten vom 17. Tag an auch in astrozytären Gliazellen (Abb. 9c und d).

Diskussion

1. Zur Methodik

Für strukturbezogene funktionelle Interpretationen chemischer Vorgänge in Organen und Geweben ist die exakte ortsgetreue Lokalisation des Indikators der chemischen Reaktion eine entscheidende Voraussetzung. Wenn auch durch quantitative biochemische Untersuchungen bedeutsame Erkenntnisse über die Differenzierung des oxydativen Hirnstoffwechsels in der Ontogenese gewonnen wurden (Flexner et al. 1953, Flexner 1955, Richter 1955, McIlwain 1959 u. a.) konnte dabei eine genauere Zuordnung zu feineren morphologischen Strukturdetails dieses äußerst kompliziert aufgebauten Organs nicht getroffen werden. Dieser Nachteil kann – allerdings heute noch auf Kosten einer unbefriedigenden quantitativen Aussage – durch histotopochemische Nachweisverfahren erheblich eingeschränkt werden, vorausgesetzt, daß die verwendete Methodik die chemische Reaktion ortsgetreu widerspiegelt.

Die Ortsspezifität des Nachweises pyridinnucleotid-abhängiger Dehydrogenasen, die seit den Kontrolluntersuchungen Farbers (1962) wiederholt in Frage gestellt wurde, konnte in Voruntersuchungen durch Anwendung von Gelinkubation und Redoxmediatoren (PMS) weitgehend abgesichert werden (Wenk et al. 1970a und b, Ritter et al. 1971b). Unter den veränderten methodischen Bedingungen ließen sich die an Hirngewebe erhaltenen histochemischen Ergebnisse mit biochemischen Bestimmungen (Strominger und Lowry 1955, Friede et al. 1963a) befriedigend in Einklang bringen. Es darf heute als gesichert gelten, daß die mit konventionellen Methoden (Hess et al. 1958) (d. h. bei wäßriger Inkubation ohne Anwendung von Redoxmediatoren) in Gewebeschnitten erhaltenen Verteilungsmuster pyridinnucleotid-abhängiger Dehydrogenasen auf Grund störender Diffusionsvorgänge der meist stark löslichen Enzyme sowie löslicher Intermediärprodukte lediglich dem Verteilungsbild der als Indikatorreaktion notwendigen Tetrazoliumsalzreduktasen entsprechen. Eine ausführliche Darstellung der Problematik erfolgte unter Berücksichtigung der einschlägigen Literatur bereits in früheren Arbeiten (Wenk et al. 1970a und b,

RITTER et al. 1971 b). Demzufolge lassen sich die vorliegenden Befunde über die Aktivitätsverteilung löslicher coenzym-abhängiger Dehydrogenasen im Hippocampus mit den Ergebnissen anderer Autoren, die mit „konventioneller" Technik erhalten wurden (THOMAS und PEARSE 1961, FELGENHAUER und STAMMLER 1962, FRIEDE 1966a und b, MELLGREN und BLACKSTAD 1967, DUCKETT und PEARSE 1969) kaum in Einklang bringen. Während am adulten Rattenhippocampus — in Übereinstimmung mit MELLGREN und BLACKSTAD (1967) — wie auch während der Entwicklung — sich die Aktivitätsverteilung von NADH-TR und LDH bei Verwendung von PMS erheblich unterscheidet, verzichtet FRIEDE (1966a) auf eine getrennte Beschreibung dieser beiden Enzyme, die nach seinen Befunden im Hippocampus verschiedener Species das gleiche Verteilungsbild zeigen. Auch MELLGREN und BLACKSTAD (1967) fanden, daß die relative Aktivitätsverteilung NAD-abhängiger Dehydrogenasen (LDH, MDH, GDH, IDH und β-HBDH) ohne Verwendung von Redoxmediatoren im Hippocampus und anderen Hirnregionen der Ratte dem Muster der NADH-TR entspricht. Nach FELGENHAUER und STAMMLER (1962) zeigt die im Meerschweinchengehirn untersuchte Gruppe NAD-abhängiger Dehydrogenasen (LDH, MDH, IDH) mit der NADH-TR sowie die NADP-abhängige G-6-PDH mit der NADPH-TR topochemisch auch bei mikrodensitometrischer Messung ein jeweils identisches Verteilungsbild. Das trifft auch für das Verhalten von NADH-TR und NAD-abhängigen Dehydrogenasen bei der Entwicklung des Bulbus olfactorius von Ratte und Meerschweinchen (OCHI 1966) sowie bei der Chemodifferenzierung der Sehbahn der Ratte (IIDA und SCHIEBLER 1968) zu. Auf Grund der Ergebnisse unserer methodischen Voruntersuchungen (WENK et al. 1970a und b, RITTER et al. 1970b), die auch durch andere Autoren bestätigt werden konnten (DAHL und MELLGREN 1970), darf gefolgert werden, daß bei den älteren Untersuchungen spezifischer Dehydrogenasen an Hirngewebe nur das Verteilungsmuster der Tetrazoliumsalzreduktasen erfaßt wurde.

In umfangreichen Studien zahlreicher oxydativer Enzyme am adulten Rattenhippocampus verwendeten MELLGREN und BLACKSTAD (1967) neben Gelatine als Gelbildner teilweise gleichfalls PMS oder Menadion als Redoxmediatoren. Die von ihnen unter vergleichbaren Bedingungen gefundenen Verteilungsmuster entsprechen — soweit es sich um das gleiche Enzym handelt — unseren Ergebnissen am adulten Tier. Allerdings erfaßten MELLGREN und BLACKSTAD (1967) nur eine „menadionabhängige" α-GPDH. Ein entsprechendes NAD-abhängiges Enzym ließ sich ohne Redoxmediator nicht nachweisen. Unter Verwendung von NAD und PMS reagierte in unseren Schnitten auch eine α-GPDH, deren Aktivität hinsichtlich Intensität und Lokalisation dem von Menadion „abhängigen" Enzym entspricht. Schon GREEN (1936) fand biochemisch, daß das Rattengehirn erhebliche Mengen an α-GPDH enthält. Das Enzym ist an Mitochondrien gebunden und reagiert ohne Vermittlung leicht dissoziierbarer Coenzyme (RINGLER und SINGER 1958). Da SACKTOR et al. (1959) im Gehirn der Ratte biochemisch keine Aktivitätsunterschiede an α-GPDH in Abhängigkeit von NAD fanden, JOHNSON (1960) aber eine sehr geringe Aktivität an NAD-abhängiger α-GPDH messen konnte, ist nicht zu entscheiden, ob das in unserer Versuchsanordnung zugesetzte PMS als Mediator des letzteren, NAD-abhängigen Enzyms wirkte oder als Substituent von Menadion diente.

2. *Zur Chemodifferenzierung*

Ein Vergleich der Reaktionsausfälle in den Zellbändern der Hippocampusformation (Archicortex) mit denen neocorticaler Schichten, läßt zwischen Geburt und 10. Lebenstag eine auffällige Betonung des Archicortex erkennen. Auf feinere Unterschiede im Verhalten der einzelnen Enzyme kann an dieser Stelle nicht eingegangen werden. Es sei aber hervorgehoben, daß es auf Grund der größeren Zelldichte in den Schichten des Hippocampus nur mit einer gewissen Zurückhaltung möglich ist, aus den Befunden auf eine frühbetonte Reifung hippocampaler gegenüber neocorticalen Neuronen zu schließen. Eindeutig läuft jedoch die Enzymreifung in bestimmten Kerngebieten des Thalamus, — auch die von Acetylcholinesterase (RITTER et al. 1971a) — der im Telencephalon voraus. Damit entspricht das Enzymverhalten dem bekannten Prinzip der caudocranialen Hirnreifung (FRIEDE 1959, 1966b, KNOLLE 1959, LIERSE 1963, BARGETON-FARKAS und PEARSE 1965, CHOY und CRAVIOTO 1968, LABEDSKY und LIERSE 1968, ROBINSON 1968).

Während der postnatalen Differenzierung verlagert sich im Hippocampus die Aktivität der Dehydrogenasen generell aus den Zellschichten (Abb. 10, Schema A) in bestimmte Neuropil-

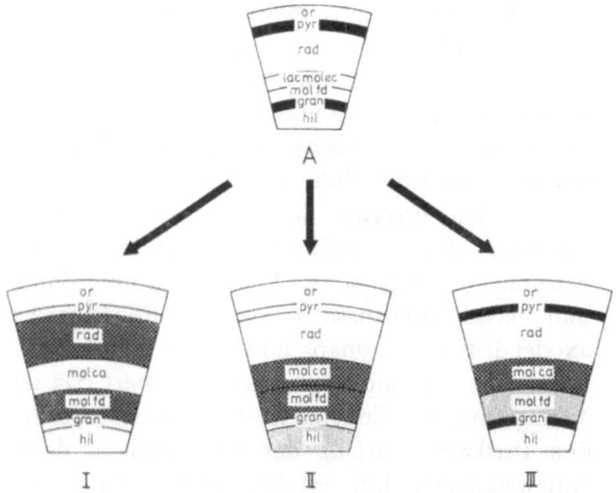

Abb. 10. Schema zur Entwicklung der Oxydoreduktasen in der Hippocampusformation der Ratte. Abkürzungen wie bei Abb. 1. A — Ausgangsstadium (Enzymverhalten beim neugeborenen Tier), I, II, III-Aktivitätsmuster der Enzyme der Gruppen 1, 2 und 3 beim adulten Tier. Nähere Erklärung siehe Text.

schichten, wobei die perikaryelle Aktivität entweder mehr oder weniger stark abnimmt (Abb. 10, Schema I und II) oder erhalten bleibt (Abb. 10, Schema III). Vom 5. bis 10. Lebenstag an läßt sich ebenso wie am Hippocampus des adulten Tieres (vgl. MATHISEN und BLACKSTAD 1964, MELLGREN und BLACKSTAD 1967) eine deutliche Abgrenzung zwischen der Regio superior, der Regio inferior des Ammonshornes sowie der Area dentata erkennen.

In der Enzymreifung eilt die Regio inferior des Ammonshorns der Regio superior zeitlich voraus, während sich die Area dentata zeitlich verzögert chemisch differenziert.

In der Körnerzellschicht der Area dentata zeigen die dem Hilus zugewandten Zellen bis zum 15. Tag in Übereinstimmung mit Befunden von DAS und KREUTZBERG (1967) eine geringere Dehydrogenasereaktion als die dem Str. moleculare anliegenden Zellen. Möglicherweise korreliert diese Beobachtung mit autoradiographischen Befunden (ANGEVINE 1963, 1964, ALTMAN und DAS 1965, 1966, ALTMAN 1966), wonach auch noch postnatal undifferenzierte Körnerzellen von subependymalen Matrixzonen des Seitenventrikels her einwandern und sich an schon ausdifferenzierte Körnerzellen vom Hilus aus anlagern. In diesem Zusammenhang sind auch Befunde von DVORAK (1970) beachtenswert, nach denen bei der Ratte die Thiaminpyrophosphatase-positiven Golgi-Strukturen in den Pyramidenzellen der Regio inferior bereits am 5. Lebenstag, in der Regio superior am 10. Tag und in der Area dentata erst am 13. Tag ausdifferenziert sind. Erst nach diesem Termin erfolgt die Verlagerung der oxydativen Enzyme aus den Perikarya in die Neuropilschichten, was auf mögliche Wechselbeziehungen zwischen Enzymreifung und der Funktion des Golgi-Apparates hinweisen könnte.

Die Enzyme der ersten Gruppe (LDH, G-6-PDH, 6-PGDH und β-HBDH) verlagern ihre Aktivität bevorzugt in das Str. radiatum der Regio superior des Ammonshorns und in das Str. moleculare der Area dentata (Abb. 10, Schema I). Diese Schichten sind damit durch eine relativ hohe Stoffwechselrate von Glycolyse und Pentosephosphat-Shunt charakterisiert. Im Hinblick auf die glycolytische Aktivität korrelieren die histochemischen Befunde gut mit quantitativen Daten, die mit Hilfe des „micro-dissection"-Verfahrens in den Schichten des Ammonshornes vom Kaninchen gewonnen wurden (LOWRY et al. 1954, Aldolase; STROMINGER und LOWRY 1955, LDH). Für die Enzyme des Pentosephosphat-Shunts liegen vergleichbare biochemische Untersuchungen nach unserer Kenntnis nicht vor.

Anders verhalten sich in der zweiten Gruppe CyO und SDH — die Enzyme der biologischen Endoxydation — sowie die α-GPDH (Abb. 10, Schema II). Ihre Aktivitätsmaxima entwickeln sich bevorzugt im Str. moleculare der Area dentata und im Str. lacunosum-moleculare der Regio superior des Ammonshorns. Diese Befunde entsprechen sowohl im Hinblick auf die zeitliche Reihenfolge des Erscheinens als auch der Aktivitätsverteilung etwa histochemischen Ergebnissen von SDH am Hippocampus verschiedener species (ORTMANN 1957b, FRIEDE 1959, LABEDSKY und LIERSE 1968, SHIMADA 1970). Schon ORTMANN (1957a) konnte zeigen, daß Schichten mit hoher SDH-Aktivität durch morphologische Charakteristika wie Zellarmut, ausgeprägte Dendriten- und Neuritenaufsplitterungen, Mitochondrienreichtum und eine dichte Kapillarisierung gekennzeichnet sind. Insbesondere werden die Dendriten als Hauptort eines hohen oxydativen Stoffwechsels im ZNS angesehen (LOWRY et al. 1954, STROMINGER und LOWRY 1955, ORTMANN 1957a, 1961, 1964, FRIEDE 1959, 1960, MCILWAIN 1959, THOMAS und PEARSE 1961, FELGENHAUER und STAMMLER 1962, FRIEDE et al. 1963b, SHANTHA et al. 1968, WENZEL et al. 1969). Dem entsprechen auch die vorliegenden Befunde. Jedoch weist das zeitlich und topisch äußerst unterschiedliche Verhalten der verschiedenen oxydativen Enzyme biochemisch definierter

Stoffwechselwege während der Entwicklung darauf hin, daß es nicht gerechtfertigt ist, bestimmte Hirnstrukturen als Träger des oxydativen Stoffwechsels schlechthin zu betrachten. Eine differenziertere Aussage läßt sich dann gewinnen, wenn man die histochemischen Befunde zur Faser- und Synapsoarchitektonik, die für den adulten Hippocampus weitgehend erforscht sind, in Beziehung bringt. So baut sich das Str. radiatum der Regio superior aus den apicalen Dendriten der Pyramidenzellen auf, deren Endaufzweigungen erst im Str. moleculare liegen (CAJAL 1893, LORENTE DE NO 1934). Von den Dendritenstämmen zweigen nur schmale Seitenäste ab (WESTRUM und BLACKSTAD 1962, HAMLYN 1963). Kommissurenfasern vom Hippocampus der Gegenseite, die unmyelinisiert durch das Str. radiatum ziehen, enden mit axodendritischen Synapsen an den Dendriten der Pyramidenzellen (BLACKSTAD 1956, BLACKSTAD und KJAERHEIM 1961, WESTRUM und BLACKSTAD 1962, HAMLYN 1963, BLACKSTAD 1963, ANDERSEN et al. 1966, IBATA 1968). Dendritische Spines treten erst gegen das Str. moleculare hin in größerer Zahl auf (WESTRUM und BLACKSTAD 1962, HAMLYN 1963, IBATA 1968). Im Str. lacunosum — das histochemisch hinsichtlich der untersuchten Enzyme nicht vom Str. moleculare abgrenzbar ist — endigen die SCHAFFER-Kollateralen axodendritisch an den Pyramidenzellen (LORENTE DE NO 1934). Das Str. moleculare cornu ammonis wie auch das Str. moleculare der Fascia dentata ist wiederum durch zahlreiche axodendritische Endigungen des Tractus temporoammonicus (CAJAL 1893) bzw. perforant path (LORENTE DE NO 1934) an den Aufzweigungen der apicalen Dendriten der Pyramidenzellen und Dendritenbäumen der Körnerzellen gekennzeichnet. Qualitative elektronenmikroskopische Untersuchungen am Kaninchenhippocampus ergaben, daß der Synapsenreichtum im Str. moleculare cornu ammonis besonders hoch ist (HAMLYN 1963). Auch das Str. moleculare der Fascia dentata ist elektronenmikroskopisch durch einen Reichtum an axodendritischen Synapsen charakterisiert (GREEN 1960, ALKSNE et al. 1966, LAATSCH und COWAN 1966, NAFSTAD 1967). Nach NAFSTAD und BLACKSTAD (1966) steigt in der Regio superior des Rattenhippocampus die Mitochondrienzahl in den Dendritenaufzweigungen der CA 1-Pyramiden mit der Abnahme des Dendritendurchmessers. Sie ist in den Dendritenstämmen des Str. radiatum am niedrigsten. Die größte Mitochondriendichte wird in den dünnen Dendritenzweigen und in den axonalen Endigungen (boutons) und im Str. moleculare des Ammonshorns gefunden.

Ein Vergleich dieser faserarchitektonischen und feinstrukturellen Besonderheiten mit den vorliegenden enzymhistochemischen Befunden läßt erkennen, daß die Höhe der Aktivität der mitochondriellen Enzyme der Endoxydation (SDH und CyO) und von α-GPDH — nicht aber die der Enzyme von Glycolyse, Pentosephosphat-Shunt und Fettsäuresynthese — mit dem Reichtum an axodendritischen Synapsen in den Neuropilschichten der Hippocampusformation korreliert. Da die Verlagerung der Enzyme in der Entwicklung aus den Perikarya entlang der Dendriten zu deren Aufzweigungen hin erfolgt, dürfte ihre hohe Aktivität zu einem erheblichen Anteil auf postsynaptische Mitochondrien axodendritischer Verbindungen zu beziehen sein. Wenn auch NAFSTAD und BLACKSTAD (1966) die größte Mitochondriendichte in den praesynaptischen „boutons" fanden, kann doch gefolgert werden, daß energieverbrauchende Prozesse bei der chemischen Transmission — zumindest bei axodendritischen Kontakten — in hohem Maße an der Postsynapse von Bedeutung sind. Inwiefern sich möglicherweise prae- und postsynaptische Mitochondrien in ihrem Enzymbestand unterscheiden, muß vorerst offenbleiben. Hier können nur chemische Untersuchungen im submikroskopischen Bereich sichere Informationen erbringen. In diesem Zusammenhang sei auch auf das abweichende Verhalten im Bereich der Moosfaserendigungen der Regio inferior hingewiesen, die relativ gering aktiv an SDH und CyO sind (MEYER et al. 1971).

Das Phänomen der Enzymverlagerung verdient auch unter einem anderen Aspekt eine besondere Beachtung. Während der postnatalen Entwicklung zeigen in der Regio superior des Ammonshorns besonders deutlich α-GPDH und NADH-TR, weniger SDH und CyO zwischen dem 8. und 12. Tag eine intermittierende Erhöhung der Aktivität im Str. radiatum, die — bei einem Anstieg im Str. moleculare — hier in den folgenden Tagen wieder abklingt. Man gewinnt den Eindruck, als „wandere" die Aktivität, von den Pyramidenzellperikarya ausgehend, über die Dendritenstämme des Str. radiatum in die Endaufzweigungen des Str. moleculare. Ein ähnlicher Ablauf vollzieht sich in der Fascia dentata. Möglicherweise ist diese Erscheinung nicht nur auf das Auswachsen von Zellfortsätzen zurückzuführen, da zeitlich schon vor Beginn der Enzymverlagerung im Ammonshorn der Ratte (MEYER unveröffentlicht) und der Maus (KRETSCHMANN und WINGERT 1968) das Str. moleculare architektonisch ausgebildet ist. Eine auffällig gleiche Aktivitätsverlagerung der SDH lassen von Spinalganglienzellen auswachsende Nervenfasern erkennen (CIESIELSKI-TRESKA et al. 1970). Es ist darum durchaus denkbar, daß es sich hier um somatofugale Transportvorgänge im Sinne eines Longitudinalstoffwechsels handelt, der mit lokalen transversalen Stoffaustauschprozessen interferiert (SCHLOTE 1970). Dieser konnte an Axonen — nicht zuletzt im Rahmen der Regenerationsforschung — wiederholt bestätigt werden (WEISS 1944, 1961, 1967, KREUTZBERG 1967, LUBINSKA et al. 1963, LUBINSKA 1964, SCHLOTE 1970 Lit.) und findet sein morphologisches Substrat in Mitochondrien, Neurotubuli und Vesikeln (BLUME und SCHARF 1964, SCHARF und BLUME 1964a, b, 1966, GRAFSTEIN et al. 1970 u. a.).

Im Verlauf der ontogenetischen Entwicklung erfolgt mit zunehmender Reifung und Funktionsaufnahme des Gehirns eine Umstellung des Stoffwechsels von einer anaeroben auf eine aerobe Energiegewinnung (FLEXNER et al. 1953, FLEXNER 1955, RICHTER 1955, ORTMANN 1957a, FRIEDE 1959, 1966b, KNOLLE 1959, MCILWAIN 1959, DAS und KREUTZBERG 1967, KUCKUCK 1967, LABEDSKY und LIERSE 1968, IIDA und SCHIEBLER 1968). Nach RICHTER (1955) kann im Gehirn zwischen einem „Stoffwechsel des Wachstums" mit einem geringen Sauerstoffverbrauch (anaerober Energiegewinn) und einem „Stoffwechsel der Funktion" mit einem Anstieg der Aktivität von Enzymen der terminalen Oxydation unterschieden werden. Der sprunghafte Aktivitätsanstieg von SDH und CyO im Hippocampus zwischen dem 15. und 20. Lebenstag entspricht der „kritischen Periode" FLEXNERS et al. (1953) in der Hirnentwicklung, die nach biochemischen Bestimmungen von SDH und CyO sowie elektrophysiologischen Untersuchungen im Rattencortex den Zeitraum zwischen 10. und 20. postnatalen Lebenstag umfaßt (CRAIN 1952, FLEXNER 1955, MCILWAIN 1959). In Übereinstimmung mit den biochemischen und physiologischen Ergebnissen liefern die histochemischen Befunde weitere Anhaltspunkte dafür, daß der Anstieg der terminalen Oxydation als ein bedeutsamer Parameter für die funktionelle Aktivität neuronaler (synaptischer) Strukturen zu werten ist.

Der RICHTERschen Hypothese entspricht auch die von uns im Hippocampus gefundene Abnahme der Enzyme von Glycolyse und Pentosephosphat-Shunt, die in den ausdifferenzierten Schichten zeitlich kurz nach dem steilen Aktivitätsanstieg der Enzyme der aeroben Energiegewinnung einsetzt. In den frühen postnatalen Stadien erfolgt noch etwa bis zum 5. Lebenstag ein Aufbrauch ventrikulärer Matrixreste (KUNZ et al. 1970), deren Zellen in die Hippocampusformation einwandern und die Schwärmzone im Str. oriens bilden (KRETSCHMANN und WINGERT 1968). Histochemisch zeigen diese Zellen eine Aktivitätsbetonung der Enzyme des Pentose-Shunts und der Glycolyse bei schwächerer Reaktion der aeroben Enzyme. Dies weist auf eine Unreife im Stoffwechsel der Zellen hin. Für das Auftreten von an α-GPDH-hyperaktiven Zellen im Verband der Matrix während und kurz nach der Geburt haben wir keine überzeugende Erklärung. Möglicherweise handelt es sich um Zellen der Gliogenese. Die histochemischen Befunde verdeutlichen dennoch, daß sich die biochemisch meßbare Umstellung des oxydativen Stoffwechsels von anaeroben auf aerobe Prozesse in der Hirnentwicklung genauer lokalisieren läßt. Die relativ hohen Aktivitäten der Enzyme des Pentosephosphat-Shunts in den frühen Entwicklungsphasen dürften Ausdruck gesteigerter anaboler Mechanismen in neuronalen und extraneuronalen Strukturen sein. Für eine Bevorzugung der Neuroglia erbrachten die Untersuchungen aber keine sicheren Anhaltspunkte.

Der Aktivitätsabfall von G-6-PDH, 6-PGDH und LDH ist im Vergleich zu dem von β-HBDH in der weiteren Entwicklung nur gering. Die Aktivität der β-HBDH zeigt nur bis zum 15. Tag einen Anstieg. Nach diesem Termin fällt sie markant ab und ist im adulten Hippocampus der Ratte kaum noch nachweisbar (vgl. auch MELLGREN und BLACKSTAD 1967). Nach MARTINEZ und TOLEDANO (1970) könnte der Abfall von β-HBDH-Aktivität auf die Hemmwirkung physiologischer Metabolite (Oxalacetat und α-Ketoglutarat) zurückzuführen sein, da diese in zeitlicher Übereinstimmung mit der Zunahme des oxydativen Stoffwechsels (Citratzyklus) vermehrt anfallen. Biochemisch fanden KLEE und SOKOLOFF (1967), daß sich die Aktivität der β-HBDH im ZNS besonders in Phasen intensiver Myelinisierung erhöht. Diese erfolgt im Rattencortex zwischen dem 10. und 20. Lebenstag (MCILWAIN 1959). Nach MARTIN (1962) wird die Myelinisierung in den Fasersystemen des Hippocampus der Ratte am 16. postnatalen Tag abgeschlossen. Eine somit mögliche Beziehung zwischen den Aktivitätsänderungen der β-HBDH und der Markreifung (KLEE und SOKOLOFF 1967) wird unter topochemischen Aspekten jedoch unwahrscheinlich, da

Schichten mit reichlich myelinisierten Fasersystemen (Alveus, Fimbria und Str. moleculare cornu ammonis) während der gesamten Entwicklung kaum eine Aktivität dieses Enzyms zeigen. Hier ist eine bessere Korrelation zwischen Markreifung und dem Aktivitätsverhalten von Monoaminoxydase im Hippocampus erkennbar (RITTER et al. 1971a).

Das Verhalten der Tetrazoliumsalzreduktasen ist im Gegensatz zu der Mehrzahl der Dehydrogenasen in der Entwicklung dadurch charakterisiert, daß ihre Aktivität die Perikarya bevorzugt (Abb. 10, Schema III). Sie zeigen damit eine überwiegend somatische Lokalisation („somatischer Typ" FRIEDE 1961). Wie auch bei den bereits ausführlich besprochenen Dehydrogenasen grenzen sich schon in frühen Entwicklungsphasen bestimmte Felder der Hippocampusformation ab, wobei sich die beiden Enzyme auffällig gegensätzlich verhalten. Ihre Lokalisation entspricht beim adulten Tier — soweit vergleichbar — den Ergebnissen anderer Autoren (THOMAS und PEARSE 1961, FELGENHAUER und STAMMLER 1962, FRIEDE 1966a und b, MELLGREN und BLACKSTAD 1967, WENZEL et al. 1969, SHIMADA 1970).

Zusammenfassend lassen die vorliegenden Ergebnisse in Ergänzung zu Befunden der Literatur erkennen, daß — wie beim adulten Tier — schon in der Entwicklung die Hippocampusformation chemoarchitektonisch deutlich gegliedert ist. Die „chemische Spezifität der Neuronensysteme" (ORTMANN 1964) ist dabei in der Ontogenese des Rattenhippocampus durch ubiquitäre quantitative Veränderungen der Aktivität der untersuchten Enzyme gegeben. Als wesentlich erweisen sich histochemisch die Abgrenzungen zwischen Regio superior, Regio inferior und der Area dentata.

Eine Reihe psychiatrischer Erkrankungen beim Menschen, die in vielen Fällen mit einem Verlust der Merkfähigkeit und mit Demenz einhergehen, befallen bevorzugt eines dieser Areale, eine Erscheinung, die von C. und O. VOGT (1937, 1942) auf Grund möglicher physikochemischer Unterschiede als „Pathoklise" bezeichnet wurde und in der besonderen „Vulnerabilität" der Felder des Hippocampus ihre Erklärung fand (FRIEDE 1966a). Da die Chemodifferunzierung des Rattenhippocampus auch im postnatalen Leben in den Feldern äußerst unterschiedlich verläuft, darf gefolgert werden, daß die Berücksichtigung des Entwicklungsfaktors bei tierexperimentellen Studien an dieser Species weitere Informationen über die Funktion des Systems erhoffen läßt.

Zusammenfassung

An der Hippocampusformation der Albinoratte wurde an 176 Versuchstieren in 15 postnatalen Entwicklungsstadien das Aktivitätsverhalten verschiedener Oxydoreduktasen (SDH, CyO, NADH-TR, NADPH-TR, NAD-abhängige LDH, β-HBDH und α-GPDH, NADP-abhängige G-6-PDH und 6-PGDH, Menadion-abhängige α-GPDH) histochemisch untersucht.

Das Verhalten dieser Enzyme ist in der Postnatalzeit generell durch eine Zunahme der Aktivität (NADPH-TR und Mitochondrienenzyme), aber auch durch eine mehr oder weniger deutliche Abnahme charakterisiert (Enzyme der Glycolyse, des Pentose-Shunts und des Fettsäureumsatzes). Die Chemodifferenzierung verläuft in Abhängigkeit vom Enzym in den architektonischen Einheiten der Hippocampusformation auffällig unterschiedlich. Ausgehend von einer perikaryellen Lokalisation aller Enzyme in den undifferenzierten Zellbändern zum Zeitpunkt der Geburt, verlagert sich die Aktivität zwischen dem 10. und 20. Lebenstage in bestimmte Neuropilschichten. Auf Grund dieser Vorgänge lassen sich die untersuchten Enzyme in drei Gruppen einordnen.

1. Die Aktivität von LDH, β-HBDH, G-6-PDH und 6-PGDH verlagert sich bevorzugt in das Str. moleculare der Fascia dentata und in das Str. radiatum und oriens der Regio superior des Ammonshorns.

2. Die Aktivität der mitochondriellen Leitenzyme (SDH, CyO) — weniger ausgeprägt die von α-GPDH (NAD- oder „Menadion-abhängig") — zeigt vom 15. bis zum 20. Lebenstag einen sprunghaften Anstieg im Str. moleculare fasciae dentatae und im Str. moleculare der Regio superior und inferior sowie im Str. oriens der Regio inferior cornu ammonis. In dieser Phase fällt die perikaryelle Aktivität im gesamten Str. pyramidale und im Str. granulosum der Fascia dentata markant ab.

3. Die Tetrazoliumsalzredukasen behalten in der gesamten Postembryonalzeit ihre Aktivitätsmaxima in den Perikarya. Bevorzugt ist ihre Aktivität in den Pyramidenzellen lokalisiert. Durch die betonte Entwicklung der Aktivität von NADH-TR in den Pyramidenzellen der Regio inferior gegenüber der von NADPH-TR in der Regio superior cornu ammonis, wird die Grenze zwischen den beiden Regionen zwischen dem 10. und 15. Lebenstage chemoarchitektonisch scharf markiert.

Die endgültige Differenzierung des adulten Verteilungsmusters vollzieht sich bei allen Enzymen in der 4. Woche des postnatalen Lebens.

Die enzymhistochemischen Befunde werden im Zusammenhang mit methodischen Problemen des histochemischen Nachweises pyridinnucleotidabhängiger Dehydrogenasen diskutiert und zu Ergebnissen anderer enzymhistochemischer, biochemischer, neuromorphologischer und feinstruktureller Untersuchungen in Beziehung gebracht.

Summary

The hippocampal formation in the brain of 176 albino rats was investigated by means of histochemical methods. The distribution patterns of some oxidoreductase (succinodehydrogenase, cytochrome oxidase, NADH-tetrazolium reductase, NADPH-tetrazolium reductase; NAD-dependent lactate-, β-hydroxybutyrate, and α-glycerophosphate dehydrogenase; NADP-dependent glucose-6-phosphate-, and 6-phosphogluconate dehydrogenase; menadion-linked α-glycerophosphat dehydrogenase) were determined at 15 stages of postnatal development. At these phases some of the oxidoreductases showed an increase in the activity (mitochondrial enzymes and NADPH-TR), while others however, showed also a decrease in the activity (enzymes of glycolysis, pentosephosphat shunt and fatty acid metabolism).

The chemical differentiation of all the oxidoreductases revealed characteristical features in the architectonical regions of the hippocampal formation. In the newborn rat the activity of all enzymes investigated was localized in the pericarya of granular and pyramidal neurons not differentiated so far. Later, between the 10th and 20th day of life the activity shifted to distinct layers of the neuropil. Therefore the enzymes can be divided into three groups: (1) The activity of lactate dehydrogenase, β-hydroxybutyrate dehydrogenase and of the enzymes of pentose shunt shifts on to the molecular layer of the fascia dentata and to the stratum radiatum and oriens of regio superior cornu ammonis. (2) Between the 15th and 20th day of postnatal life a sharp increase in the activity of the mitochondrial enzymes (succinate dehydrogenase, cytochrome oxidase) and a less marked one of the α-glycerophosphate dehydrogenase (NAD or menadion-linked) appears in the stratum moleculare fasciae dentatae, stratum moleculare of regio superior and inferior and stratum oriens of regio inferior cornu ammonis. Simultanuously, there was a marked decrease in the enzyme activity in the perikarya. (3) At all postnatal stages the maximal activity of the tetrazolium reductases could be detected in the pericarya of pyramidal cells. Owing to the high activity of NADH tetrazolium reductase in pyramidal neurons of regio inferior and that of NADPH tetrazolium reductase in pyramidal neurons of regio superior, the boundary between these two regions chemoarchitectonically is sharply marked from the 10th to the 15th day of postnatal liefe.

The adult distribution patterns of the oxidative enzymes are attained during the 4th week of postnatal life.

The results obtained enzymehistochemically are discussed in view of problems of the histochemical evidence of pyridine nucleotidedependent dehydrogenases and also in connection with the results of histo- and biochemical, neuromorphological, and electron microscopical investigations known from the literature.

Literatur

Adey, W. R.: EEG studies of hippocampal system in the learning process. In: Passouant, P. Physiologie de l'hippocampe. ECNRS, Paris, p. 203–224 (1962).

Adey, W. R.: Hippocampal states and functional relations with cortico-subcortical systems in attention and learning. Prog. Brain Res. 27, 228–245 (1967).

Alksne, J. F., T. W. Blackstad, F. Walberg and L. E. White, jr.: Electron microscopy of axon degeneration: a valuable tool in experimental neuroanatomy. Erg. Anat. Entw.-Gesch. 39, 3–32 (1966).

Altman, J.: Autoradiographic and histological studies of postnatal neurogenesis. II. A longitudinal investigation of the kinetics, migration and transformation of cells incorporating tritiated thymidine in infant rats, with special reference to neurogenesis in some brain regions. J. Comp. Neurol. 128, 431–474 (1966).

Altman, J., and G. D. Das: Autoradiographic and histological study of postnatal hippocampal neurogenesis in rats. J. Comp. Neurol. 124, 319–336 (1965).

Altman, J., and G. D. Das: Autoradiographic and histological studies of postnatal neurogenesis. I. A longitudinal investigation of the kinetics, migration and transformation of cells incorporating tritiated thymidine in neonate rats, with special reference to postnatal neurogenesis in some brain regions. J. Comp. Neurol. 126, 337–390 (1966).

Andersen, P., T. W. Blackstad and T. Lömo: Location and identification of excitatory synapses on hippocampal pyramidal cells. Exper. Brain Res. 1, 236–248 (1966).

Angevine, J. B.: Autoradiographic study of histogenesis in the hippocampal formation of the mouse. Anat. Rec. 145, 201 (1963).

Angevine, J. B.: Autoradiographic study of histogenesis in the area dentata of the cerebral cortex in the mouse. Anat. Rec. 148, 255 (1964).

Avis, H. H., and P. L. Carlton: Retrograde amnesia produced by hippocampal spreading depression. Science 161, 73–75 (1968).

Bargeton-Farkas, E., and A. G. E. Pearse: Aspects histo-enzymologiques de la maturation du système nerveux. J. Neurol. Sci. 2, 213–240 (1965).

Blackstad, T. W.: Commissural connections of the hippocampal region in the rat, with special reference to their mode of termination. J. Comp. Neurol. 105, 417–537 (1956).

Blackstad, T. W.: Further studies on the mossy fibre system in the hippocampal region of the cerebral cortex. Electron microscopy, Vol. 2 Ed. by S. S. Breese, jr. Proc. Fifth Intern. Congr. for Electron Microscopy, New York, Academic Press (1962).

Blackstad, T. W.: Ultrastructural studies on the hippocampal region Progr. Brain Res. 3, 122–148 (1963).

Blackstad, T. W., and A. Kjaerheim: Special axo-dendritic synapses in the hippocamppal cortex. Electron and light microscopic studies on the layer of mossy fibers. J. Comp. Neurol. 117, 133–159 (1961).

Blume, R., und J.-H. Scharf: Histologische, histochemische und statistische Untersuchungen über Länge und Verteilung der Mitochondrien in der peripheren segmentierten Nervenfaser und ihren Hüllzellen des N. intercostalis bei Bos taurus. Acta histochem. 19, 24–66 (1964).

Burstone, M. S.: New histochemical techniques for the demonstration of tissue oxidase (Cytochrome oxidase). J. Histochem. Cytochem. 7, 112–122 (1959).

Cajal, R. Y.: Beiträge zur feineren Anatomie des großen Hirns. I. Über die feinere Struktur des Ammonshornes. Z. wiss. Zool. 56, 615–663 (1893).

CAJAL, R. Y.: Textura del sistema nervioso del hombre y de los vertebrados. II. Nicolas Moya, Madrid, 999—1065 (1904).

CHOY, A. E., and H. CRAVIOTO: A study of aryl sulfatase and acid phosphatase in the developing nervous system of the rat. J. Histochem. Cytochem. 16, 582—589 (1968).

CIESIELSKI-TRESKA, J., J. C. HERMETET and P. MANDEL: Histochemical study of isolated neurons in culture from chick embryo spinal ganglia. Histochemie 23, 36—43 (1970).

CRAIN, S. M.: Development of electrical activity in the cerebral cortex of the albino rat. Proc. Soc. Exper. Biol. Med. 81, 49—51 (1952).

DAHL, H. A., and S. I. MELLGREN: The effect of polyvinyl alcohol and polyvinylpyrrolidone on diffusion artifacts in lactate dehydrogenase histochemistry. Histochemie 24, 354—370 (1970).

DAS, G. D., and G. W. KREUTZBERG: Postnatal differentiation of the granule cells in the hippocampus and cerebellum. A histochemical study. Histochemie 10, 246—260 (1967).

DUCHETT, S., and A. G. E. PEARSE: Histoenzymology of the developing human hippocampus. Acta histochem. 33, 128—134 (1969).

DVOŘAK, K.: The postnatal differentiation of the Golgi apparatus in the neurons of the hippocampal area of the rat. A histological and histochemical study. Acta histochem. 36, 246—260 (1970).

FARBER, E.: Control studies on the histochemical localisation of specific DPN-linked dehydrogenases. J. histochem. Cytochem. 10, 657—658 (1962).

FARKAS-BARGETON, E., and S. THIEFFRY: Maturation histoenzymologique du cortex cerebelleux et de la corne d'Ammon chez l'enfant. C. R. Acad. Sc. Paris, Serie D 262, 2271—2274 (1966).

FELGENHAUER, K.: Die Lokalisation der spezifischen und unspezifischen Phosphatasen im Meerschweinchengehirn. Z. Zellforsch. 60, 518—531 (1963).

FELGENHAUER, K. L., and A. STAMMLER: Das Verteilungsmuster der Dehydrogenasen und Diaphorasen im Zentralnervensystem des Meerschweinchens. Z. Zellforsch. 58, 219—233 (1962).

FLEISCHHAUER, K.: Über eine Verbesserung des Succinodehydrogenase-Nachweises mit Neotetrazoliumchlorid durch Anwendung von polarisiertem Licht. Histochemie 1, 119—122 (1958).

FLEISCHHAUER, K.: Zur Chemoarchitektonik der Ammonsformation. Nervenarzt 30, 305—309 (1959).

FLEXNER, L. B.: Enzymatic and functional patterns of the developping mammalian brain. In: Proc. of the 1. intern. neurochem. Symposium, Oxford—New York (1955). Ed. by WAELSCH, H.: Biochemistry of the developing nervous system. Acad. Press, New York, p. 281—294 (1955).

FLEXNER, L. B., E. L. BELKNAP, jr. and J. B. FLEXNER: Biochemical and physiological differentiation during morphogenesis. XVI. Cytochrome oxidase, succinic dehydrogenase and succinic oxidase in the developing cerebral cortex and liver of the fetal guinea pig. J. Cell. comp. Physiol. 42, 151—161 (1953).

FRIEDE, R. L.: Histochemical investigations on succinic dehydrogenase in the central nervous system. I. The postnatal development of rat brain. J. Neurochem. 4, 101—110 (1959).

FRIEDE, R. L.: A comparative study of cytoarchitectonics and chemoarchitectonics of the cerebral cortex of the guinea pig. Z. Zellforsch. 52, 482—493 (1960).

FRIEDE, R. L.: Enzymes d'oxydation du système nerveux central. World Neurol. 2, 1094—1107 (1961).

FRIEDE, R. L.: The histochemical architecture of the ammon's horn as related to its selective vulnerability. Acta neuropath. (Berl.) 6, 1—13 (1966a).

FRIEDE, R. L.: Topographic brain chemistry. Academic Press (1966b), New York and London.

FRIEDE, R. L., L. M. FLEMMING and M. KNOLLER: A quantitative appraisal of enzyme histochemical methods in brain tissue. J. histochem. Cytochem. 11, 232—245 (1963a).

FRIEDE, R. L., L. M. FLEMING and M. KNOLLER: A comparative mapping of enzymes involved in hexosemonophosphate shunt and citric acid cycle in the brain. J. Neurochem. 10, 262—277 (1963b).

GIRGIS, M.: The limbic system of the brain and psychosomatic medicine. Sudan Med. J. 4, 81—96 (1966).

GIRGIS, M.: The rhinencephalon. Acta anat. 76, 157—199 (1970).

GRAFSTEIN, B., B. S. MCEWEN and M. L. SHELANSKI: Axonal transport of neurotubule protein. Nature 227, 289—290 (1970).

GREEN, D. E.: α-Glycerophosphate dehydrogenase. Biochem. J. 30, 629—644 (1936).

GREEN, J. D.: Some recent electrophysiological and electron microscope studies of Ammon's horn. In: Structure and Function of the cerebral cortex. Proc. Second Intern. Meeting of Neurobiol. Amsterdam (1959), ed. by D. B. TOWER and J. P. SCHADÉ. Elsevier Publ. Co., Amsterdam—London—New York—Princeton, p. 266—271 (1960).

GREEN, J. D.: The hippocampus. Physiol. Rev. 44, 561—608 (1964).

HAMLYN, L. H.: Electron microscopy of mossy fibre endings in Ammon's horn. Nature 190, 645—646 (1961).

HAMLYN, L. H.: The fine structure of the mossy fibre endings in the hippocampus of the rabbit. J. Anat. 96, 112—120 (1962).

HAMLYN, L. H.: An electron microscope study of pyramidal neurons in the Ammon's horn of the rabbit. J. Anat., (London) 97, 189—201 (1963).

HASSLER, R.: Zur funktionellen Anatomie des limbischen Systems. Nervenarzt 35, 386—396 (1964).

HESS, R., D. G. SCARPELLI and A. G. E. PEARSE: The cytochemical localization of oxidative enzymes. II. Pyridine nucleotide-linked dehydrogenases. J. biophys. biochem. Cytol. 4, 753—760 (1958).

IBATA, Y.: Electron microscopy of the hippocampal formation of the rabbit. J. Hirnforsch. 10, 451—469 (1968).

IIDA, T., und T. H. SCHIEBLER: Über die Chemodifferenzierung der Sehbahn der Ratte. Morphologische, histochemische und experimentelle Untersuchungen. Histochemie 12, 265—284 (1968).

JOHNSON, M. K.: The intracellular distribution of glycolytic and other enzymes in rat brain homogenates and mitochondrial preparation. Biochem. J. **77**, 610—618 (1960).

KLEE, C. B., and L. SOKOLOFF: Changes in D(—)-Beta-Hydroxybutyric dehydrogenase activity during brain maturation in the rat. J. Biol. Chem. **242**, 3880—3884 (1967).

KNOLLE, J.: Über die Reifung des cerebralen Fermentmusters der Succinodehydrogenase in der Ontogenese von „Nesthockern" und „Nestflüchtern" (PORTMANN) bei Vögeln und Säugetieren. (Eine histochemische Studie.) Z. Zellforsch. **50**, 183—231 (1959).

KRETSCHMANN, H.-J., und F. WINGERT: Über die quantitative Entwicklung der Hippocampusformation der Albinomaus. J. Hirnforsch. **10**, 471—486 (1968).

KREUTZBERG, G.: Autoradiographic study on incorporation of Leucine-H in peripheral nerves during regeneration. Experientia **23**, 33—34 (1967).

KUCKUK, B.: Über die Entwicklung und Chemodifferenzierung des Kleinhirns der Ratte. Histochemie **9**, 217—255 (1967).

KUNZ, G., E. WINKELMANN und W. KIRSCHE: Über die postnatale Entwicklung der Hippocampusformation der Ratte unter besonderer Berücksichtigung des Matrixaufbrauches. Anat. Anz. **129**, 289—303 (1971).

LAATSCH, R. H., and W. M. COWAN: Electron microscopic studies of the dentate gyrus of the rat. I. Normal structure with special reference to synaptic organization. J. Comp. Neurol. **128**, 359—396 (1966).

LAATSCH, R. H., and W. M. COWAN: Electron microscopic studies of the dentate gyrus of the rat. II. Degeneration of commissural afferents. J. Comp. Neurol. **130**, 241—262 (1967).

LABEDSKY, L., and W. LIERSE: Die Entwicklung der Succinodehydrogenaseaktivität im Gehirn der Maus während der Postnatalzeit. Histochemie **12**, 130—151 (1968).

LIEBMANN, H., und C. RAUCA: Die Beteiligung cholinerger Mechanismen bei der Acquisition. II. Gemeinsch. Tagung Ges. Dtsch. Ges. exp. Med. 21.—24. Sept., Leipzig (1970).

LIERSE, W.: Die alkalische Phosphatase in den Hirngefäßen der Maus (Mus muris) während der postnatalen Entwicklung. Z. mikrosk.-anat. Forsch. **70**, 48—61 (1963).

LORENTE DE NÓ, R.: Studies on the structure of the cerebral cortex. II. Continuation of the study of the ammonic system. J. Psychol. Neurol. **46**, 113—177 (1934).

LÖSSNER, B., S. SCHMIDT, N. POPOV, und H. MATTHIES: Die Inkorporation von ^{3}H-Tyrosin und ^{14}C-Leucin bei intraventriculärer Applikation in die Gesamtproteine verschiedener Rattenhirnregionen. II. Gemeinsch. Tagung Ges. Dtsch. Ges. exp. Med. 21.—24. Sept., Leipzig (1970).

LOWRY, O. H., N. R. ROBERTS, K. Y. LEINER, M.-L. WU, A. L. FARR, R. W. ALBERS: The quantitative histochemistry of brain. III. Ammon's horn. J. Biol. Chem. **207**, 39—49 (1954).

LUBINSKA, L., S. NIEMIERKO, B. ODERFELD, L. SZWARC and J. ZELENA: Bidirectional movements of axoplasm in peripheral nerve fibers. Acta biol. exp. (Warszawa) **23**, 239—247 (1963).

LUBINSKA, L.: Axoplasmic streaming in regeneration and in normal nerve fibres. In: SINGER, M., and J. P. SCHADE (Ed.), Mechanisms of neural regeneration. Progr. Brain Res. **13**, 1—71 (1964).

MARTIN, R.: Entwicklungszeiten des Zentralnervensystems von Nagern mit Nesthocker- und Nestflüchterontogenese (Cavia cobaya Schreb. und Rattus norvegicus Erxleben). Revue suisse Zool. **69**, 617—727 (1962).

MARTINEZ, R., and A. TOLEDANO: Histochemical study of the metabolism of the Ketone bodies in the nervous system. I. Histochemical characteristics of the activity of the D(-)-beta-hydroxybutyric dehydrogenase. Ann. Histochim. **15**, 119—130 (1970).

MATHISEN, J. S., and T. W. BLACKSTAD: Cholinesterase in the hippocampal region. Distribution and relation to architectonics and afferent systems. Acta anat. **56**, 216—253 (1964).

MCILWAIN, H.: Biochemistry and the central nervous system. 2nd Ed. A. Churchill, London (1959).

MCLEAN, P. D.: The limbic system and its hippocampal formation. Studies in animals and their possible application to man. J. Neurosurg. **11**, 29—44 (1954).

MELLGREN, S. I., and TH. W. BLACKSTAD: Oxidative enzymes (Tetrazolium-Reductases) in the hippocampal region of the rat. Distribution and relation to architectonics. Z. Zellforsch. **78**, 167—207 (1967).

MEYER, U., J. RITTER und H. WENK: Zur Histochemie der Körnerzellneurone der Hippocampusformation der Ratte. Acta histochem. **41**, 193—209 (1971).

MIETKIEWSKI, K., und M. KOZIK: Histotopochemische Untersuchungen über die Aktivität der Arylsulphatase im Nervensystem des Kaninchens. Acta histochem. **25**, 205—218 (1966).

MILNER, B.: Les troubles de la mémoire accompagnant des lésions hippocampiques bilatérales. In: P. PASSOUANT, Physiologie de l'hippocampe ECNRS, Paris, 257—272 (1962).

MORIKAWA, N.: Histochemical study on succinic dehydrogenase in the brain. II. On the alteration of succinic-dehydrogenase from the rat fetal life to adult in the ratbrain. Arch. histol. jap. **14**, 165—184 (1958). Zit. nach LABEDSKY und LIERSE (1968).

NACHLAS, M. M., K.-CH. TSOU, E. D. SOUZA, CH.-S. CHENG and A. M. SELIGMAN: Cytochemical demonstration of succinic dehydrogenase by the use of a new p-Nitrophenyl substituted ditetrazole. J. Histochem. Cytochem. **5**, 420—436 (1957).

NAFSTAD, P. H. J.: An electron microscope study on the termination of the perforant path fibres in the hippocampus and the fascia dentata. Z. Zellforsch. **76**, 532—542 (1967).

NAFSTAD, P. H. J., and T. W. BLACKSTAD: Distribution of mitochondria in pyramidal cells and boutons in hippocampal cortex. Z. Zellforsch. **73**, 234—245 (1966).

OCHI, J.: Über die Chemodifferenzierung des Bulbus olfactorius von Ratte und Meerschweinchen. Histochemie **6**, 50—84 (1966).

ORTMANN, R.: Über Succinodehydrogenase im olfactorischen System. Histochemische Untersuchungen an verschiedenen Säugetiergehirnen. Acta anat. **30**, 542—565 (1957a).

ORTMANN, R.: Histochemische Untersuchungen auf Succinodehydrogenase am Gehirn bei verschiedenen Vertebraten. Acta histochem. **4**, 158–165 (1957b).

ORTMANN, R.: Die Chemoarchitektonik des Gehirns. Dtsch. med. Wschr. **86**, 2063–2068 (1961).

ORTMANN, R.: Über die chemische Spezifität von Neuronensystemen. Progr. Brain Res. **6**, 4–25 (1964).

OTT, T., und H. MATTHIES: Zur Wirkung von Purin- und Pyrimidinnucleotiden auf Acquisition und Retention. II. Gem. Tagung Ges. Dtsch. Ges. exp. Med. 21. bis 24. Sept. 1970, Leipzig.

POHLE, W.: Mikroautoradiographische Untersuchungen über den Einbau von ^{3}H-UMP in die RNS des Rattenhirns während der Konditionierung. II. Gem. Tagung Ges. Dtsch. Ges. Exp. Med. 21.–24. Sept. 1970, Leipzig.

POPOFF, I., und N. I. POPOFF: Allocortex bei der Ratte (Mus decumanus). J. Psychol. Neurol. **39**, 257–322 (1929).

POPOV, N., S. SCHMIDT, S. SCHULECK und H. MATTIES: Einbau von intraventriculär applizierter ^{14}C-Orotsäure, ^{3}H-Cytidinmonophosphat und ^{3}H-Uridinmonophosphat in die Hirn- und Leber-RNS der Ratte. II. Gem. Tagung Ges. Dtsch. Ges. exp. Med. 21.–24. Sept. 1970, Leipzig.

QUEVEDO, J. C.: RNA, hippocampus and learning: an autoradiographic study. Acta anat. **75**, 27–36 (1970).

RICHTER, R.: The metabolism of the developing brain. In WAELSCH, H., Biochemistry of the developing nervous system. Acad. Press, New York, 225–250 (1955).

RINGLER, R. L., and T. P. SINGER: The relation of α-glycerophosphate dehydrogenase to the respiratory chain in brain mitochondria. Arch. Biochem. Biophys. **77**, 229–232 (1958).

RITTER, J., U. MEYER und H. WENK: Zur Chemodifferenzierung der Hippocampusformation in der postnatalen Entwicklung der Albinoratte. II. Transmitterenzyme. J. Hirnforsch. **13**, 253–276 (1971a).

RITTER, J., H. WENK und CH. GERTH: Quantitative Untersuchungen zum Diffusionsproblem enzymatisch reduzierter Pyridinnucleotide; ein Beitrag zum histochemischen Nachweis pyridinnucleotid-abhängiger Dehydrogenasen. Acta histochemica **40**, 51–63 (1971b).

ROBINSON, N.: Histochemistry of rat brain stem monoamine oxidase during maturation. J. Neurochem. **15**, 1151–1158 (1968).

ROSE, M.: Der Allocortex bei Tier und Mensch. J. Psychol. Neurol. **34**, 1–111 (1927).

ROSE, M.: Cytoarchitektonischer Atlas der Großhirnrinde der Maus. J. Psychol. Neurol. **40**, 1–51 (1929).

ROSE, M.: Cytoarchitektonischer Atlas der Großhirnrinde des Kaninchens. J. Psychol. Neurol. **43**, 353–440 (1931).

SACKTOR, B., L. PACKER and R. W. ESTABROOK: Respiratory activity of brain mitochondria. Arch. biochem. biophys. **80**, 68–71 (1959).

SCARPELLI, D. G., R. HESS and A. G. E. PEARSE: The cytochemical localization of oxidative enzymes. I. DPN-diaphorase and TPN-diaphorase. J. Biophys. Biochem. Cytol. **4**, 747–752 (1958).

SCHARF, J.-H., und R. BLUME: Quantitativ-morphologische Befunde zur Hypothese des Mitochondrientransportes im Neuron. Z. Zellforsch. **62**, 454–467 (1964a).

SCHARF, J.-H., und R. BLUME: Über die Abhängigkeit der axonalen Mitochondrienzahl vom Kaliber der segmentierten Nervenfaser auf Grund einer Regressionsanalyse. J. Hirnforsch. **6**, 361–376 (1964b).

SCHARF, J.-H., und R. BLUME: Über das Problem der Mitochondrien im Neuron. Psychiatrie **18**, 41–59 (1966).

SCHLOTE, W.: Nervus opticus und experimentelles Trauma. Beitrag zur Cytologie und Cytopathologie eines zentralnervösen Markfasersystems. Monographien Gesamtgeb. Neurol. Psychiatrie **131**, 1–156 (1970).

SHANTHA, T. R., and G. H. BOURNE: The thiamine-pyrophosphatase technique as an indicator of the morphology of the Golgi apparatus in the neurons. VI. Studies on the spinal cord, hippocampus and trigeminal ganglion. Ann. histochim. **11**, 337–351 (1966).

SHANTHA, T. R., S. L. MANOCHA and G. H. BOURNE: Enzyme histochemistry of the cerebral cortex of squirrel monkey and rat. Acta histochem. **30**, 218–233 (1968).

SHIMADA, M.: Oxydative enzymes in maturing hippocampus and cerebellum of hamsters. Experientia **26**, 181–182 (1970).

STEPHAN, H.: Vergleichend-anatomische Untersuchungen an Hirnen von Wild- und Haustieren. II. Die Oberflächen des Allocortex bei Wild- und Hausform von Epimys norvegicus ERXL. Morph. Jb. **93**, 425–471 (1954).

STROMINGER, J. L., and O. H. LOWRY: The quantitative histochemistry of brain. IV. Lactic, malic. and glutamic dehydrogenases. J. Biol. Chem. **213**, 635–646 (1955).

THOMAS, E., and G. G. E. PEARSE: The fine localization of dehydrogenases in the nervous system. Z. Zellforsch., Abt. Histochem. **2**, 266–282 (1961).

ULE, G.: Über das Ammonshorn. Fortschr. Neurol. Psychiat. **22**, 510–530 (1954).

VOGT, C., und O. VOGT: Sitz und Wesen der Krankheiten im Lichte der topistischen Hirnforschung und des Variirens der Tiere. J. Psychol. Neurol. **47**, 237–457 (1937).

VOGT, C., und O. VOGT: Morphologische Gestaltungen unter normalen und pathologischen Bedingungen. J. Psychol. Neurol. **50**, 161–524 (1942).

WEISS, P.: Damming of axoplasm in constricted nerve: a sign of perpetual growth in nerve fibers. Anat. Rec. **88**, 464 (1944).

WEISS, P.: The concept of perpetual neuronal growth and proximo-distal substance convection. In: KETY, S. S., and J. ELKES (Ed) Regional Neurochemistry. Pergamon Press, Oxford–London–New York–Paris, 220 bis 242 (1961).

WEISS, P.: Neuronal dynamics. N. R. P. Bulletin **5**, 371–400 (1967).

WENDER, M., and M. KOZIK: Zur Chemoarchitektonik des Ammonshorngebietes während der Entwicklung des Mäusegehirns. Acta histochem. **31**, 166–181 (1968).

WENDER, M., and M. KOZIK: Studies of the histoenzymatic architecture of the Ammon's horn region in the developing rabbit brain. Acta anat. **75**, 248–262 (1970).

Wenk, H., J. Ritter und U. Meyer: Beitrag zum histochemischen Nachweis pyridinnucleotid-abhängiger Dehydrogenasen; der Einfluß von Coenzym und Phenazinmethosulfat auf die histotopochemische Lokalisation. Acta histochem. **37**, 379–396 (1970a).

Wenk, H., U. Meyer, J. Ritter: Beitrag zum histochemischen Nachweis pyridinnucleotid-abhängiger Dehydrogenasen; eine halbquantitative Untersuchung. Acta histochemica **38**, 278–292 (1970b).

Wenzel, J., D. Kunde, E. David, G. Korek und H. Choinowski: Zur Chemoarchitektonik des Meerschweinchengehirnes (Cavia porcellus L.). J. Hirnforsch. **11**, 447–466 (1969/70).

Westrum, L. E., and T. W. Blackstad: An electron microscopic study of the stratum radiatum of the rat hippocampus (Regio superior, CA 1) with particular emphasis on synaptology. J. Comp. Neurol. **119**, 281–309 (1962).

Anschrift der Autoren:

Dr. U. Meyer
Dr. J. Ritter
Dr. H. Wenk
Anatomisches Institut des Medizinischen Bereiches
104 Berlin – DDR
Hannoversche Str. 28/29

Aus dem Anatomischen Institut des Bereiches Medizin (Charité) der Humboldt-Universität Berlin
(Direktor: Professor Dr. sc. med. W. KIRSCHE)

Zur Chemodifferenzierung der Hippocampusformation in der postnatalen Entwicklung der Albinoratte. II. Transmitterenzyme[1])

Von

J. RITTER, U. MEYER und H. WENK

Mit 9 Abbildungen und 2 Tabellen

(Eingegangen am 7. Juni 1971)

Einleitung

Zur Aufklärung funktioneller Mechanismen der Erregungsleitung gewinnen Informationen über neuronale Transmissionsprozesse immer mehr an Bedeutung. Histochemische Nachweise für Transmitterstoffe selbst sind bisher nur für die biogenen Amine mit Hilfe der Methode nach FALCK (1962) möglich. Das Hauptgewicht der topochemischen Untersuchung liegt auch heute noch auf dem Gebiet der Erfassung von Enzymen, die am Abbau von Transmittersubstanzen beteiligt sind.

Über die Aktivitätsverteilung der Acetylcholinesterase (AChE) liegen für die Hippocampusformation zahlreiche histochemische Untersuchungen vor (KOELLE 1954, ISHII 1957, GEREBTZOFF 1960, SHUTE und LEWIS 1961, MATHISEN und BLACKSTAD 1964, FRIEDE 1966: Ratte. GEREBTZOFF 1959, ORTMANN 1961, WENDER und KOZIK 1968: Maus. FRIEDE 1966, POHLE und MATTHIES 1970, WENDER und KOZIK 1970: Kaninchen. FRIEDE 1966: Katze, Rhesusaffe, Mensch). Feinstrukturell wurde die AChE im Rattenhippocampus durch SHUTE und LEWIS (1966) und in anderen Hirnregionen der Ratte durch TORACK und BARRNETT (1962), MORI et al. (1964), SHIMIZU und ISHII (1966), HAJÓS und KISS (1966), ERÄNKÖ et al. (1967) und HAJÓS et al. (1970) dargestellt. Durch biochemische Untersuchungen von LOWRY et al. (1954) konnten wertvolle Informationen über die quantitative Verteilung der AChE im Ammonshorn des Kaninchens gewonnen werden. Auf Grund späterer histotopochemischer Untersuchungen zeigte sich eine von diesen Befunden abweichende Lokalisation in der Ammonshornformation (GEREBTZOFF 1960, SHUTE und LEWIS 1961 und MATHISEN und BLACKSTAD 1964), die sich in jüngster Zeit mit Hilfe biochemischer und cytophotometrischer Messungen am Rattenhippocampus auch quantitativ erfassen ließ (STORM-MATHISEN 1970).

Auch die Aktivität der Monoaminooxydase (MAO) wurde wiederholt in unterschiedlichen Hirnabschnitten bei verschiedenen Spezies (ARIOKA und TANIMUKAI 1957, SHIMIZU et al. 1959, WEINER 1960, ORTMANN 1961, SHANTHAVEERAPPA und BOURNE 1964, WAWZYNIAK 1965, MANOCHA und BOURNE 1968, MANOCHA et al. 1967a und b, SHANTHA et al. 1968, WENZEL et al. 1969, POHLE und MATTHIES 1970) sowie im Gehirn der Ratte histochemisch dargestellt (SHIMIZU und MORIKAWA 1959, SHIMIZU et al. 1959, SMITH 1962, 1963, ROBINSON 1967, 1968). Als gesichert kann angenommen werden, daß das Enzym am Abbau der Catecholamine im ZNS — speziell an den monoaminergen Nervenendigungen — beteiligt ist, wie durch Anwendung des starken MAO-Hemmers Iproniazid (Marsilid) oder Nialamid gezeigt werden konnte (ZELLER 1951, ZELLER et al. 1952, ZELLER

---

[1]) Mit dankenswerter Unterstützung durch einen Forschungsauftrag des Ministeriums für Wissenschaft und Technik der DDR.

und BARSKY 1952, BLASCHKO 1952, SJOERDSMA et al. 1955, DAVISON 1958, AXELROD 1959, GEY und PLETSCHER 1960, APRISON und FERSTER 1961, KOPIN 1964, DAHLSTRÖM et al. 1965, HASSLER und BAK 1966, HILLARP et al. 1966, DE IRALDI und ETCHEVERRY 1967, BAK 1967, HASSLER et al. 1970).

Über die Entwicklung der Aktivitätsmuster von AChE und MAO im Gehirn der Ratte liegen nach unserer Kenntnis histochemische Untersuchungen von GEREBTZOFF (1955) und ISHII (1957) für AChE und von SHIMIZU und MORIKAWA (1959) und ROBINSON (1967, 1968) für MAO vor, die sich jedoch auf das Gesamthirn beziehen und nur grobe Angaben über Veränderungen im Hippocampus enthalten.

Angeregt durch neuere Ergebnisse über Veränderungen im Gehalt von Transmitterstoffen (Acetylcholin) und AChE-Aktivität im Rattenhippocampus bei Lernexperimenten (LIEBMANN und RAUCA 1970) verfolgte die vorliegende Arbeit im Rahmen von Untersuchungen über die postnatale Differenzierung des Intermediärstoffwechsels im Rattenhippocampus (MEYER et al. 1971 b) das Ziel, die regionalen Veränderungen der Aktivität von Transmitterenzymen am gleichen Objekt zu erfassen. Die Ratte ist als Nesthocker für solche Untersuchungen besonders geeignet, da das Gehirn zum Zeitpunkt der Geburt noch weitgehend undifferenziert ist und wesentliche Entwicklungsvorgänge erst postembryonal ablaufen (FLEXNER 1955, FLEISCHHAUER 1959, MARTIN 1962). Wir gingen dabei von der Vorstellung aus, daß durch detaillierte Untersuchungen des Transmitterstoffwechsels gerade in der Entwicklung weitere Informationen über mögliche cholinerge oder monoaminerge Transmissionsmechanismen zu erhalten sind.

Material und Methoden

Die Untersuchungen wurden an Gehirnen von 176 Albinoratten beiderlei Geschlechts (Wister-Stamm Rehbrücke) in 15 postnatalen Entwicklungsstadien: neugeboren, 1., 3., 5., 7., 8., 10., 15., 17., 20., 25., 35., 40. Lebenstag und adult (3. bis 6. Monat) durchgeführt. In jedem Stadium wurden mindestens 5 Gehirne untersucht.

Die Tötung der Tiere, Gewinnung des Untersuchungsgutes und Anfertigung der Kryostatschnitte erfolgte, wie bereits früher angegeben, (MEYER et al. 1971b). Die Schnittdicke betrug 30 μm. Folgende Enzymreaktionen wurden an nativen (MAO) oder 30 min lang in eiskaltem BAKER-Formalin vorfixierten Schnitten (AChE, BuChE) dargestellt:

1. *Acetylcholinesterase (AChE) nach* KARNOVSKY *und* ROOTS *(1964)*: Nach der Vorfixierung und einer Zwischenwässerung in Aqua dest. für 10 min (Aqua dest. 4× wechseln) wurden die Gewebeschnitte in der Küvette für $3^1/_2$ Std. bei 37 °C und pH = 6,0 in nachfolgendem Medium inkubiert: 5 mg Acetylthiocholinjodid (Chemapol); 6,5 ml Tris-Maleat-Puffer (pH = 6,0) 0,01 Mol; 0,5 ml Natriumcitrat 0,1 Mol; 1,0 ml Kupfersulfat 0,03 Mol; 1,0 ml. Aqua bidest und 1,0 ml Kaliumferricyanid 0,005 Mol.

In einigen Fällen wurde dem Inkubationsmedium zur Verminderung von Enzymdiffusion Saccharose (1,5 g/10 ml Medium), die dann auch in gleicher Konzentration in der Fixierung und Zwischenwässerung enthalten war, zugegeben (KARNOVSKY 1964). Eine veränderte Lokalisation wurde durch Verwendung von Saccharose jedoch nicht beobachtet.

Untersuchungen zur Spezifität: Die Darstellung der spezifischen AChE erfolgte durch simultane Inhibition der Pseudocholinesterase mit Diisopropylfluorophosphat (DFP) „Roth" in einer Endkonzentration von 10^{-6} Mol/l oder Tetraisopropylpyrophosphamid (iso-OMPA) „Koch-Light" von 10^{-5} Mol/l. Im Hauptansatz wurden zu diesem Zweck für jeweils 0,1 ml Aqua bidest. 0,1 ml einer Stammlösung von DFP (10^{-4} Mol/l) oder iso-OMPA (10^{-3} Mol/l) eingesetzt.

Eine komplette Hemmung der spezifischen AChE wurde durch Verwendung von Neoeserin (Isis-Chemie) in einer Endkonzentration von 5×10^{-6} Mol/l erreicht (Einsatz von 0,05 ml einer 10^{-3} Mol Stammlösung auf 10 ml Medium).

Die Stammlösungen der benutzten Cholinesterase-Hemmer waren über Monate im Kühlschrank bei 4 °C haltbar.

2. *Pseudocholinesterase (BuChE) nach* KARNOVSKY *und* ROOTS *(1964)*: Die Inkubation der Gewebeschnitte erfolgte in dem unter (1) angegebenen Hauptmedium, in dem das Substrat durch Butyrylthiocholinjodid (Chemapol) in gleicher Konzentration substituiert wurde.

3. *Monoaminooxydase (MAO) modifiziert nach* GLENNER *et al. (1957)*: Die nativen und luftgetrockneten Gewebeschnitte wurden in einer feuchten Kammer mittels Schnittbedeckung bei 37 °C und pH = 7,5 für 4 Std. inkubiert. In Abwandlung der GLENNERschen Originalmethode erfolgte die Inkubation in einem Polyvinylalkohol-(PVA)Gelmedium unter Verwendung von Phenazinmethosulfat (PMS) und Hemmung der Cytochromoxydase durch Cyanid. Das Medium setzte sich wie folgt zusammen:

Tryptaminhydrochlorid (Ferak) 1,25 mg/ml; Nitro-BT (Chemapol) 0,25 mg/ml; PMS (Ferak) 10^{-2} mg/ml; Tris-Maleat-Puffer (pH = 7,6) 0,05 Mol; Natriumsulfat 0,2 mg/ml; Natriumcyanid 10^{-3} Mol/l; PVA (VEB Chemische Werke Buna) 0,125 g/ml.

Die PVA-Gelmedien wurden nach den Angaben von ARNOLD et al. (1967) hergestellt. Alle aufgeführten Konzentrationen sind Endkonzentrationen.

Parallel zur Darstellung von AChE, BuChE und MAO wurden für jeden Ansatz Schnitte in substratfreien Kontrollmedien inkubiert. Nach erfolgter Inkubation wurden die Schnitte (bei Gelinkubation nach kurzem Spülen in 0,9%iger NaCl-Lösung von 40 °C) in eiskaltem 10%igem Ca-Formalin für 15 min nachfixiert und nach Wässerung in Glyceringelatine eingeschlossen.

Befunde

Der verwendeten Nomenklatur liegen die Arbeiten von Cajal (1893), Lorente de Nó (1934), Blackstad (1956, 1958) und Mathisen und Blackstad (1964) zugrunde.

Pseudocholinesterase (BuChE): Der Nachweis der Pseudocholinesterase mit Butyrylthiocholinjodid als Substrat läßt bei der adulten Ratte in der hippocampalen Formation ausschließlich eine Darstellung des Gefäßmusters erkennen (Abb. 1c) (vgl. auch Koelle 1954 und Mathisen und Blackstad 1964). Neuronale Strukturen reagieren in keinem Falle positiv. Nach Inkubation mit Acetylthiocholinjodid als Substrat und Hemmung der spezifischen Acetylcholinesterase mit Neoeserin (5×10^{-6} Mol/l) stellt sich wiederum die Pseudocholinesterase mit gleicher Lokalisation dar, allerdings bei abgeschwächter Reaktion in den Kapillarwänden (Abb. 1d).

In der postnatalen Entwicklung tritt bereits beim Neugeborenen eine deutliche Reaktion in den kleinen Gefäßen und Kapillaren auf (Abb. 1a). Die Gefäße der Pia mater zeigen ebenfalls eine positive Pseudocholinesterase-Reaktion (Abb. 1a). Die Inkubation erfolgte in diesem Falle mit Acetylthiocholinjodid ohne Hemmung der spezifischen AChE. Letztere, dargestellt durch Inkubation der Gewebeschnitte mit Acetylthiocholinjodid und Hemmung der Pseudocholinesterase mit iso-OMPA

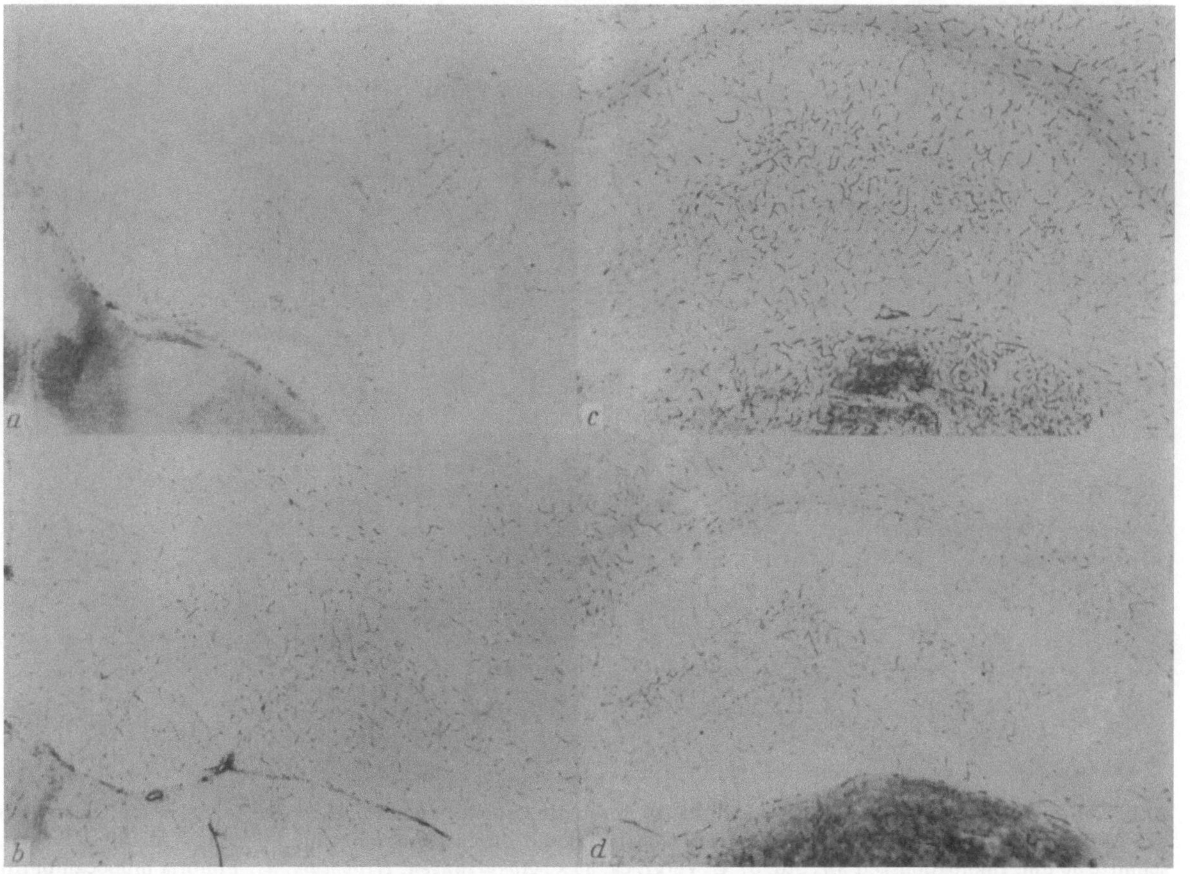

Abb. 1. Frontalschnitte durch die Hippocampusregion der Ratte. Darstellung der Aktivität von Acetylcholinesterase mit Acetylthiocholinjodid ohne Hemmung der Pseudocholinesterase beim neugeborenen (a), von Pseudocholinesterase mit Butyrylthiocholinjodid am 10. postembryonalen Tag (b) und beim adulten Tier (c). Selektive Darstellung der Pseudocholinesterase mit Acetylthiocholinjodid und Hemmung der spezifischen AChE mit Neoserin (5×10^{-6} Mol/l) beim adulten Tier (d). Kryostatschnitte 30 μm, Inkubationszeit $3^1/_2$ Std. 37 °C. Vergr. ca. 20 ×.

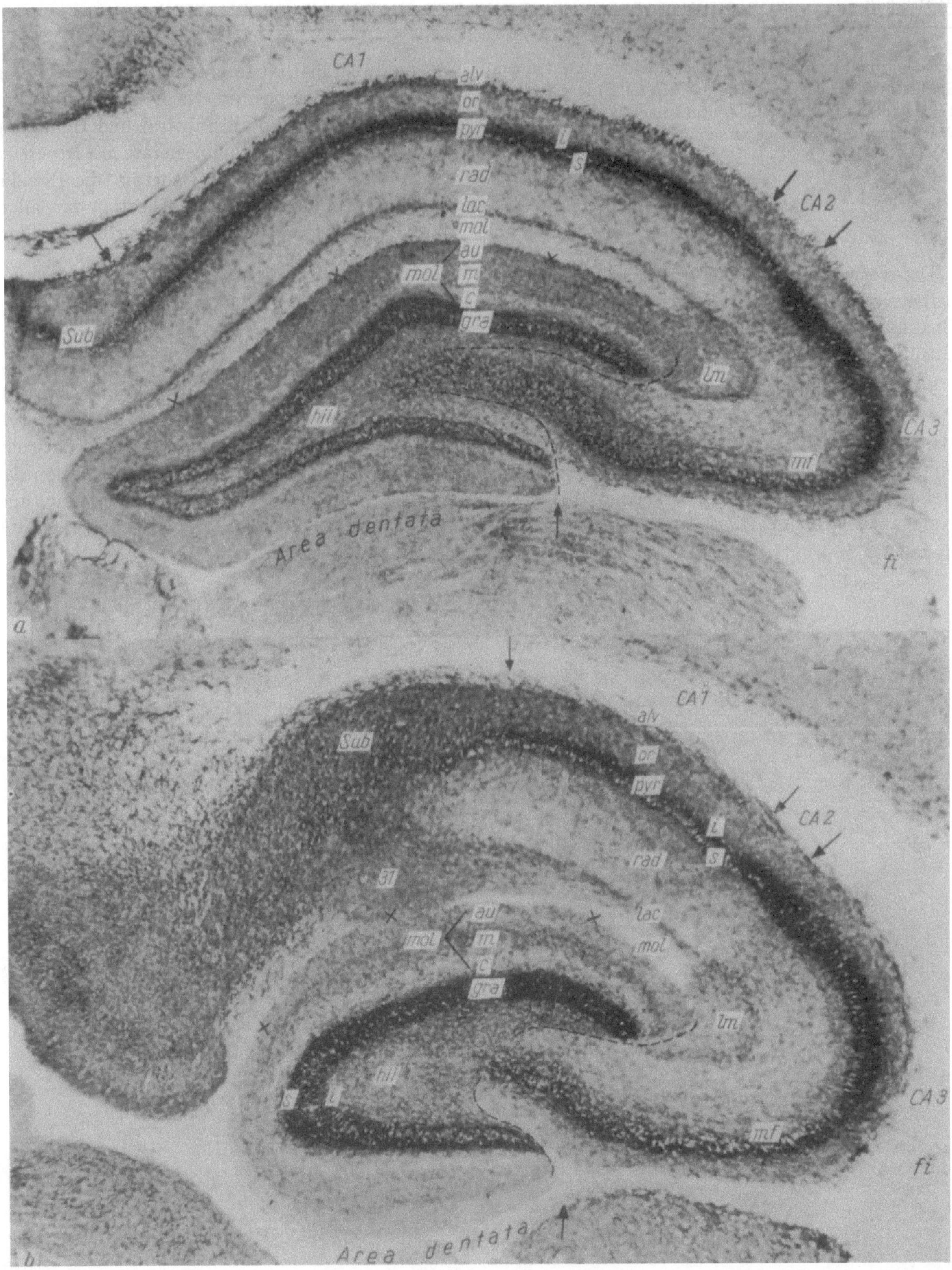

Abb. 2. Frontalschnitt (a) und Horizontalschnitt (b) durch die Hippocampusregion der Ratte. Selektive Darstellung der Aktivität von spezifischer AChE mit Acetylthiocholinjodid durch Hemmung mit DFP (10^{-6} Mol/l). Kryostatschnitte 30 μm, Inkubationszeit $3^{1}/_{2}$ Std. 37 °C. Vergr. ca. 33 ×. *Abkürzungen; Hippocampus:* Fimbria hippocampi (fi), Alveus (alv), Regio superior (Feld CA 1 und CA 2), Regio inferior (CA 3), Str. oriens (or), Str. pyramidale (pyr), infrapyramidal (i), suprapyramidal (s), Str. radiatum (rad), Str. lacunosum (lac), Str. moleculare (mol), Str. lacunosum-moleculare (lm), Schicht der Moosfasern (mf). *Area dentata:* äußere (au), mittlere (m) und innere (c) Schicht (Endigungsgebiet commissuraler Fasern) des Str. moleculare (mol), Str. granulosum (gra), supragranulär (s), infragranulär (i), Hilus (hil). Subiculum (Sub), Lamina I des Subiculum (Area „31", MATHISEN und BLACKSTADT 1964). Grenzen zwischen den Hippocampusfeldern (Pfeile), Verlauf der obliterierten Fissura hippocampi (Kreuze).

(10^{-5} Mol/l), weist in diesem Entwicklungsstadium nur eine sehr schwache Reaktion im Hilus der Area dentata auf (Abb. 3a, vgl. auch Abb. 1a). Bis zum 15. postembryonalen Tag steigt die Aktivität für Pseudocholinesterase nur gering an (Abb. 1b). Eine wesentliche Intensitätszunahme erfolgte erst danach, wobei am 25. Lebenstag das Enzymmuster dem des adulten Tieres entspricht.

Acetylcholinesterase (AChE): Die Verteilung der spezifischen AChE-Aktivität wurde für den adulten Rattenhippocampus in der Literatur wiederholt beschrieben (Ishii 1957, Gerebtzoff 1960, Shute und Lewis 1961). Sie ist an Hand topochemischer Darstellung (Mathisen und Blackstad 1964) sowie biochemischer und mikrodensitometrischer Messungen (Lowry et al. 1954 und Storm-Mathisen 1970) ausführlich dargestellt. Die vorliegenden Befunde (Abb. 2a und b, Tab. 1) bestätigen mit wenigen Ausnahmen im Detail die Ergebnisse der Literatur. Ein abweichendes Verhalten zeigt besonders der Hilus des Gyrus dentatus, der eine schwächere AChE-Reaktion aufweist, als es die Abbildungen bei Gerebtzoff (1960), Shute und Lewis (1961) und Mathisen und Blackstad (1964) demonstrieren. Diese Unterschiede werden von uns auf die von den Autoren angewandte dickere Schnittechnik zurückgeführt (50—100 µm im Gegensatz zu 30 µm in unseren Versuchen).

In der postembryonalen Entwicklung treten für AChE starke Aktivitätsunterschiede auf. So findet sich beim Neugeborenen, abgesehen von einer geringen Reaktion im Hilus gyri dentati, keine Enzymaktivität (Abb. 1a, 3a und Tab. 1). Da-

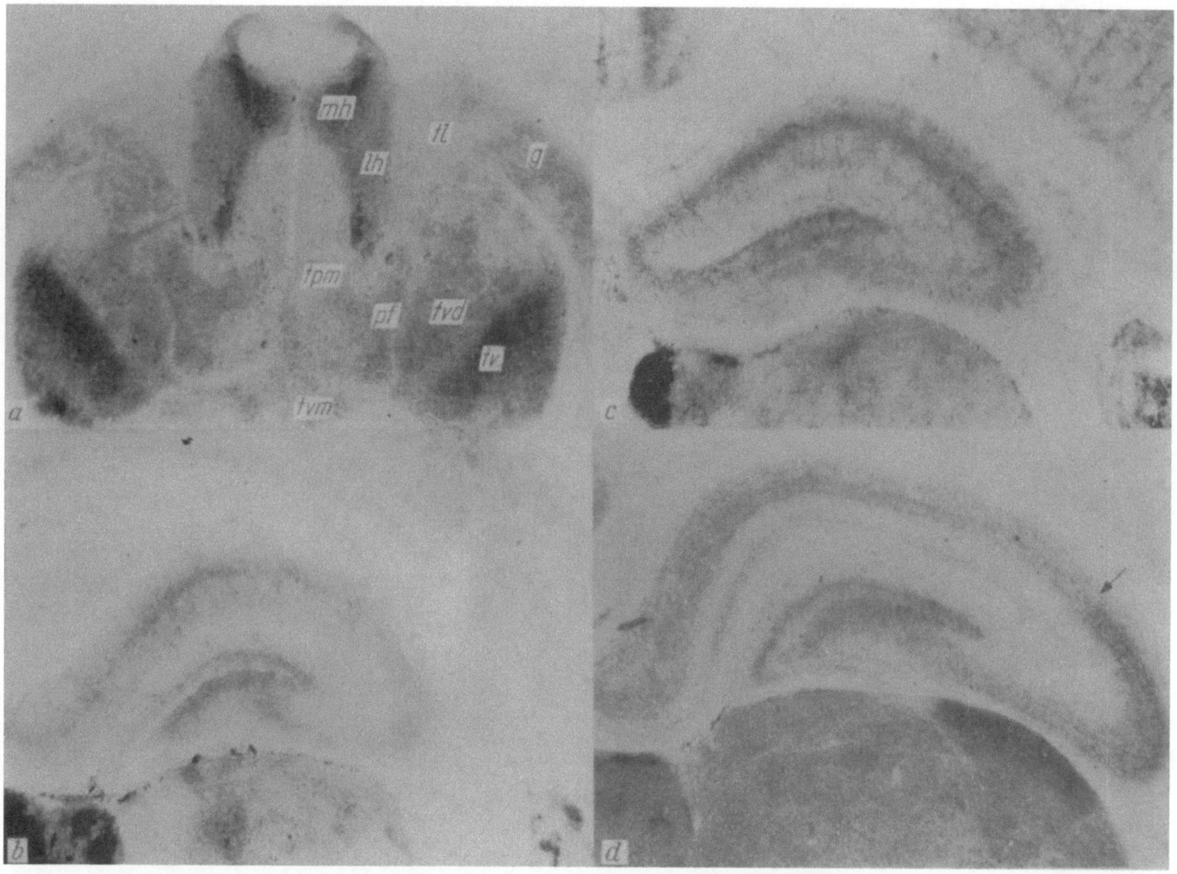

Abb. 3. Frontalschnitte durch die Hippocampusregion der Ratte. Darstellung der Aktivität von Acetylcholinesterase mit Acetylthiocholinjodid. Spezifische AChE bei selektiver Hemmung mit iso-OMPA (10^{-5} Mol/l) neugeboren (a), 10. postembryonaler Tag bei selektiver Hemmung mit DFP (10^{-6} Mol/l) (d), ohne Hemmung 5. postembryonaler Tag (b) und 7. postembryonaler Tag (c). Kryostatschnitte 30 µm, Inkubationszeit $3^1/_2$ Std. 37 °C. Vergr. ca. 20 ×. *Abkürzungen:* Ncl. medialis habenulae (mh), Ncl. lateralis habenulae (lh), Corpus geniculatum laterale (g), Ncl. lateralis thalami (tl), Ncl. ventralis thalami (tv), Pars dorsalis (tvd), Ncl. posteromedialis thalami (tpm), Ncl. ventralis medialis thalami (tvm), Ncl. parafascicularis (pf), Grenze zwischen Regio superior und inferior (Pfeil).

gegen reagieren zu diesem Zeitpunkt im Diencephalon der Nucleus ventralis thalami und medialis habenulae bereits stark und weitere diencephale Kerngebiete deutlich positiv auf Acetylcholinesterase (Abb. 3a).

Am 3. postembryonalen Tag deutet sich eine schwache AChE-Reaktion im Hilus und der supragranulären Zone des Gyrus dentatus sowie im Str. pyramidale von CA 1 bis CA 4 besonders infrapyramidal (Tab. 1). Das Str. granulosum im Gyrus dentatus ist frei von Reaktionsprodukt.

Vom 5. bis 7. Lebenstag steigt die Aktivität gering an (Abb. 3b und c und Tab. 1), wobei die Perikarya der Pyramidenzellen an Aktivität verlieren zugunsten schmaler angrenzender Zonen im Neuropil (infra- und suprapyramidal) (Abb. 3c und d). Schwach reagieren erstmals das Str. oriens und radiatum in der Regio inferior und superior. Das Subiculum ist vom 5. Tag an positiv (Abb. 5a).

Am 8. bis 10. postembryonalen Tag reagieren unter weiterer Zunahme der vorhandenen Neuropilaktivitäten auch das Str. lacunosum der Regio superior, das Str. lacunosum-moleculare der Regio inferior sowie das Str. moleculare der Area dentata schwach positiv (Tab. 1). Auf Grund regionaler Unterschiede im Reaktionsausfall bei einer betonten Reaktion im Hilus, der supragranulären Schicht des Gyrus dentatus und des Feldes CA 3 deutet sich bereits am 10. Lebenstag eine Abgrenzung der cytoarchitektonisch definierten Felder an (Abb. 3d, 5b und Tab. 1).

Am 15. postembryonalen Tag zeigt die Regio inferior die höchste Enzymaktivität (Abb. 4a, 5c), so daß die Grenzen zwischen den cytoarchitektonischen Feldern eindrucksvoll hervortreten

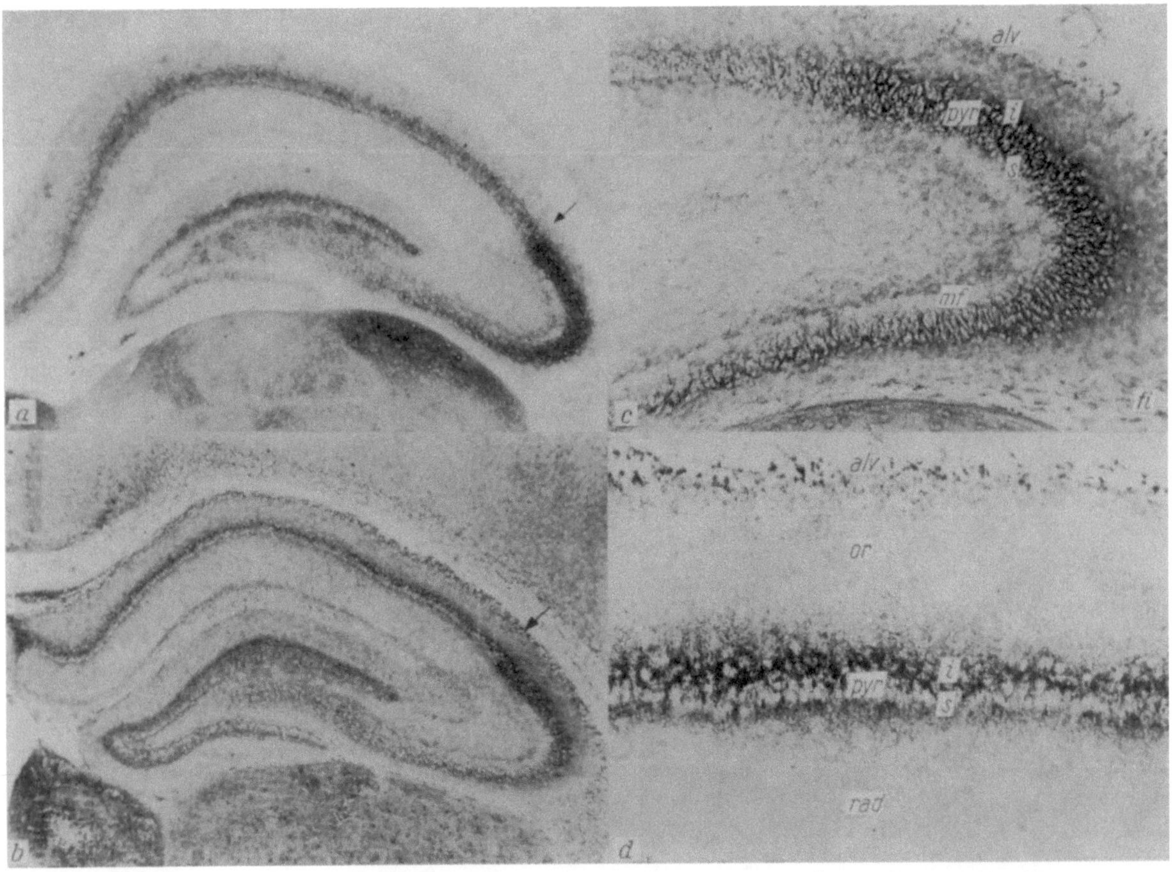

Abb. 4. Frontalschnitte durch die Hippocampusformation der Ratte. Darstellung der Aktivität von Acetylcholinesterase mit Acetylthiocholinjodid. Spezifische AChE bei selektiver Hemmung mit DFP (10^{-6} Mol/l) 15. postembryonaler Tag (a) und adult, Feld CA 1 (d). Ohne Hemmung 25. postembryonaler Tag (b) und 20. postembryonaler Tag, Feld CA 3 (c). Kryostatschnitte 30 μm, Inkubationszeit $3^1/_2$ Std. 37 °C. Vergr. ca. 20 × (a und b), ca. 50 × (c) und ca. 120 × (d). *Abkürzungen:* Fimbria hippocampi (fi), Alveus (alv), Str. oriens (or), Str. pyramidale (pyr), infrapyramidal (i), suprapyramidal (s), Schicht der Moosfasern (mf), Str. radiatum (rad). Grenze zwischen Regio superior und inferior (Pfeile).

Die Schicht der Moosfasern in CA 3 hebt sich in diesem Stadium erstmals durch eine schwache Reaktion vom stärker aktiven Str. radiatum ab (Abb. 4a und 5c). Einzelbefunde werden in Tab. 1 mitgeteilt. Während das Subiculum an Aktivität zugenommen hat (Abb. 5c), zeigt besonders die Area „31" (Mathisen und Blackstad 1964) eine deutlich positive Reaktion. In der Area entorhinalis kommen die Rindenschichten I–VI bei unterschiedlicher Aktivität zur Darstellung (Abb. 5c).

Eine starke Aktivitätszunahme erfolgt in den Neuropilschichten von Ammonshorn und entorhinaler Rinde vom 15. postembryonalen Tag an (vgl. Abb. 5c und d, 4a und b).

Am 20. postembryonalen Tag zeigen das Str. oriens (CA 1 bis CA 3), das Subiculum mit der Area „31" sowie der Hilus eine hohe Enzymaktivität. Die Schichtung des Str. moleculare der Fascia dentata tritt deutlich hervor (Abb. 5d). Die höchste Aktivität findet sich in den die Pyramidenzellen (CA 1 bis CA 3) sowie in die Körnerzellen begrenzenden Neuropilschichten. In der entorhinalen Rinde zeigt sich auf Grund unterschiedlicher Aktivitätsverteilung eine typische Schichtung (hohe Aktivität in IV und II, mäßige in I und VI, schwache in III und V). Im Alveus und der Fimbria reagieren vom 20. Tag an vereinzelte Fasern positiv (Abb. 4c) und erreichen am 25. Tag die Aktivität adulter Tiere (Abb. 4b und d, 6a und c, Tab. 1). Wie stärkere Vergrößerungen der Pyramidenzellschicht in den Feldern CA 1 (adult) und CA 3 (20. Lebenstag) zeigen, ist die Enzymaktivität überwiegend um die Nervenzellperikarya, d. h. infra- und suprapyramidal gelagert (Abb. 4c und d). Das trifft gleichfalls auch

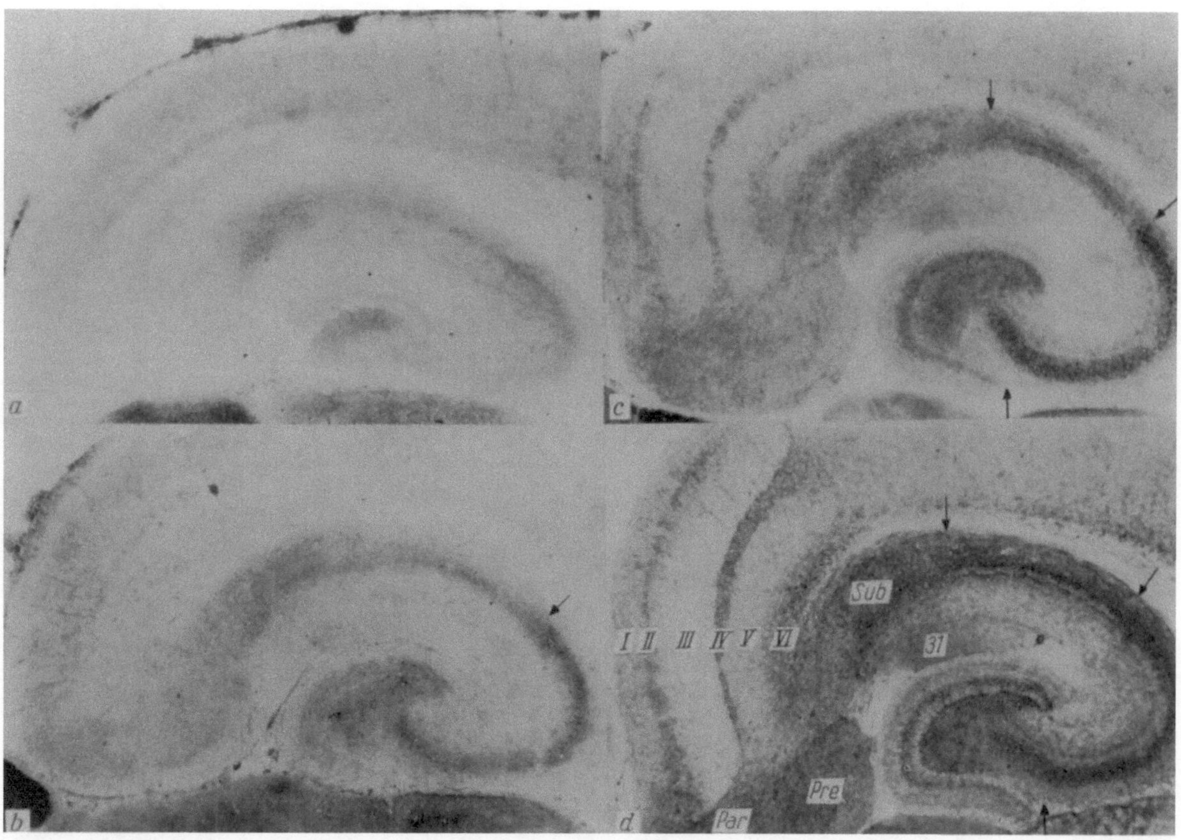

Abb. 5. Horizontalschnitte durch die Hippocampusregion und Area entorhinalis der Ratte. Darstellung der Aktivität von Acetylcholinesterase mit Acetylthiocholinjodid. Spezifische AChE bei selektiver Hemmung mit DFP (10^{-6} Mol/l) 15. postembryonaler Tag (c), ohne Hemmung 5. postembryonaler Tag (a), 10. postembryonaler Tag (b) und 20. postembryonaler Tag (d). Kryostatschnitte 30 µm. Inkubationszeit $3^1/_2$ Std. 37 °C. Vergr. ca. 20 × *Abkürzungen:* Subiculum (Sub), Lamina I des Subiculum („31"), Presubiculum (Pre), Parasubiculum (Par), Schichten der Area entorhinalis (I bis VI). Grenzen zwischen den einzelnen Feldern von Hippocampus (Regio superior und inferior), Area dentata und Subiculum (Pfeile).

für die Körnerzellschicht im Gyrus dentatus zu (Abb. 2a und b, 4b).

Am 25. postembryonalen Tag entspricht das Enzymmuster für AChE mit Ausnahme der Moosfaserschicht, die erst am 35. Tag ihre definitive Aktivität erreicht, dem des adulten Tieres (vgl. Abb. 2a und b), so daß sich dieser Termin unter Berücksichtigung der Moosfaserschicht als Endpunkt der Differenzierung ergibt.

Monoaminooxydase (MAO); adultes Tier (3 Monate): Das Ammonshorn zeigt insgesamt eine starke Aktivität an Monoaminooxydase. Der Reaktionsausfall ist im Gyrus dentatus und der Regio inferior stärker als in der Regio superior, wodurch die Abgrenzung, entsprechend den cytoarchitektonischen Feldern, möglich wird (Abb. 8b). Die Enzymaktivität findet sich vorwiegend in den Neuropilschichten, während die Nervenzellperikarya (Str. pyramidale CA 1 bis CA 4, Str. granulosum) frei von MAO sind (Abb. 8b und d). Im Detail ergibt sich bei der adulten Ratte folgende Aktivitätsverteilung:

Regio superior (CA 1 und CA 2): Der Alveus und die Fimbria hippocampi zeigen eine hohe Enzymaktivität, die sich in quer bzw. längs angeschnittenen myelinisierten Faserbündeln darstellt (Abb. 6b und d, 8b und d). Das Str. oriens und radiatum sind schwach aktiv mit Ausnahme schmaler der Pyramidenzellschicht angrenzender Zonen des Str. oriens und radiatum, die einen betonten Reaktionsausfall zeigen (Abb. 8d, Tab. 2). Im Str. radiatum sind einzelne apicale Dendriten positiv markiert. Das Str. pyramidale, einbezogen die für AChE stark reagierenden infra- und suprapyramidal gelegenen Zonen, reagiert negativ; das Str. lacunosum ist nur schwach dargestellt. Dagegen weist das Str. moleculare eine sehr starke MAO-Reaktion auf, die in Bündeln myelinisierter

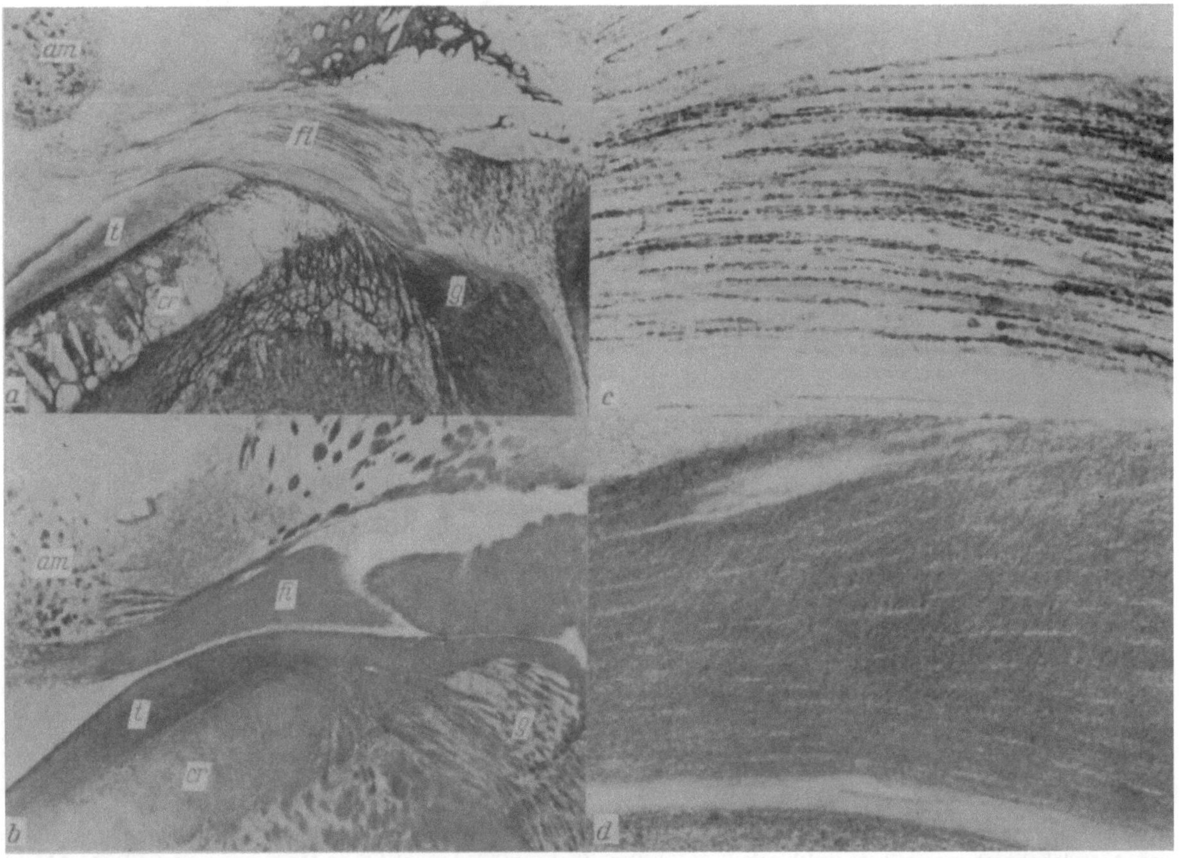

Abb. 6. Frontalschnitte durch die Fimbria hippocampi der adulten Ratte. Darstellung der Aktivität von AChE mit Acetylthiocholinjodid bei selektiver Hemmung mit iso-OMPA (10^{-5} Mol/l) (a) und DFP (10^{-6} Mol/l) (c). Darstellung der Aktivität von Monoaminooxydase (b und d). Inkubationszeit $3^1/_2$ Std. (a und b) bzw. 4 Std. (b und d), 37 °C. Vergr. ca. 20 × (a und b) und ca. 120 × (c und d). *Abkürzungen:* Fimbria hippocampi (fi), Ncl. amygdaloideus (am), Tractus opticus (t), Crus cerebri (cr), Corpus geniculatum laterale (g).

Tabelle 1. Aktivitätsverhalten von spezifischer AChE in Hippocampus und Gyrus dentatus der Ratte während der postnatalen Hirnentwicklung vom neugeborenen bis zum adulten Tier. Sehr starke (++++), starke (+++), mäßige (++), schwache (+) oder negative Reaktion (—). Isolierte Fasern (f).

	neugeb.	3. Tag	5. Tag	7./8. Tag	10. Tag	15. Tag	18. Tag	20. Tag	25. Tag	35. Tag	adult
Regio superior											
Alveus	—	—	—	—	—	—	—	f+	f+	f+	f+
Str. oriens	—	—	(+)	(+)	+	+	+(+)	+(+)	+(+)	+(+)	+(+)
infrapyramidal	—	(+)	+	+(+)	++	++	+++	+++	++++	++++	++++
Str. pyramidale	—	—	—	—	—	+	+	+	+(+)	+(+)	+(+)
suprapyramidal	—	—	+	+	+(+)	+(+)	++	++	++	++	++
Str. radiatum	—	—	—	—	(+)	(+)	+	+	+	+	+
Str. lacunosum	—	—	(+)	(+)	+	+	+	+(+)	++	++	++
Str. moleculare	—	—	—	—	—	—	—	(+)	(+)	(+)	(+)
Regio inferior											
Alveus	—	—	—	—	—	—	—	f+	f+	f+	f+
Str. oriens	—	—	(+)	(+)	+	+	+(+)	++	++	++	++
infrapyramidal	—	(+)	+	+(+)	++	++(+)	+++	+++	+++(+)	++++	++++
Str. pyramidale	—	—	—	+	+(+)	++	++	++	++(+)	++(+)	++(+)
suprapyramidal	—	—	(+)	+	+	+(+)	++	++	++(+)	+++	+++
Moosfaserschicht	—	—	—	—	—	(+)	(+)	(+)	+	++	++
Str. radiatum	—	—	—	—	—	+	+	+(+)	+(+)	+(+)	+(+)
Str. lac.-mol.	—	—	(+)	(+)	+	+	+(+)	++	++	++	++
Area dentata											
Hilus	(+)	(+)	+	+	+(+)	+(+)	++	++	++	++	+++
Str. granulosum	—	—	—	—	(+)	(+)	+	++	+++	+++	+++
supragranulär	—	+	+	+(+)	++	++(+)	+++	+++	++++	++++	—+++
Str. moleculare											
innere Zone	—	—	—	—	—	—	—	(+)	(+)	+	+
mittlere Zone	—	—	—	(+)	+	+	+	+(+)	++	++(+)	++(+)
äußere Zone	—	—	—	(+)	(+)	+	+	+	+	+(+)	+(+)

Tabelle 2. Aktivitätsverhalten von Monoaminooxydase in Hippocampus und Gyrus dentatus der Ratte während der postnatalen Hirnentwicklung vom neugeborenen bis zum adulten Tier. Sehr starke (++++), starke (+++), mäßige (++), schwache (+) oder negative Reaktion (—). Markhaltige Fasern (f).

	neugeb.	5. Tag	10. Tag	13. Tag	15. Tag	17. Tag	20. Tag	25. Tag	40. Tag	adult
Regio superior										
Alveus	f(+)	f(+)	f+	f+	f+	f++	f++	f+++	f+++	f+++
Str. oriens	—	—	—	—	(+)	+	+	+	+	+
Str. or. (äußere Zone)	—	—	(+)	+	+	+(+)	+(+)	+(+)	+(+)	+(+)
Str. pyramidale	—	—	—	—	—	—	—	—	—	—
Str. rad. (innere Zone)	+	+	+	+	+	+(+)	+(+)	+(+)	+(+)	+(+)
Str. radiatum	—	—	—	—	(+)	+	+	+	+	+
Str. lacunosum	—	—	—	—	—	(+)	+	+	+	+
Str. moleculare	—	—	f(+)	f+	f+(+)	f++	f++(+)	f+++	f++++	f++++
Regio inferior										
Alveus	f(+)	f(+)	f+	f+	f+	f++	f++	f+++	f+++	f+++
Str. oriens	—	—	(+)	(+)	(+)	+	+	+	+	+
Str. or. (äußere Zone)	(+)	+	+	+(+)	+(+)	++	++(+)	++	++	++
Str. pyramidale	—	—	—	—	f(+)	f(+)	f+	f+	f+	f+
Moosfaserschicht	—	—	—	—	(+)	++	++	+(+)	+(+)	+(+)
Str. rad. (innere Zone)	+	+	+	+	+(+)	++	++	++	++	++
Str. radiatum	—	—	(+)	(+)	+	+	+	+	+	+
Str. lac.-mol.	—	—	f(+)	f+	f+(+)	f++	f++(+)	f++	f++	f++
Area dentata										
Hilus	(+)	+	+	++	++(+)	+++	+++	++++	++++	++++
Str. granulosum	—	—	—	—	f(+)	f(+)	f+	f+	f+	f+
Str. moleculare innere Zone	(+)	(+)	+	+(+)	++	++	++(+)	++(+)	++(+)	++(+)
mittlere u. äußere Zone	—	—	(+)	(+)	+	+(+)	+(+)	++	++	++
Tractus perforans u. alvearis	—	—	—	—	—	—	f++	f+++	f+++	f++++

Fasern dieser Schicht lokalisiert ist (Abb. 8b und d, Tab. 2).

Regio inferior: Im Vergleich zur Regio superior ist die Aktivität im Str. oriens und radiatum besonders in der Nähe der Pyramidenzellschicht höher (Abb. 8a und b). In den Perikarya der Pyramidenzellen von CA 3 und CA 4 findet sich keine Enzymaktivität. Zwischen den Zellen stellen sich vereinzelt positiv reagierende myelinisierte Fasern dar. Das Str. lacunosum-moleculare, das in dieser Region nicht sicher voneinander zu trennen ist, reagiert schwächer als das Str. moleculare in Regio superior (Abb. 8b). In der Moosfaserschicht findet sich eine mäßige, aber höhere Enzymaktivität als im angrenzenden Str. radiatum.

Area dentata: Im Hilus, der die höchste Aktivität an MAO im Hippocampus aufweist (Abb. 8b und d), sind an der Grenze zur Körnerzellschicht hin vereinzelte Faserbündel hoch aktiv. Im Str. granulosum findet sich keine Enzymaktivität mit Ausnahme vereinzelter positiv reagierender myelinisierter Fasern zwischen den Nervenzellen (Abb. 8d). Das Str. moleculare ist zweigeteilt. Die innere schmale Zone (Schicht commissuraler Endigungen, AChE-negativ) zeigt eine starke, die äußere breite Zone eine mäßige Enzymaktivität (Abb. 8a und d).

Im Tractus perforans und alvearis (Abb. 8c) findet sich eine sehr starke und in der Fimbria hippocampi eine starke Enzymaktivität (Abb. 6b und d). Die hellen Aussparungen in der Fimbria entsprechen AChE-positiven Fasern (vgl. Abb. 6a und c).

Bei der neugeborenen Ratte zeigt sich eine schwache MAO-Aktivität in den beim adulten Tier stark aktiven Neuropilschichten des Ammonshorns (Abb. 7a, Tab. 2). Es reagieren in CA 3 und CA 4 die äußere Zone des Str. oriens, in CA 1 bis CA 4 die innere Zone des Str. radiatum, im Alveus vereinzelte Fasern und im Gyrus dentatus der Hilus

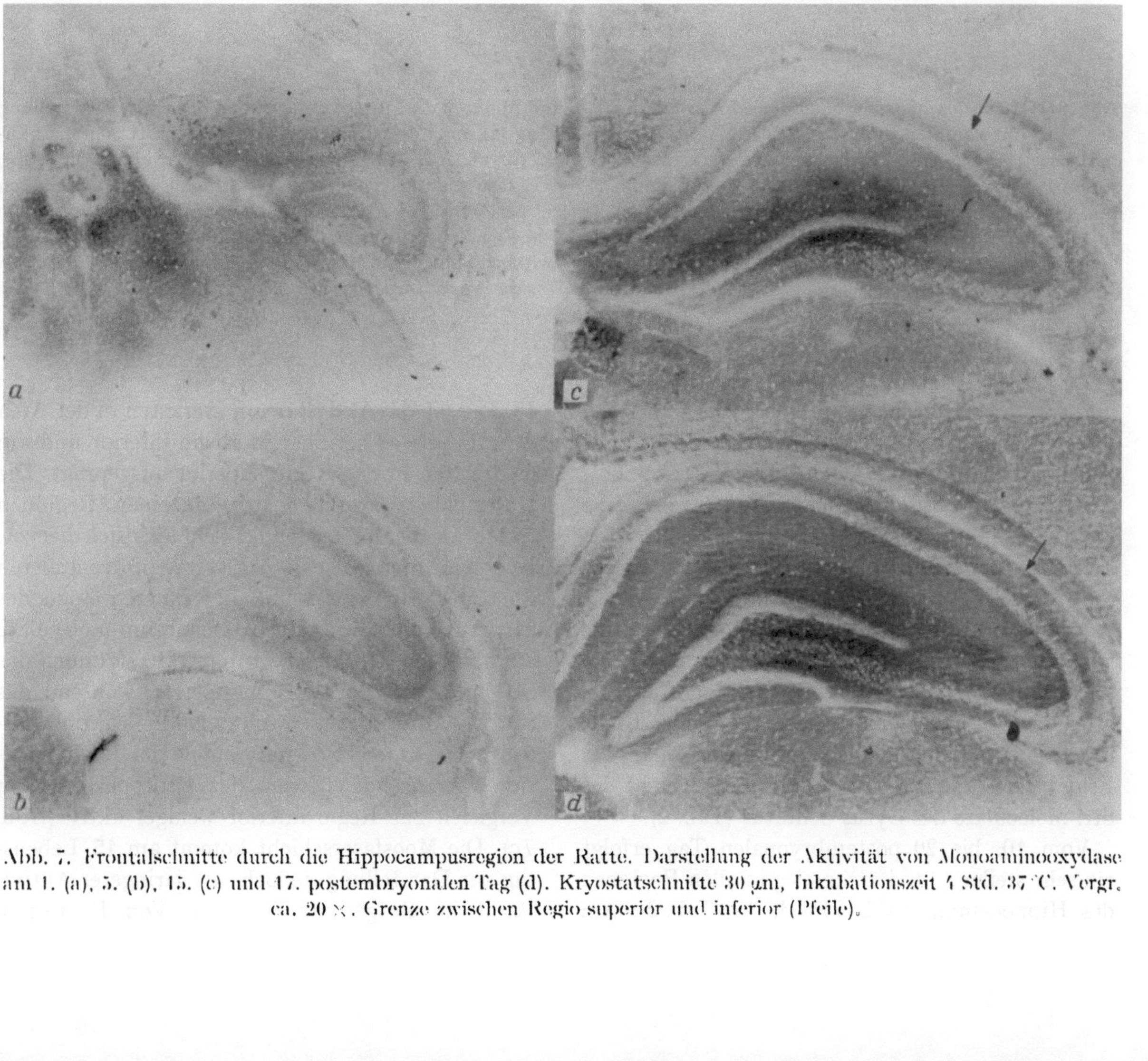

Abb. 7. Frontalschnitte durch die Hippocampusregion der Ratte. Darstellung der Aktivität von Monoaminooxydase am 1. (a), 5. (b), 15. (c) und 17. postembryonalen Tag (d). Kryostatschnitte 30 µm, Inkubationszeit 4 Std. 37 °C. Vergr. ca. 20 ×. Grenze zwischen Regio superior und inferior (Pfeile).

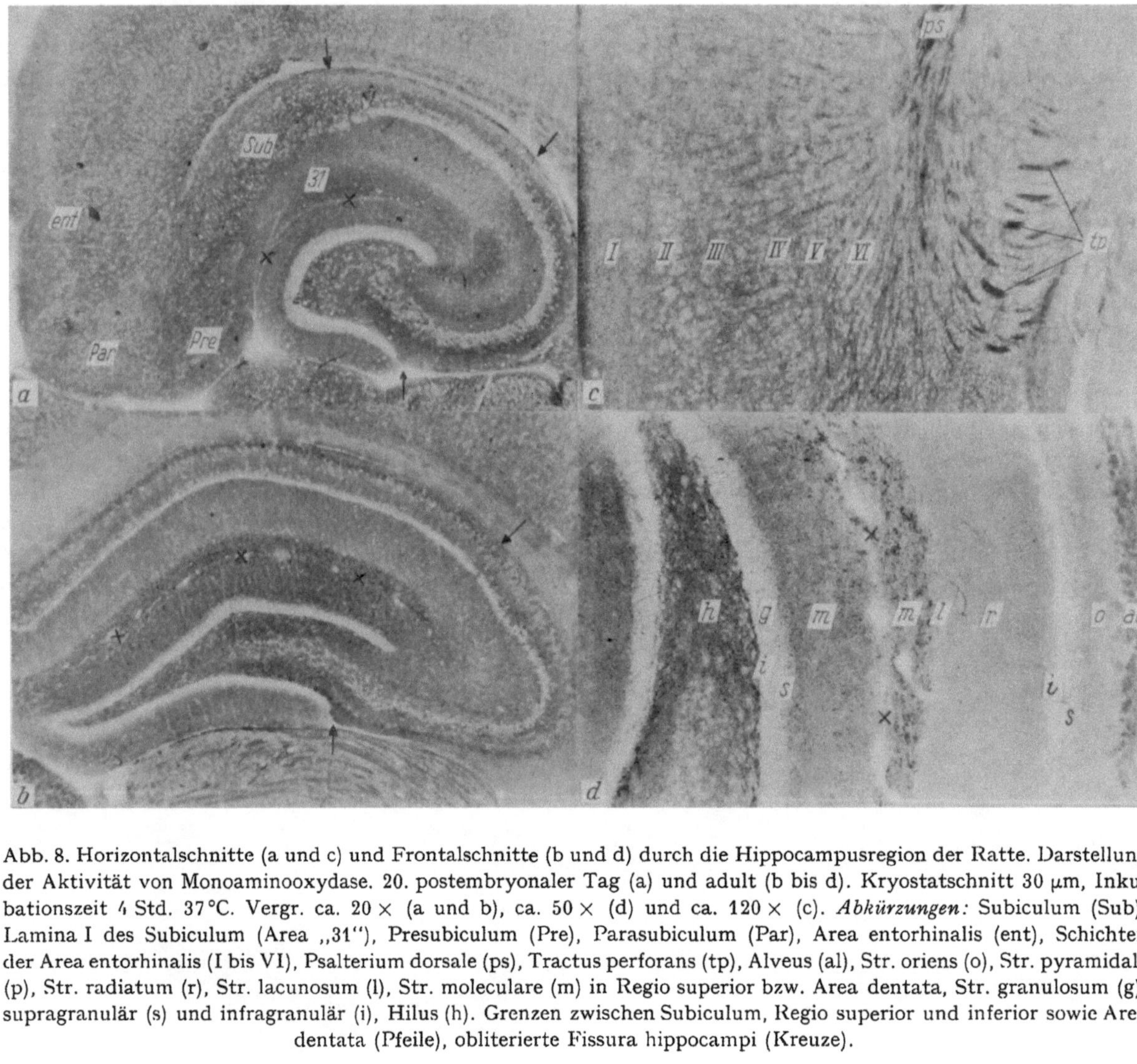

Abb. 8. Horizontalschnitte (a und c) und Frontalschnitte (b und d) durch die Hippocampusregion der Ratte. Darstellung der Aktivität von Monoaminooxydase. 20. postembryonaler Tag (a) und adult (b bis d). Kryostatschnitt 30 µm, Inkubationszeit 4 Std. 37 °C. Vergr. ca. 20 × (a und b), ca. 50 × (d) und ca. 120 × (c). *Abkürzungen:* Subiculum (Sub), Lamina I des Subiculum (Area „31"), Presubiculum (Pre), Parasubiculum (Par), Area entorhinalis (ent), Schichten der Area entorhinalis (I bis VI), Psalterium dorsale (ps), Tractus perforans (tp), Alveus (al), Str. oriens (o), Str. pyramidale (p), Str. radiatum (r), Str. lacunosum (l), Str. moleculare (m) in Regio superior bzw. Area dentata, Str. granulosum (g), supragranulär (s) und infragranulär (i), Hilus (h). Grenzen zwischen Subiculum, Regio superior und inferior sowie Area dentata (Pfeile), obliterierte Fissura hippocampi (Kreuze).

und die innere Schicht des Str. moleculare positiv. Der Ncl. habenularis weist zu diesem Zeitpunkt eine deutlich höhere MAO-Aktivität auf (Abb. 7a).

Bis zum 7. postembryonalen Tag erfolgt eine geringe Zunahme der Aktivität in den bereits zum Zeitpunkt der Geburt positiv reagierenden Schichten (Abb. 7b, Tab. 2).

Am 10. postembryonalen Tag reagieren weitere Schichten erstmals positiv. So findet sich eine schwache Aktivität in der inneren Zone des Str. oriens sowie im Str. moleculare des Feldes CA 1, im Str. oriens, radiatum, lacunosum-moleculare des Feldes CA 3 und auch in der äußeren Schicht des Str. moleculare des Gyrus dentatus (Tab. 2).

Vom 10. bis 20. postembryonalen Tag erfolgt ein sehr steiler Aktivitätsanstieg in allen Regionen des Hippocampus (Abb. 7b—d, 8a, Tab. 2). Am 15. Tag ist die Aktivität am stärksten in der Area dentata, etwas geringer in Regio inferior und am niedrigsten in der Regio superior ausgeprägt. Die Unterschiede zwischen den einzelnen Regionen treten zu diesem Zeitpunkt sehr deutlich hervor. In Regio inferior ist die Aktivität in der äußeren Zone des Str. oriens und der inneren Zone des Str. radiatum sowie im Str. lacunosum-moleculare am höchsten. Die gleiche Intensität zeigt auch das Str. moleculare der Regio superior, während das Str. radiatum hier eine schwächere Reaktion aufweist. Die an das Str. pyramidale der Regio superior angrenzenden Zonen des Neuropils sind im Vergleich zur Regio inferior weniger aktiv (Abb. 7c). Die Moosfaserschicht kommt am 15. Lebenstag zur Darstellung, jedoch mit geringerer Aktivität als im übrigen Str. radiatum. Vom 17. Tag an weisen die Moosfasern eine höhere Aktivität als das Str. radiatum auf (Abb. 7d).

Das Enzymmuster für MAO entspricht im Hippocampus am 25. postembryonalen Tag dem des adulten Tieres, dagegen steigt die Aktivität im Tractus perforans und alvearis der entorhinalen Rinde weiter bis zum 35. postembryonalen Tag an.

Diskussion

Histochemische Befunde über die Aktivitätsverteilung von Transmitter abbauenden Enzymen liefern für sich allein noch keinen Beweis dafür, daß der entsprechende Transmitter in der neuronalen Struktur physiologisch eine Funktion ausübt (Blackstad et al. 1967, Pohle und Matthies 1970). Bringt man sie jedoch in Beziehung zu biochemischen, feinstrukturellen, physiologischen und pharmakologischen Untersuchungen, gewinnen sie erheblich an Relevanz und können eine wichtige Stütze für solche Untersuchungsergebnisse darstellen.

Die Bedeutung der Monoaminooxydase (MAO) für die Einstellung der effektiven Konzentration biologisch aktiver Amine im ZNS wurde wiederholt beschrieben (Zeller 1951, Blaschko 1952, Sjoerdsma et al. 1955, Davison 1958, Axelrod 1959, Gey und Pletscher 1960, Ortmann 1961, Kopin 1964, Hassler und Bak 1966, Bak 1967, de Iraldi und Etcheverry 1967). So konnten Hassler und Bak (1966) und Bak (1967) im Ncl. caudatus und der Substantia nigra des Mäusegehirns nach selektiver Hemmung des Enzyms mit Iproniazid (Marsilid) (Zeller et al. 1952, 1955, Zeller und Barsky 1952, Glenner et al. 1957) eine Vergrößerung der granulierten Vesikel (dene coe vesicles) in den boutons um das 2–3fache beobachten.

In den vorliegenden Untersuchungen wurde auf eine selektive Hemmung verzichtet, da durch umfangreiche in vivo und in vitro Hemmversuche von Glenner et al. (1957), Weissbach et al. (1957) und Shimizu et al. (1959) die Spezifität des Nachweises als gesichert gelten darf. Die Verwendung von Cyanid (10^{-3} Mol/l) ergab in unseren Untersuchungen allerdings im Gegensatz zu Angaben von Glenner et al. (1957), Shimizu et al. (1959) und Glenner (1968) weder Veränderungen in der Reaktionsintensität noch in der Enzymlokalisation. Zur Frage der Spezifität der Glennerschen Methode sei noch bemerkt, daß der histochemische Nachweis nicht direkt die Monoaminooxydase, sondern die Stellen des Monoaminoxydierenden Systems anzeigt, wobei die Elektronenübertragung von der MAO vermutlich mittels einer Flavoproteinreaktion auf Indol-carbonyl-Basis erst sekundär erfolgt (Glenner et al. 1957, Weissbach et al. 1957 und Shimizu et al. 1959). In diesem Zusammenhang ist interessant, daß die Verwendung von PMS in unseren Untersuchungen den Reaktionsablauf erheblich beschleunigte, nicht aber zu einer Veränderung der Enzymlokalisation führte. Hier zeigen sich Parallelen zum SDH-Nachweis unter Verwendung von PMS (Farber und Bueding 1956, Hashimoto et al. 1964, Hardonk 1965 und Wenk 1966 u. a.).

Spektrophotometrische Bestimmungen der MAO-Aktivität in primären Fraktionen von Hirnhomogenaten der Ratte ergaben, daß das Enzym zu 70% in den Mitochondrien, zu 17,5% in der Kern- und zu 12,5% in der Microsomenfraktion vorkommt (Rodriguez de Lores Arniaz und de Robertis 1962). Um möglichst auch den nicht mitochondriell gebundenen Enzymanteil zu erfassen, führten wir zur Verminderung der Enzymdiffusion, die besonders bei juvenilem Gewebe erhöht zu sein scheint, die Inkubation der Gewebeschnitte in einem viscösen Polyvinylalkohol-Gelmedium durch.

In den vorliegenden Untersuchungen wurde in der Ammonshornformation der adulten Ratte in Übereinstimmung mit Befunden anderer Autoren (Shimizu et al. 1959, Ortmann 1961, Masai et al. 1965, Wenzel et al. 1969: Ratte, Meerschweinchen, Kaninchen, Maus, Hühnchen) eine insgesamt hohe MAO-Aktivität gefunden. Dagegen ist sie beim Pinseläffchen im Vergleich zu diencephalen Kerngebieten nur gering ausgeprägt (Manocha et al. 1967). Neuropilschichten des Hippocampus, die reich an myelinisierten Fasern sind, wie der Tractus perforans und alvearis im Bereich der entorhinalen Rinde, Alveus und Fimbria hippocampi, Str. moleculare in CA 1 und Str. oriens in der Nähe des Alveus (Lorente de Nó 1934, Martin 1962, Hamlyn 1963, Raisman 1965, Laatsch und Cowan 1966 und Shute und Lewis 1966), zeigen während der Chemodifferenzierung den höchsten Anstieg der Enzymaktivität. Dabei fand sich eine deutliche MAO-Reaktion in den genannten Schichten erstmals um den 10. Lebenstag. Diese stieg erheblich bis zum 17. postembryonalen Tag an und zeigte am 35. Tag das gleiche Bild wie beim adulten Tier. Aus Untersuchungen von Martin (1962) über den zeitlichen Verlauf der Markreifung im Rattengehirn geht hervor, daß das Auftreten von myelinisierten Fasern in den Systemen des Hippocampus am 9. Lebenstag beginnt und bereits um den 16. Tag abgeschlossen ist. Somit scheint der Vorgang der Markreifung sowohl in zeitlicher als auch in topischer Übereinstimmung mit der Chemodifferenzierung in den gesamten Schichten zu stehen, wobei der nach dem 17. Lebenstag erfolgende mäßige Anstieg der Enzymaktivität die morphologische Differenzierungsperiode der Myelinisierung zeitlich überdauert. Gleichfalls fand WAWRZYNIAK (1965) in detaillierten Untersuchungen der MAO während der Ontogenese des Mesencephalon vom Meerschweinchen eine gute Korrelation zwischen dem Anstieg der MAO-Aktivität und dem Auftreten von Nervenfasern sowie dem Fortschreiten der Myelinisierung. Über ähnliche Befunde berichten auch *während der Ontogenese* der Ratte ROBINSON (1967, 1968) im Gesamtgehirn, IIDA und SCHIEBLER (1968) am optischen System und EITSCHBERGER (1970) im Thalamus sowie *beim adulten Tier* SHANTHAVEERAPPA und BOURNE (1964) in Retina, N. opticus und oculomotorius vom Kaninchen und MANOCHA et al. (1967) im Gehirn des Pinseläffchens. SHANTHAVEERAPPA und BOURNE (1964) sahen die MAO-Aktivität vorwiegend in den Myelinscheiden und den myelinbildenden Gliazellen, jedoch nicht in den Axonen der myelinfreien Fasern. Das frühe Auftreten und der steile Anstieg der Enzymaktivität in einigen markhaltigen Faserschichten des Hippocampus (Alveus, Fimbria und Tractus perforans) während der Hirnentwicklung bei relativ geringer Aktivität an SDH und CYO (MEYER et al. 1971b) spricht hier für eine besondere Bedeutung der MAO als oxydatives Stoffwechselenzym bei der Markreifung und in ausgereiften myelinisierten Fasern, zumal in den genannten Schichten eine geringe oder fehlende Aminofluoreszenz beim adulten Tier zu finden ist (BLACKSTAD et al. 1967). Dieser Auffassung entsprechen gleichfalls Befunde, die der MAO allgemeine oxydative Stoffwechselleistungen besonders in visceralen und autonomen Regionen des Gehirns zuschreiben (SHIMIZU et al. 1959, MASAI et al. 1965, ROBINSON 1967 und SHANTHA et al. 1968).

Ein sprunghafter Anstieg der MAO-Aktivität in den übrigen Neuropilschichten des Hippocampus wurde gleichermaßen sowohl für MAO als auch für SDH und CYO (vgl. MEYER et al. 1971b) während der „kritischen Periode" der Hirnreifung (FLEXNER 1955, FLEISCHHAUER 1959) zwischen dem 15. und 20. postembryonalen Tag gefunden.

Das parallele Verhalten der Enzyme könnte leicht in Einklang mit Vorstellungen von MANOCHA et al. (1967) gebracht werden. Diese Autoren postulierten auf Grund der Untersuchungen von ABOOD et al. (1952) und BLASCHKO (1952) die notwendige Existenz von SDH und CYO in Mitochondrien, die MAO enthalten. Erst dadurch werde es möglich, die in der spezifischen Reaktion der Aminooxydase entstehenden toxischen Metabolite (Ammoniak und ein Aldehyd) in unmittelbarer Nähe ihrer Bildung durch bekannte mitochondrielle Reaktionen (Harnstoffsynthese und Aldehydumwandlung) zu entgiften, woraus sich die notwendige Verknüpfung mit der Atmungskette ableiten läßt (s. a. SHIMIZU et al. 1959 und RODRIGUEZ DE LORES ARNAIZ und DE ROBERTIS 1962). Nicht ganz im Einklang mit dieser Auffassung stehen Befunde, die ein unterschiedliches Verhalten von MAO und SDH in Mitochondrien verschiedener Hirnregionen der gleichen Spezies zeigen (WEINER 1960).

Die Schichten der Nervenzellperikarya (Str. pyramidale in CA 1 bis CA 4 und Str. granulosum) zeigen am adulten Gehirn in Übereinstimmung mit Angaben der Literatur keine MAO-Aktivität (SHIMIZU et al. 1959, ORTMANN 1961, 1964, ROBINSON 1967, WENZEL et al. 1969 und POHLE und MATTHIES 1970: Ratte, Kaninchen, Meerschweinchen und Maus). Auch in jedem Stadium der Entwicklung fällt die MAO-Reaktion in den Nervenzellperikarya negativ aus und weist somit zu keinem Zeitpunkt eine Verlagerung ihrer Aktivität auf. In diesem Verhalten unterscheidet sich die MAO wesentlich von anderen oxydativen Enzymen, deren Aktivität mit fortschreitender Differenzierung vom Perikaryon ins Neuropil verlagert wird (MEYER et al. 1971b).

Schon zur Geburt zeigt sich in Neuropilzonen des Str. radiatum (CA 1 bis CA 4) und Str. oriens (CA 3), die an die Pyramidenzellschicht angrenzen, eine schwache und am 10. bis 15. Lebenstag eine mäßige MAO-Reaktion. Diese ist dann auch im Feld CA 3 ausgebildet. Die Aktivität scheint hier eine enge Beziehung zur Entwicklung der Korbzellneurone vom Golgi-II-Typ zu besitzen, die reichlich synaptische Kontakte bilden (LORENTE DE NÓ 1934, BLACKSTAD und FLOOD 1963, ANDERSEN et al. 1963 und 1966). Die Aktivitätsunterschiede zum übrigen Str. radiatum und oriens verringern sich nach dem 15. Tag durch Zunahme der Aktivität in diesen Schichten. Inwieweit die Aktivität im Bereich der Korbzellplexus während der Entwicklung neben cholinergen auch monoaminergen Transmissionsmechanismen zugeordnet werden kann, muß allerdings dem spezifischen Aminnachweis vorbehalten bleiben.

Die Schicht der Moosfasern, bestehend aus nicht myelinisierten Körnerzellaxonen (BLACKSTAD und KJAERHEIM 1961, HAMLYN 1961 und 1962, BLACKSTAD 1962, 1963, RAISMAN 1965, LAATSCH und COWAN 1966, SHUTE und LEWIS 1966 und HAUG 1967) und ihren präterminalen Auftreibungen (boutons), zeigt bis zum 15. Lebenstag eine geringere und vom 17. Tag an eine stärkere MAO-Aktivität als das übrige Str. radiatum der Regio inferior. Damit ist auch in Übereinstimmung mit einer positiven Aminofluoreszenz dieser Region beim adulten Tier (BLACKSTAD et al. 1967) ein Hinweis auf eine mögliche adrenerge Transmission speziell an den axodendritischen Synapsen gegeben (vgl. MEYER et al. 1971a).

Die vorliegenden Befunde über den zeitlichen Verlauf der Differenzierung von MAO zeigen eine gewisse Übereinstimmung mit Ergebnissen von ROBINSON (1967), der den stärksten Anstieg der MAO-Aktivität im Hippocampus der Ratte vom 15. bis 30. postembryonalen Tag beobachtete. Jedoch konnte der Autor — im Gegensatz zu unseren Befunden — bis zum 10. Tag noch keine MAO-Aktivität nachweisen. Diese Unterschiede möchten wir auf die veränderten Inkubationsbedingungen zurückführen. In diesem Zusammenhang sind Befunde von NACHMAIS (1960) interessant, der die Veränderungen der MAO-Aktivität während der postnatalen Entwicklung des Rattengehirns biochemisch im Hirnhomogenat (Berechnung auf Frisch- und Trockengewichtsbasis) und topochemisch am Gefrierschnitt bestimmte. Dabei zeigte sich in den ersten 10 Lebenstagen ein mäßiger und bis zum 20. Tag ein steiler Anstieg der MAO-Aktivität. Parallel dazu erhöhte sich der Serotoninspiegel bis zum 20. postembryonalen Tag auf das 3fache der Neugeborenenwerte. Die Ergebnisse von NACHMAIS (1960) stehen somit in voller Übereinstimmung zu unseren Befunden sowohl im Hinblick auf das erste Auftreten und die Phase des steilsten Anstieges der MAO-Aktivität während der Ontogenese als auch bezüglich des Zeitpunktes der Ausdifferenzierung in der 4. und 5. Lebenswoche.

Da in diesem Rahmen eine ausführliche Diskussion über Probleme der histochemischen Darstellung von Cholinesterasen aus methodischer Sicht nicht möglich ist, sei in diesem Zusammenhang auf die Arbeiten von KOELLE und FRIEDENWALD (1949), KOELLE (1950, 1951), COUTEAUX (1951, 1958), MALMGREN und SYLVÉN (1955), GEREBTZOFF (1959), KARNOVSKY und ROOTS (1964), KARNOVSKY (1964) und LEWIS und SHUTE (1969) hingewiesen. Die von uns benutzte Methode nach KARNOVSKY und ROOTS (1964) und KARNOVSKY (1964) führte im Hippocampus der adulten Ratte zu Ergebnissen, die gut mit den durch andere Methoden gewonnenen Befunden korrelieren (GEREBTZOFF 1960, SHUTE und LEWIS 1961, MATHISEN und BLACKSTAD 1964).

Die Spezifitätskontrollen erfolgten in unseren Untersuchungen unter Verwendung von Acetylthiocholinjodid als Substrat durch simultane Inhibition der Pseudocholinesterase mit DFP (10^{-6} Mol/l) oder iso-OMPA (10^{-5} Mol/l) (COUTEAUX 1951, KOELLE 1954, HIMWICH und APRISON 1955, HOLMSTEDT 1957a und b, PEPLER und PEARSE 1957, ORTMANN 1961, SÖDERHOLM 1965, DIEGENBACH 1965, WAWRZYNIAK 1965 und ZENKER 1969). Unter diesen Bedingungen blieb in jedem Falle die unspezifische Reaktion in den Gefäßen aus, ohne daß sich die Aktivität in neuronalen Strukturen abschwächte oder veränderte, so daß angenommen werden darf, daß die Farbstoffpräzipitation in Übereinstimmung mit Angaben der Literatur (KOELLE 1954, HOLMSTEDT 1957a und b, SÖDERHOLM 1965 und WAWRZYNIAK 1965) die Orte der spezifischen AChE anzeigt. Eine verstärkte DFP-Inhibition auch der spezifischen AChE in juvenilen Stadien, wie sie auf Grund von in vivo Experimenten und nachfolgenden biochemischen Messungen der AChE von HIMMWICH und APRISON (1955) im Kaninchengehirn und in histochemischen Untersuchungen während der Hirnentwicklung der Katze (KRNJEVIĆ und SILVER 1966) gefunden wurde, konnten wir bei den von uns verwendeten Hemmerkonzentrationen nicht feststellen. Bei Hemmung der spezifischen AChE mit Neoeserin (10^{-5} Mol/l) (GOMORI 1952, Eserin) oder nach Inkubation mit Butyrylthiocholinjodid zeigte sich in der Hippocampusformation eine hohe Aktivität nur in den Gefäßwänden von Kapillaren, jedoch keine Darstellung neuronaler Strukturen (Abb. 1c und d).

In Übereinstimmung mit den vorliegenden Befunden fanden KOELLE (1954) und JOÓ und CSILLIK (1966) bei Untersuchungen am ZNS der adulten Ratte die BuChE gleichfalls überwiegend in Hirnkapillaren, die bedeutsam im Zusammenhang mit der „Blut-Hirn-Schranke" sind. Ultrahistochemische Untersuchungen zeigten, daß das Enzym im Cytoplasma der Kapillarendothelien lokalisiert ist und möglicherweise mit Pinocytosebläschen verbunden ist (Joó und Csillik 1966, Joó und Varkonyi 1969). Die selektive Hemmung der BuChE führte zu einem Permeabilitätsanstieg der „Blut-Hirn-Schranke" besonders für Makromoleküle, so daß der BuChE eine wesentliche Bedeutung bei Transportfunktionen im Gehirn der Ratte zugeordnet werden kann (Joó und Varkonyi 1969). Das frühzeitige Auftreten der Aktivität in den Wänden der Hirnkapillaren deutet unter Zugrundelegung der Auffassung von Joó et al. auf eine frühe Funktionsbereitschaft der Blut-Hirn-Schranke hin.

In der Ammonshornformation der adulten Ratte zeigt das Aktivitätsmuster für AChE mit wenigen Ausnahmen Übereinstimmung mit der durch andere Methoden dargestellten Lokalisation des Enzyms (Gerebtzoff 1960, Shute und Lewis 1961, Mathisen und Blackstad 1964 und Storm-Mathisen 1970). Die von uns gefundene geringere AChE-Aktivität im Hilus erklärt sich offensichtlich durch die dünnere Schnittdicke (30 µm). Während der dicke Schnitt (50—100 µm) in der Hinsicht bessere Resultate liefert, daß an Orten mit sehr niedriger Enzymaktivität noch ausreichend erfaßbares Reaktionsprodukt präzipitiert und so eine bessere Korrelation zu quantitativen Messungen gegeben ist (Storm-Mathisen 1970), werden dagegen im dünnen Schnitt Unterschiede zwischen hoher und mittlerer Aktivität besser dargestellt (Abb. 2a und b; vgl. subgranuläre Schicht und Hilus der Area dentata).

Die vorliegenden Befunde über das Aktivitätsverhalten der AChE während der postembryonalen Hirnentwicklung stehen hinsichtlich des zeitlichen Ablaufs der Differenzierung in erheblichem Widerspruch zu Ergebnissen von Ishii (1957), der bei Untersuchungen am Gesamtgehirn der Ratte das initiale Auftreten von AChE-Aktivität erst zwischen dem 10. und 21. Lebenstag beobachtete. Die volle Aktivität in den Schichten des Hippocampus trat erst im 3. Monat oder später auf.

Dagegen zeigen unsere Untersuchungen vom 3. postembryonalen Tag an im Hippocampus eine deutliche Aktivität, die in der Lokalisation den beim adulten Tier am stärksten reagierenden Schichten (Gerebtzoff 1960, Shute und Lewis 1961, Mathisen und Blackstad 1964 und Storm-Mathisen 1970) entspricht. Die Enzymaktivität zeigt bis zum 10. Lebenstag, wo weitere Neuropilschichten positiv reagieren, einen mäßigen und bis zum 20. Tag einen steilen Anstieg. Unter Berücksichtigung der Moosfaserschicht ist das Enzymmuster am 35. Tag ausdifferenziert.

Unsere Befunde korrelieren damit sehr gut mit biochemischen Messungen der AChE-Aktivität während der Entwicklung im Gesamtgehirn (Metzler und Humm 1951 und Elkes und Todrick 1955) und „Rhinencephalon" (Elkes und Todrick 1955) der Albinoratte. Die Autoren fanden vom 2. bzw. 8. bis zum 22. Lebenstag übereinstimmend einen starken Anstieg der Enzymaktivität. Ein danach erfolgender Abfall wird als relativ durch Zunahme esteraseschwacher Strukturen im Gesamtgehirn erklärt (Metzler und Humm 1951). Auch die Entwicklung der Hirn-AChE anderer Species, dargestellt mittels biochemischer und histochemischer Methoden (Flexner 1955, Wawrzyniak 1965: Meerschweinchen; Himwich und Aprison 1955, Wender und Kozik 1970: Kaninchen; Gerebtzoff 1955, Wender und Kozik 1968: Maus) zeigt in Übereinstimmung mit den Befunden bei der Ratte das initiale Auftreten von AChE-Aktivität bereits vor der „kritischen Periode" der Hirnentwicklung (Flexner 1955, McIlwain 1955). Der steilste Aktivitätsanstieg der AChE und wie bereits dargestellt auch der von MAO erfolgt jedoch zusammen mit der charakteristischen Aktivitätserhöhung oxydativer Enzyme (Flexner 1955, Lit. bei McIlwain 1955, Meyer et al. 1971b) zwischen dem 15. und 20. Lebenstag unter Betonung des Feldes CA 3. Obwohl dabei die Enzymmuster von AChE und bestimmten Oxydoreduktasen (vgl. Meyer et al. 1971b) nicht in allen Schichten des Hippocampus einander entsprechen, wie das Shantha et al. (1968) im Cortex von Ratte und Pinseläffchen sahen, kann angenommen werden, daß der parallele Anstieg von AChE, MAO und Oxydoreduktasen in kausalem Zusammenhang mit der funktionellen Reifung des ZNS steht, zumal Himwich und Aprison schon 1955 auf das Zusammentreffen von hoher Cholinesteraseaktivität und hoher glycolytischer sowie oxydativer Stoffwechselaktivität aufmerksam machten.

Während der gesamten Differenzierungsperiode entstehen die Enzymmuster (AChE und MAO) des adulten Tieres allein durch Anstieg von Enzymaktivität, nicht jedoch durch Enzymverlagerungen.

Über ähnliche Befunde berichtet Gerebtzoff (1955) bei der Entwicklung des Cholinesterasemusters im Gehirn und Rückenmark (Lit. bei Gerebtzoff 1955) der Maus, während Wender und Kozik (1968) eine vorübergehende positive Reaktion im Cytoplasma zahlreicher Nervenzellen des Feldes CA 3 vom 5. bis 10. Lebenstag fanden.

Vergleicht man das Aktivitätsverhalten von MAO und AChE während der Entwicklung und beim adulten Tier in der Hippocampusformation, so deutet sich innerhalb eines Systems (z. B. *hippocampale Efferenzen, commissurale und ipsilaterale Afferenzen, intrahippocampale Assoziationssysteme*) sowohl im Faserverlauf als auch im Bereich der Nervenendigungen das Überwiegen des einen bzw. anderen Transmitterenzyms an. Die Abgrenzung einzelner Systeme ist dabei jedoch in bestimmten Schichten durch Überlagerungen auch faserarchitektonisch erschwert (vgl. auch LORENTE DE NÓ 1934).

Auffallend ist das gegensätzliche Verhalten von AChE- und MAO-Aktivität im Alveus und der Fimbria hippocampi. Hier verlaufen sowohl Efferenzen vom Subiculum und den Feldern CA 1 (hinterer Teil) bis CA 4 zu verschiedenen Regionen des Diencephalon als auch commissurale Afferenzen zum Gyrus dentatus und den Feldern CA 1 bis CA 4 und septale Afferenzen zu den Feldern CA 2 bis CA 4 (RAISMAN et al. 1965, 1966, RAISMAN 1966).

Für afferente Fasersysteme der Fimbria mit septohippocampaler Projektion konnten SHUTE und LEWIS (1961 und 1967) und LEWIS und SHUTE (1967) die Existenz von AChE im Faserverlauf, der verbunden sein soll mit dem aufsteigenden cholinergen Reticularsystem, nachweisen. Dagegen scheint sich die hohe MAO-Aktivität in Fimbria und Alveus auf hippocampusfugale Fasern besonders zum Corpus mamillare bzw. auf commissurale Fasern zu beziehen, von denen bekannt ist, daß sie eine fehlende AChE-Reaktion aufweisen (SHUTE und LEWIS 1961, ORTMANN 1964, MATHISEN und BLACKSTAD 1964). Gleichfalls fand WAWRZYNIAK (1965) auf Grund von Untersuchungen der AChE und MAO während der Ontogenese im Mesencephalon des Kaninchens eine umgekehrte strukturell-enzymatische Relation für AChE und MAO, nicht nur für die meisten mesencephalen somatomotorischen Kerngebiete, sondern auch für verschiedene afferente und efferente Bahnen (s. auch MANOCHA et al. 1967).

Das System der *commissuralen Afferenzen* zeigt wie bei der adulten Ratte (vgl. auch MATHISEN und BLACKSTAD 1964) auch während der Entwicklung wenig AChE-Aktivität. Das gilt sowohl

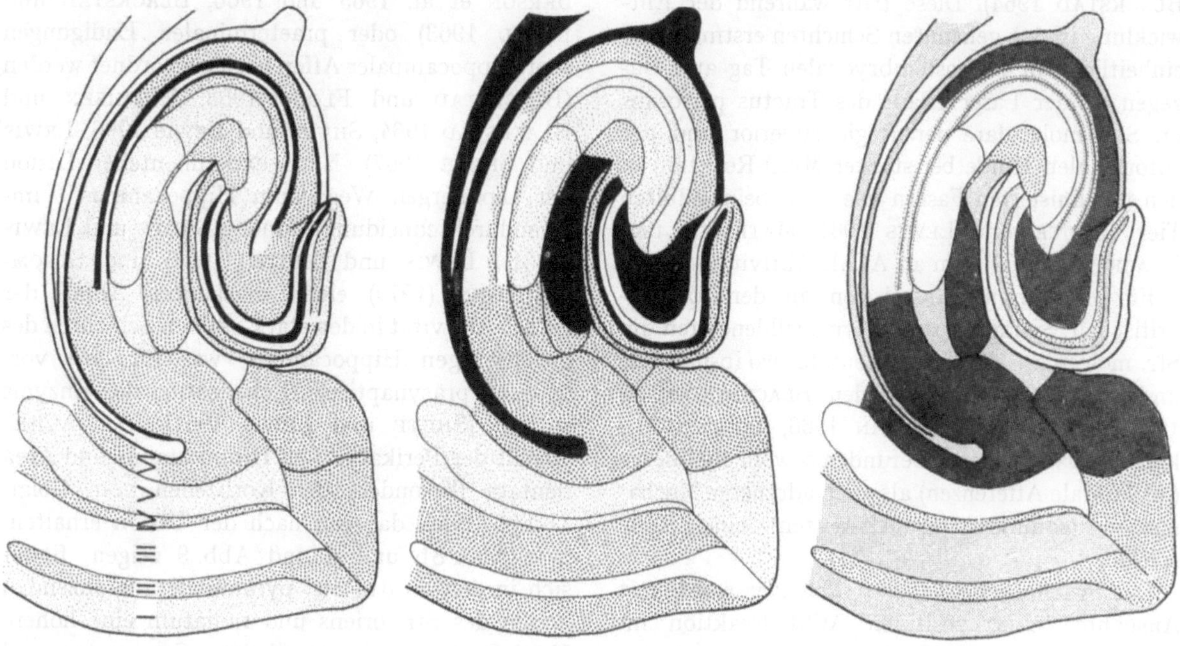

Abb. 9. Schematische Darstellung der Aktivitätsverteilung von AChE (*links*) und MAO (*mitte*) in der Hippocampusformation der adulten Ratte und Darstellung des Vergleichs zwischen beiden Transmitterenzymen (*rechts*). Die 4 Abstufungen der Enzymaktivität (*schwarz, grober Raster, feiner Raster und weiß*) geben die Aktivitätsunterschiede für AChE (*links*) und MAO (*mitte*) in stark vereinfachter Form wieder. Im rechten Schema demonstrieren der *dunkle Raster* eine hohe Aktivität für AChE und MAO, der *grobe Raster* eine höhere AChE-Aktivität, der *feine Raster* eine höhere MAO-Aktivität und die *weißen Stellen* eine niedrige Aktivität für AChE und MAO. Schichten der Area entorhinalis (I bis VI). Nähere Erläuterungen im Text.

für den Faserverlauf (Commissura hippocampi: SHUTE und LEWIS 1961, Fimbria und Alveus: Abb. 2a und b, 6a und c), als auch teilweise für die terminalen Endigungsgebiete (LORENTE DE NÓ 1934, BLACKSTAD 1956 und RAISMAN et al. 1965) (Str. moleculare der Regio superior, Str. radiatum und innere Zone im Str. moleculare der Area dentata, Abb. 9).

Das entgegengesetzte Verhalten der MAO in diesem System, das besonders deutlich während der Entwicklung hervortritt, weist auf eine vorwiegend monoaminerge Transmission zumindest für einen Teil der terminalen Endigungsgebiete hin. Dafür spricht auch die bei der adulten Ratte gefundene mäßige Aminofluoreszenz im Str. moleculare der Fascia dentata, die sich zur Körnerzellschicht hin verstärkt (BLACKSTAD et al. 1967).

Im Gegensatz dazu zeigt die Mehrzahl der Endigungsgebiete *ipsilateraler Afferenzen* (BLACKSTAD 1958, RAISMAN et al. 1965, LAATSCH und COWAN 1966) der adulten Ratte (Str. lacunosum der Regio superior, Str. lacunosum-moleculare der Regio inferior, mittlere und teilweise äußere Zone im Str. moleculare der Fascia dentata, Abb. 9) bei geringer oder fehlender MAO-Reaktion eine ausgeprägte AChE-Aktivität (vgl. MATHISEN und BLACKSTAD 1964). Diese tritt während der Entwicklung in den genannten Schichten erstmals und einheitlich am 10. postembryonalen Tag auf. Dagegen ist der Faserverlauf des Tractus perforans im Str. moleculare der Regio superior und der entorhinalen Rinde bei starker MAO-Reaktion in den myelinisierten Fasern wie auch beim adulten Tier (SHUTE und LEWIS 1961, MATHISEN und BLACKSTAD 1964) arm an AChE-Aktivität.

Für die Impulstransmission an den axodendritischen Synapsen der Körnerzelldendriten im Str. moleculare der Fascia dentata, wo ipsilaterale und commissurale Fasern enden (BLACKSTAD 1956, 1958, LAATSCH und COWAN 1966, LÖMO 1971), könnten nach unseren Befunden sowohl cholinerge (ipsilaterale Afferenzen) als auch adrenerge Mechanismen (commissurale Afferenzen) eine Rolle spielen.

Das System der *Schaffer-Kollateralen* wurde mit Ausnahme einer positiven AChE-Reaktion im Str. lacunosum der Regio superior, wo Axon-Kollateralen der CA 4-Pyramidenzellen enden, als AChE-armes System charakterisiert (MATHISEN und BLACKSTAD 1964). Wie neuroanatomische (LORENTE DE NÓ 1934, vgl. auch HASSLER 1964) und elektronenmikroskopische Untersuchungen (HAMLYN 1963) zeigen, enden im Str. lacunosum des Feldes CA 1 neben den CA 4-Kollateralen auch ipsilaterale Afferenzen mittels axodendritischer Synapsen an den apicalen Dendriten der Pyramidenzellen. Auf Grund der aufgezeigten einheitlichen Entwicklung von AChE im Bereich der Endigungsgebiete ipsilateraler Afferenzen (Aktivitätsbeginn am 10. Lebenstag) möchten wir die betonte AChE-Aktivität im Str. lacunosum nicht nur terminalen Endigungen der CA 4-Kollateralen, sondern auch denen des Tractus perforans zuordnen. Für diese Auffassung spricht auch der durch quantitative Untersuchungen gefundene Reichtum an Spines im Str. lacunosum von CA 1, der im Str. moleculare zur Hippocampusfissur hin sehr stark abnimmt (WENZEL et al. 1971). Eine Klärung dieses Problems muß jedoch zukünftigen neurophysiologisch-pharmakologischen Untersuchungen vorbehalten bleiben.

An Orten höchster AChE-Aktivität (Abb. 2a und b, Abb. 9) befindet sich nach elektronenmikroskopischen Untersuchungen von SHUTE und LEWIS (1966) ein gewisser Anteil der AChE im endoplasmatischen Reticulum sowie der Kernmembran der Korbzellen vom Golgi-II-Typ. Der größere Anteil kann entweder den stark inhibitorisch wirkenden axosomatischen Synapsen (ANDERSON et al. 1963 und 1966, BLACKSTAD und FLOOD 1963) oder praeterminalen Endigungen septohippocampaler Afferenzen zugeordnet werden (BLACKSTAD und FLOOD 1963, MATHISEN und BLACKSTAD 1964, SHUTE und LEWIS 1966, LEWIS und SHUTE 1967). Nach experimenteller Läsion der cholinergen Wege zum Hippocampus (Fimbriendurchschneidung), fanden SHUTE und LEWIS (1961), LEWIS und SHUTE (1967) und STROM-MATHISEN (1970) einen markanten Abfall der AChE-Aktivität in den stark aktiven Schichten des gleichseitigen Hippocampus, was für eine vorwiegend präsynaptische Lokalisation des Enzyms spricht (SHUTE und LEWIS 1961). Der AChE-Gehalt der Perikarya von Hippocampus und Area dentata (besonders der Korbzellen vom Golgi-II-Typ) blieb dagegen nach der Läsion erhalten. Wie Abb. 8b und d und Abb. 9 zeigen, findet sich in den an das Str. pyramidale angrenzenden Zonen des Str. oriens und radiatum eine höhere MAO-Reaktion als im übrigen Str. oriens und radiatum. Dagegen fällt die Reaktion infra und suprapyramidal MAO-negativ aus. Dieses Verhalten, das auch für die Körnerzellschicht des Gyrus dentatus gilt, weist auf unterschiedliche Transmissionsmechanismen an den inhibitorisch wirkenden axosomatischen Synapsen der Pyramiden- bzw. Körnerzellen (ANDERSEN et al. 1963, 1966) und den excitatorisch wirkenden axodendritischen Synapsen der Korbzelldendriten (ANDERSEN et al. 1966) und der Pyramiden- bzw. Körnerzelldendriten hin.

Das Str. radiatum der Regio superior, in dem vorwiegend commissurale Fasern enden (LORENTE DE NO 1934, BLACKSTAD 1956) und zahlreiche axodendritische Synapsen von GRAYS Typ 1 (GRAY 1959) mit den apicalen Dendriten dieser Region bilden (WESTRUM und BLACKSTAD 1962, HAMLYN 1963), zeigt während der Entwicklung wie auch beim adulten Tier für beide Transmitterenzyme nur eine geringe Aktivität (Abb. 2a und b, Abb. 9). Somit kann die von MATHISEN und BLACKSTAD (1964) ausgesprochene Vermutung, in diesem Integrationsfeld spielten andere und bis heute noch unbekannte Transmitter eine Rolle, durch unsere Untersuchungen unterstützt werden.

Der Hilus und die Lamina I des Subiculums (Area „31") sind reich an Aktivität beider Transmitterenzyme (Abb. 9). Diese Felder sind bei der adulten Ratte auch die Felder höchster Aminofluoreszenz (BLACKSTAD et al. 1967). Dieser Befund und das frühe Auftreten von AChE und MAO-Aktivität während der Chemodifferenzierung in diesen Regionen sprechen dafür, daß sowohl eine cholinerge als auch eine adrenerge Transmission, die möglicherweise an differenten neuronalen Strukturen lokalisiert ist, angenommen werden muß.

Während der Chemodifferenzierung zeigt die Hippocampusformation im Vergleich zu phylogenetisch älteren diencephalen Kerngebieten einen zeitlich später erfolgenden Anstieg der MAO- und AChE-Aktivität. Dieses Verhalten deutet auf den von anderen Autoren mehrfach beschriebenen caudo-rostralen Gradienten der Hirnreifung auch für die untersuchten Enzyme hin (ROBINSON 1967, 1968 Lit.!, EITSCHBERGER 1970).

Die Frage nach dem Funktionsbeginn des „limbischen Systems", dessen zentrale Struktur die Ammonshornformation darstellt (McLEAN 1954), ist allein auf Grund der vorliegenden Untersuchungen nicht zu beantworten. Beim Meerschweinchen konnten JASPER et al. (1937) und FLEXNER (1941) erstmals Potentiale corticalen Ursprungs am 46. Tag der Gestation, d. h. am Ende der kritischen Periode von cytologischer und chemischer Differenzierung ableiten. Für die Albinoratte fand CRAIN (1952) eindeutige corticale Potentiale vom 10. postembryonalen Tage an. Berücksichtigt man parallel zu diesen Befunden, daß die Fasersysteme des Hippocampus in der 3. Lebenswoche bereits myelinisiert sind (MARTIN 1962), die Muskelaktivität und die sensorischen Afferenzen ansteigen (Öffnen der Augen, Futtersuche, eigener Wärmehaushalt, Kontaktaufnahme mit der Umwelt) (STONE 1942, GEREBTZOFF 1955) und die chemische Differenzierung von MAO und AChE sowie der Oxydoreduktasen (MEYER et al. 1971b) einen gewissen Grad erreicht hat, ist ein Funktionsbeginn des Systems in der 3. Lebenswoche wahrscheinlich. Zu ähnlichen Vermutungen kommen KUCKUK (1967) für das Kleinhirn, IIDA und SCHIEBLER (1968) für die Sehbahn und EITSCHBERGER (1970) für den Thalamus der Ratte. Eine volle Funktionsbereitschaft des limbischen Systems scheint dagegen erst nach Abschluß der 5. Lebenswoche mit der Ausdifferenzierung der Enzymverteilungsmuster erreicht zu werden.

Fräulein I. HERBRANDT und Frau H. DANIEL danken wir für die zuverlässige technische Hilfe. Gleichfalls möchten wir dem Dipl.-wissenschaftlichen Grafiker Herrn Horst LINK für die Anfertigung des Schemas besonders danken.

Zusammenfassung

In der Ammonshornformation und Area entorhinalis wurde die Aktivität von Acetylcholinesterase (AChE), Pseudocholinesterase (BuChE) und Monoaminooxydase (MAO) während der postnatalen Hirnentwicklung der Ratte histochemisch dargestellt. Dabei verhalten sich AChE- und MAO-Aktivität in den morphologisch definierten Feldern der Hippocampusformation regional auffällig unterschiedlich.

Die MAO weist bereits zur Geburt eine schwache Aktivität auf, während die spezifische AChE vom 3. Lebenstag an positiv reagiert. Das erste Auftreten von Enzymaktivität wird für beide Enzyme in Neuropilschichten erfaßt, die auch beim adulten Tier stark aktiv sind.

Der steilste Anstieg der AChE- und MAO-Aktivität erfolgt zwischen dem 10. und 20. postembryonalen Tag. Am 35. Lebenstag entsprechen die Enzymverteilungsmuster für AChE und MAO denen adulter Ratten.

Für die MAO erfolgt in Schichten, die reichlich myelinisierte Fasern enthalten (Fimbria hippocampi, Alveus, Str. moleculare im Feld CA 1 und Tractus perforans und alvearis), während der Ontogenese der steilste Aktivitätsanstieg, so daß sich Parallelen zum Prozeß der Myelinisierung zeigen. Dabei überdauert die chemische Differenzierung des Enzyms die morphologische Ausbildung von Myelinscheiden.

Die vorliegenden Befunde deuten auf einen Funktionsbeginn des limbischen Systems während der 3. Lebenswoche hin, die volle Funktion scheint am 35. Lebenstag erreicht zu sein.

Die Pseudocholinesterase ist in den untersuchten Hirnregionen auch während der Entwicklung ausschließlich in den Kapillarwänden lokalisiert. Das frühe Auftreten der Aktivität zum Zeitpunkt der Geburt weist möglicherweise auf eine frühe Funktionsbereitschaft der „Blut-Hirn-Schranke" hin.

Ein Vergleich zwischen MAO und AChE während der Entwicklung und beim adulten Tier läßt in den Endigungsgebieten ipsilateraler Afferenzen das Überwiegen von AChE-Aktivität erkennen, während Endigungsgebiete commissuraler Afferenzen besonders in der Fascia dentata betont MAO-positiv reagieren.

Summary

By means of histochemical methods the activity of acetylcholine esterase (AChE), pseudocholine esterase (BuChE) and monoamino oxidase (MAO) was investigated in the brain of albino rats during the postnatal development. In the areas investigated – hippocampal formation and area entorhinalis – the behavior of the enzyme activities of AChE and MAO was strikingly different in relation to the morphological features of this regions.

Already at birth the activity of MAO is weak while the activity of specific AChE was first detectable on the 3rd day of life. For both enzyms the activity is localized in those neuropil layers which also showed great activity in the adult brain.

The largest increase in AChE and MAO activity takes place between the 10th and 20th day of life. On the 35th day of life AChE and MAO showed distribution patterns like those of the adult animal.

During ontogenesis the strongest increase of MAO-activity is seen in such layers which are also rich in myelinated fibers (fimbria hippocampi, alveus, stratum moleculare in field CA 1, tractus perforans and alvearis). Therefore there are parallels with processes of myelinisation. However, the chemical differentiation is completed later than the morphological appearance of myelin.

Our results suggest that the function of the limbic system begins during the 3rd week of age, however, the full function seems to be reached on the 35th day of life.

In the regions investigated the pseudocholine esterase is localized only in the capillary wall even during postnatal development. As the activity already occurs at the time of birth the "blood-brain-barrier" seems to be functionally active in this phase of development.

During postnatal development as well as in the brain of the adult animal there is more activity of AChE detectable in regions in which ipsilateral afferents end, however, more MAO activity is detectable in regions in which commissural afferents end, particularly in the fascia dentata.

Literatur

Abood, L. G., R. W. Gerard, J. Banks and R. D. Tschirigi: Substrate and enzyme distribution in cells and cell fractions of the nervous system. Amer. J. Physiol. **168**, 728–738 (1952).

Andersen, P., J. C. Eccles and Y. Løyning: Recurrent inhibition in the hippocampus with identification of the inhibitory cell and its synapses. Nature (London), **198**, 540–542 (1963).

Andersen, P., T. W. Blackstad and T. Lömo: Location and identification of excitatory synapses on hippocampal pyramidal cells. Exp. Brain Res. **1**, 236–248 (1966).

Aprison, M. H., and C. B. Ferster: Neurochemical correlates of behavior. II. Correlation of brain monoamine oxidase activity with behavioural changes after iproniazid and 5-hydroxytryptophan administration. J. Neurochem. **6**, 350–357 (1961).

Arioka, I., and H. Tanimukai: Histochemical studies on monoamine oxidase in the mid-brain of the mouse. J. Neurochem. **1**, 311–315 (1957).

Arnold, F., K. D. Kunze, H. Grossmann und H. Simon: Zur Problematik des histotopochemischen Nachweises der Fructose-1,6-diphosphat-Aldolase am Beispiel der Rattenniere. Histochemie **9**, 84–92 (1967).

Axelrod, J.: Metabolism of epinephrine and other sympathomimetic amines. Physiol. Rev. **39**, 751–776 (1959).

Bak, I. J.: The ultrastructure of the substantia nigra and caudate nucleus of the mouse and the cellular localization of catecholamines. Exp. Brain. Res. **3**, 40–57 (1967).

Blackstad, T. W.: Commissural connections of the hippocampal region in the rat: with special reference to their mode of termination. J. comp. Neurol. **105**, 417–537 (1956).

Blackstad, T. W.: On the termination of some afferents to the hippocampus and fascia dentata. Acta anat. **35**, 202–214 (1958).

Blackstad, T. W., and A. Kjaerheim: Special axo-dendritic synapses in the hippocampal cortex: Electron and light microscopic studies on the layer of mossy fibers. J. Comp. Neurol. **117**, 133–159 (1961).

Blackstad, T. W.: Further studies on the mossy fiber system in the hippocampal region of the cerebral cortex. 5. int. Congress Electronmicroscopy, Philadelphia **2**, N–10, ed. by S. S. Breese, Academic Press, New York 1962.

Blackstad, T. W.: Ultrastructural studies of the hippocampal region. Progr. Brain Res. **3**, 122–148 (1963).

Blackstad, T. W., and P. R. Flood: Ultrastructure of hippocampal axo-somatic synapses. Nature (London) **198**, 542–543 (1963).

Blackstad, T. W., K. Fuxe and T. Hökfelt: Noradrenaline nerve terminals in the hippocampal region of the rat and the guinea pig. Z. Zellforsch. **78**, 463–473 (1967).

Blaschko, H.: Amine oxidase and amine metabolism. Pharmacol. Res. **4**, 415–458 (1952).

Cajal, S. R. y.: Über die feinere Struktur des Ammonshornes. Z. wiss. Zool. **56**, 619–663 (1893).

Couteaux, R.: Remarques sur les méthodes actuelles de détection histochimique des activités cholinésterasiques. Arch. int. Physiol. **59**, 526–537 (1951).

Couteaux, R.: Morphological and cytochemical observations on the post-synaptic membrane at motor endplates and ganglionic synapses. Exp. Cell. Res. Suppl. **5**, 294–322 (1958).

Crain, S. M.: Development of electrical activity in the cerebral cortex of the albino rat. Proc. Soc. Exptl. Biol. Med. **81**, 49–51 (1952).

DAHLSTRÖM, A., K. FUXE, L. OLSON and U. UNGERSTET: On the distribution and possible function of monoamine nerve terminals in the olfactory bulb of the rabbit. Life Sci. 4, 2071–2074 (1965).

DAVISON, A. N.: Physiological role of monoamine oxidase. Physiol. Rev. 38, 729–747 (1958).

DIEGENBACH, P. C.: Use of inhibitors in cholinesterase histochemistry. Nature (London) 207, 308 (1965).

EITSCHBERGER, E.: Entwicklung und Chemodifferenzierung des Thalamus der Ratte. Erg. Anat. Entw. 42, 1–75 (1970).

ELKES, J., and A. TODRICK: On the developing of the cholinesterases in the rat brain. In: WAELSCH, H.: Biochemistry of the developing nervous system. Academic Press, New York, 309–314 (1955).

ERÄNKÖ, O., L. RECHARDT and L. HÄNNINEN: Electron microscopic demonstration of cholinesterases in nervous tissue. Histochemie 8, 369–376 (1967).

FALCK, B.: Observations on the possibilities of the cellular localization of monoamines by a fluorescence method. Acta physiol. scand. 56, Suppl. 197, 1–26 (1962).

FARBER, E., and E. BUEDING: Histochemical localization of spezific oxidative enzymes. V. The dissoziation of succinic dehydrogenase from carriers by lipase and the spezific histochemical localization of the dehydrogenase with phenazine methosulfate and tetrazolium salts. J. Histochem. Cytochem. 4, 357–362 (1956).

FLEISCHHAUER, K.: Zur Chemoarchitektonik der Ammonsformation. Nervenarzt 30, 305–309 (1959).

FLEXNER, J. B., L. B. FLEXNER and W. L. STRAUS JR.: J. Cellular Comp. Physiol. 18, 355 (1941) zit. nach FLEXNER 1955.

FLEXNER, L. B.: Enzymatic and functional patterns of the developing mammalian brain. In: WAELSCH, H.: Biochemistry of the developing nervous system. Acad. Press. New York 1955, 281–300.

FRIEDE, R. L.: The histochemical architecture of the ammon's horn as related to its selective vulnerability. Acta neuropath. 6, 1–13 (1966).

GEREBTZOFF, M. A.: Development of cholinesterase activity in the nervous system. In: WAELSCH, H.: Biochemistry of the developing nervous system. Acad. Press, New York, 1955, 315–326.

GEREBTZOFF, M. A.: Cholinesterases. A histochemical contribution to the solution of some functional problems. Pergamon Press, London, New York, Paris, Los Angeles, 1959.

GEREBTZOFF, M. A.: Apport de l'histochimie à la connaissance de l'écorce cérébrale. In: TOWER and SCHADÉ: Struct. and funct. of the cerebral cortex. Proc. sec. intern. meeting Neurobiologists. Elsevier Publ. Comp. Amsterdam–London–New York–Princeton 334 bis 339 (1960).

GEY, K. F., and A. PLETSCHER: Activity of monoamine oxidase in relation to the 5-hydroxytryptamine and norepinephrine content of the rat brain. J. Neurochem. 6, 239–243 (1960).

GLENNER, G. G., H. J. BURTNER and G. W. BROWN: The histochemical demonstration of monoamine oxydase activity by tetrazolium salts. J. Histochem. Cytochem. 5, 591–600 (1957).

GLENNER, G. G.: Evaluation of the spezifity of enzyme histochemical reactions. 19th Annual Meeting Histochemical Society, New Orleans (1968).

GENESER-JENSEN, A. FINN and T. W. BLACKSTAD: Distribution of acetylcholinesterase in the hippocampal region of the guinea pig. Z. Zellforsch. 114, 460–481 (1971).

GOMORI, G.: The histochemistry of esterases. Int. Rev. Cytol. 1, 323–335 (1952).

GRAY, E. G.: Axo-somatic and axo-dendritic synapses of the cerebral cortex; an electron microscope study. J. Anat. (London) 93, 420–433 (1959).

HAJÓS, F., and R. KISS: Electron microscopic demonstration of acetylcholinesterase in rat brain. Acta biol. Acad. Sci. Hung. 17, 299 (1966).

HAJÓS, F., E. K. PRIYMAK and S. KERPEL-FRONIUS: The electron microscopic demonstration of acetylcholinesterase activity in some cholinergic and non cholinergic synapses of the rat brain. Acta histochem. 35, 114–122 (1970).

HAMLYN, L. H.: Electron microscopy of mossy fibre endings in ammon's horn. Nature (London) 190, 645–646 (1961).

HAMLYN, L. H.: The fine structure of the mossy fibre endings in the hippocampus of the rabbit. J. Anat. (London) 96, 112–120 (1962).

HAMLYN, L. H.: An electron microscope study of pyramidal neurons in the ammon's horn of the rabbit. J. Anat. (London) 97, 189–201 (1963).

HARDONK, M. J.: The use of phenazine methosulphate as an electron carrier in the histochemical demonstration of dehydrogenases. Histochemie 4, 563–568 (1965).

HASHIMOTO, T., J. S. KALUZA and M. S. BURSTONE: The effect of menadione and phenazine methosulfate on the tetrazolium reduction system under histochemical conditions. J. Histochem. Cytochem. 12, 797–804 (1964).

HASSLER, R.: Zur funktionellen Anatomie des limbischen Systems. Nervenarzt 9, 386–396 (1964).

HASSLER, R., und I. J. BAK: Submikroskopische Catecholaminspeicher als Angriffspunkte der Psychopharmaka Reserpin und Mono-Amino-Oxydase-Hemmer. Nervenarzt 37, 493–498 (1966).

HASSLER, R., I. J. BAK und J. S. KIM: Unterschiedliche Entleerung der Speicherorte für Noradrenalin, Dopamin und Serotonin als Wirkungsprinzip des Oxypertins. Nervenarzt 41, 105–118 (1970).

HAUG, F. M. S.: Electron microscopical localization of the zinc in hippocampal mossy fibre synapses by a modified sulfide silver procedure. Histochemie 8, 355–368 (1967).

HILLARP, N.-Å., K. FUXE and A. DAHLSTRÖM: Demonstration and mapping of central neurons containing dopamine, noradrenaline, and 5-hydroxytryptamine and their reactions to psychopharmaca. Pharmacol. Rev. 18, 727–741 (1966).

HIMWICH, H. E., and M. H. APRISON: The effect of age on cholinesterase activity of rabbit brain. In: WAELSCH, H.: Biochemistry of the developing nervous system. Acad. Press, New York, 301–307 (1955).

HOLMSTEDT, B.: A modification of the thiocholine method for the determination of cholinesterase. I. Biochemical evaluation of the selective inhibitors. Acta physiol. scand. **40**, 322–330 (1957a).

HOLMSTEDT, B.: A modification of the thiocholine method for the determination of cholinesterase. II. Histochemical application. Acta physiol. scand. **40**, 331–339 (1957b).

IIDA, T., und T. H. SCHIEBLER: Über die Chemodifferenzierung der Sehbahn der Ratte. Morphologische, histochemische und experimentelle Untersuchungen. Histochemie **12**, 265–284 (1968).

DE IRALDI, A. P., and G. J. ETCHEVERRY: Ultrastructural changes in the nerve endings of the median eminence after nialamide-DOPA administration. Brain Res. **6**, 614–618 (1967).

ISHII, Y.: Histochemical studies of cholinesterase in the central nervous system. II. Histochemical alteration of cholinesterase of the brain of rats from late fetal to adult life. Arch. Histol. Jap. **12**, 613–637 (1957).

JASPER, H. H., C. S. BRIDGMAN and L. CARMICHAEL: J. Exptl. Psychol. **21**, 63 (1937). zit. in: CRAIN, S. M. (1952).

JOÓ, F., and B. CSILLIK: Topographic correlation between the hematoencephalic barrier and cholinesterase activity of brain capillaries. Exp. Brain Res. **1**, 147 to 151 (1966).

JOÓ, F., and T. VARKONYI: Correlation between cholinesterase activity of capillaries and the blood-brain barrier in the rat. Acta biol. Acad. Sci. Hung. **20**, 359–372 (1969).

KARNOVSKY, M. J., and L. A. ROOTS: A "direct coloring" thiocholin method for cholinesterases. J. Histochem. Cytochem. **12**, 219–221 (1964).

KARNOVSKY, M. J.: The localization of cholinesterase activity in rat cardiac muscle by electron microscopy. J. Cell Biol. **23**, 217–232 (1964).

KOELLE, G. B., and J. S. FRIEDENWALD: A histochemical method for localizing cholinesterase activity. Proc. Soc. exp. Biol. (N. Y.) **70**, 617–622 (1949).

KOELLE, G. B.: The histochemical differentiation of two types of cholinesterases and their localization in tissues of the cat. Therap. **100**, 158–179 (1950).

KOELLE, G. B.: The elimination of enzymatic diffusion artifacts in the histochemical localization of cholinesterases and a survey of their cellular distributions. J. Pharmacol. (Baltimore) **103**, 153–171 (1951).

KOELLE, G. B.: The histochemical localization of cholinesterases in the central nervous system of the rat. J. comp. Neurol. **100**, 211–235 (1954).

KOPIN, I. J.: Storage and metabolism of catecholamines: the role of monoamine oxidase. Pharmacol. Rev. **16**, 179–191 (1964).

KRNJEVIĆ, K., and A. SILVER: Acetylcholinesterase in the developing forebrain. J. Anat. (London) **100**, 63–89 (1966).

KUCKUK, B.: Über die Entwicklung und Chemodifferenzierung des Kleinhirns der Ratte. Histochemie **9**, 217–255 (1967).

LAATSCH, R. H., and W. M. COWAN: Electron microscopic studies of the dentate gyrus of the rat. II. Degeneration of commissural afferents. J. Comp. Neurol. **130**, 241 to 262 (1967).

LEWIS, P. R., and C. C. D. SHUTE: The cholinergic limbic system: projektions to hippocampal formation, medial cortex, nuclei of the ascending cholinergic reticular system, and the subfornical organ and supra-optic crest. Brain **90**, 521–540 (1967).

LEWIS, P. R., and C. C. D. SHUTE: An electron-microscopic study of cholinesterase distribution in the rat adrenal medulla. J. microscopy **89**, 181–194 (1969).

LIEBMANN, H., und CH. RAUCA: Die Beteiligung cholinerger Mechanismen bei der Aquisition. II. Gemein. Tg. Ges. Dtsch. Ges. exp. Med., Leipzig (1970).

LÖMO, T.: Patterns of activation in a monosynaptic cortical pathway: the perforant path input to the dentate area of the hippocampal formation. Exp. Brain Res. **12**, 18–45 (1971).

LORENTE DE NÓ, R.: Studies on the structure of the cerebral cortex. II. Continuation of the study of the ammonic system. J. Psychol. Neurol. **46**, 113–177 (1934).

LOWRY, O. H., N. R. ROBERTS, K. Y. LEINER, M. WU, A. L. FARR and R. W. ALBERS: The quantitative histochemistry of brain. III. Ammon's horn. J. biol. Chem. **207**, 39–49 (1954).

MALMGREN, H., and B. SYLVÉN: On the chemistry of the thiocholine methode of Koelle. J. Histochem. Cytochem. **3**, 441–445 (1955).

MANOCHA, S. L., T. R. SHANTHA and G. H. BOURNE: Histochemical studies on the spinal cord of squirrel monkey (Saimiri sciurens). Exp. Brain Res. **3**, 25–39 (1967a).

MANOCHA, S. L., T. R. SHANTHA and G. H. BOURNE: Histochemical mapping of the distribution of monoamine oxidase in the diencephalon and basal telencephalic centers of the brain of squirrel monkey (Saimiri sciurens). Brain Res. **6**, 570–586 (1967b).

MANOCHA, S. L., and G. H. BOURNE: Histochemical mapping of lactate dehydrogenase and monoamine oxidase in the medulla oblongata and cerebellum of squirrel monkey (Saimiri sciurens). J. Neurochem. **15**, 1033–1040 (1968).

MARTIN, R.: Entwicklungszeiten des Zentralnervensystems von Nagern mit Nesthocker- und Nestflüchterontogenese (Cavia cobaya Schreb. und Rattus norvegicus Exleben). Revue suisse Zool. **69**, 617–727 (1962).

MASAI, H., T. KUSUNOKI and H. ISHIBASHI: A histochemical study of the fundamental plan of the central nervous system. Experientia **21**, 572–573 (1965).

MATHISEN, J. S., and T. W. BLACKSTAD: Cholinesterase in the hippocampal region. Distribution and relation to architectonics and afferent systems. Acta anat. **56**, 216–253 (1964).

MCILWAIN, H.: Chemical and enzymic make-up of the brain during development. In: Biochemistry of the central nervous system. Churchill, London 179–197 (1955).

MCLEAN, P. D.: The limbic system and its hippocampal formation. Studies in animals and their possible application to man. J. Neurosurg. **11**, 29–44 (1954).

METZLER, C. J., and D. G. HUMM: The determination of cholinesterase activity in whole brains of developing rats. Science **113**, 382–383 (1951).

MEYER, U., J. RITTER and H. WENK: Zur Histochemie der Körnerzellneurone der Hippocampusformation der Ratte. Acta histochem. **41**, 193–209 (1971a).

MEYER, U., J. RITTER und H. WENK: Zur Chemodifferenzierung der Hippocampusformation in der postnatalen Entwicklung der Albinoratte. I. Oxydoreduktasen. J. Hirnforsch. **13**, 233–251 (1971b).

MORI, S., T. MAEDA und N. SHIMIZU: Electron-microscopic histochemistry of cholinesterase in the rat brain. Histochemie **4**, 65–72 (1964).

NACHMAIS, V. T.: Amine oxidase and 5-hydroxytryptamine in developing rat brain. J. Neurochem. **6**, 99–104 (1960).

ORTMANN, R.: Die Chemoarchitektonik des Gehirns. Dtsch. med. Wschr. **86**, 2063–2068 (1961).

ORTMANN, R.: Über die chemische Spezifität von Neuronensystemen. In: Progress in Brain Research. **6**, 4–21 (1964).

PEPLER, W. J., and A. G. E. PEARSE: The histochemistry of the esterases of rat brain, with special reference to those of the hypothalamic nuclei. J. Neurochem. **1**, 193–202 (1957).

POHLE, W., und H. MATTHIES: Die Topohistochemie von Transmittersystemen im Kortex und Hippocampus des Kaninchens. Acta biol. med. german. **25**, 447–454 (1970).

RAISMAN, G., W. M. COWAN and T. P. S. POWELL: The extrinsic afferent commissural and association fibres of the hippocampus. Brain **88**, 963–996 (1965).

RAISMAN, G., W. M. COWAN and T. P. S. POWELL: An experimental analysis of the efferent projection of the hippocampus. Brain **89**, 83–108 (1966).

RAISMAN, G.: The connexions of the septum. Brain **89**, 317–348 (1966).

ROBINSON, N.: Histochemistry of monoamine oxydase in the developing rat brain. J. Neurochem. **14**, 1083 to 1089 (1967).

ROBINSON, N.: Histochemistry of rat brain stem monoamine oxidase during maturation. J. Neurochem. **15**, 1151–1158 (1968).

RODRIGUEZ DE LORES ARNAIZ, G., and E. D. P. DE ROBERTIS: Cholinergic and non-cholinergic nerve endings in the rat brain. II. Subcellular localization of monoamine oxidase and succinate dehydrogenase. J. Neurochem. **9**, 503–508 (1962).

SHANTHAVEERAPPA, T. R., and G. H. BOURNE: Monoamine oxidase distribution in the rabbit eye. J. Histochem. Cytochem. **12**, 281–287 (1964).

SHANTHA, T. R., S. L. MANOCHA and G. H. BOURNE: Enzyme histochemistry of the cerebral cortex of squirrel monkey and rat. Acta histochem. **30**, 218–233 (1968).

SHIMIZU, N., and N. MORIKAWA: Histochemical study of monoamine oxidase in the developing rat brain. Nature (London) **184**, 650–651 (1959).

SHIMIZU, N., N. MORIKAWA and M. OKADA: Histochemical studies of monoamine oxydase in the brain of rodents. Z. Zellforsch. **49**, 389–400 (1959).

SHIMIZU, H., and S. ISHII: Electronmicroscopic histochemistry of acetyl-cholinesterase of rat brain by KARNOVSKY's method. Histochemie **6**, 24–33 (1966).

SHUTE, C. C. D., and P. R. LEWIS: The use of cholinesterase techniques combined with operative procedures to follow nervous pathways in the brain. In: Histochemistry of cholinesterases. Symposium Basel (1960). Biol. anat. **2**, 34–49 (1961).

SHUTE, C. C. D., and P. R. LEWIS: Electron microscopy of cholinergic terminals and acetylcholinesterase–containing neurones in the hippocampal formation of the rat. Z. Zellforsch. **69**, 334–343 (1966).

SHUTE, C. C. D., and P. R. LEWIS: The ascending cholinergic reticular system: neocortical, olfactory and subcortical projections. Brain **90**, 497–520 (1967).

SJOERDSMA, A., T. E. SMITH, T. D. STEVENSON and S. UDENFRIEND: Metabolism of 5-hydroxytryptamine (serotonin) by monoamine oxidase (21707). Proc. Soc. exp. Biol. Med. (N. Y.) **89**, 36–38 (1955).

SMITH, B.: Monoaminooxidase in the brain, pineal and neurohypophysis in the albino rat. Meeting of the Anat. Soc. Great Britain and Ireland p. 9 (1962).

SMITH, B.: Monoamine oxidase in the pineal gland, neurohypophysis and brain of the albino rat. J. Anat. (London) **97**, 81–86 (1963).

SÖDERHOLM, U.: Histochemical localization of esterases, phosphatases and tetrazolium reductases in the motor neurones of the spinal cord of the rat and the effect of nerve division. Acta physiol. scand. **65**, Suppl. 256, 1–60 (1965).

STONE, C.: In: F. A. MOSS. Comparative Psychology, New York: Prentice Halle **9**, 37–67 (1942). Zit. in METZLER und HUMM (1951).

STORM-MATHISEN, J.: Quantitative histochemistry of acetylcholine esterase in rat hippocampal region correlated to histochemical staining. J. Neurochem. **17**, 739–750 (1970).

TORACK, R. M., and R. J. BARRNETT: Fine structural localization of cholinesterase activity in the rat brain stem. Exp. Neurol. **6**, 224–244 (1962).

WAWRZYNIAK, M.: The histochemical activity of some enzymes in the mesencephalon during the ontogenic development of the rabbit and guinea pig. II. Histochemical development of acetylcholinesterase and monoamino oxidase in the nontectal portion of the midbrain of the guinea pig. Z. mikr.-anat. Forsch. **73**, 261–305 (1965).

WEINER, N.: The distribution of monoamine oxidase and succinicoxidase in brain. J. Neurochem. **6**, 79–86 (1960).

WEISSBACH, H., B. G. REDFIELD, G. G. GLENNER and C. MITOMA: Tetrazolium reduction as a measure of monoamine oxidase activity in vitro. J. Histochem. Cytochem. **5**, 601–605 (1957).

WENDER, M., und M. KOZIK: Zur Chemoarchitektonik des Ammonshorngebietes während der Entwicklung des Mäusehirns. Acta histochem. **31**, 166–181 (1968).

WENDER, M., and M. KOZIK: Studies of the histoencymatic architecture of the Ammon's horn region in the developing rabbit brain. Acta anat. **75**, 248–262 (1970).

WENK, H.: Dehydrogenaseverteilung in Pfortadernieren. Vergleichende histochemische Untersuchungen an den Nieren von Frosch, Taube und Albinoratte. Z. mikr.-anat. Forsch. **74**, 407–435 (1966).

WENZEL, J., D. KUNDE, E. DAVID, G. KOREK und H. CHOINOWSKI: Zur Chemoarchitektonik des Meerschweinchengehirnes (Cavia porcellus L.). J. Hirnforsch. **11**, 448–466 (1969/70).

WENZEL, J.: Persönliche Mitteilung (1971).

WESTRUM, L. E., and T. W. BLACKSTAD: An electron microscopic study of the stratum radiatum of the hippocampus (regio superior CA 1) with particular emphasis on synaptology. J. Comp. Neurol. **119**, 281–309 (1962).

ZELLER, E. A.: Oxidation of amines. In: The enzymes, chemistry and mechanism of action. Ed. by J. B. SUMMER and K. MYRBÄCK) II/1, New York, Academic Press, 536–558 (1951).

ZELLER, E. A., and J. BARSKY: In vivo inhibition of liver and brain monoamine oxidase by 1-isonicotinyl-2-isopropyl hydrazine. Proc. Soc. exp. Biol. (N. Y.) **81**, 459–461 (1952).

ZELLER, E. A., J. BARSKY, J. R. FOUTS, W. F. KIRCHHEIMER and L. S. VAN ORDEN: Influence of isonicotinic acid hydrazide (INH) and 1-isonicotinyl-2-isopropyl hydrazide (IIH) on bacterial and mammalian enzymes. Experientia **8**, 349–350 (1952).

ZELLER, E. A., J. BARSKY and E. R. BERMAN: Amine oxidases. XI. Inhibition of monoamine oxidase by 1-isonicotinyl-2-isopropyl hydrazine. J. biol. Chem. **214**, 267–274 (1955).

ZENKER, W., und E. HOHBERG: Cholinesterase und Metallophilie an den Ranvierschen Schnürringen. Acta histochem. **33**, 247–273 (1969).

Anschrift der Autoren:

Dr. J. RITTER
Dr. U. MEYER
Dr. H. WENK
Anatomisches Institut des Bereiches Medizin
(Charité) der Humboldt-Universität
104 Berlin, Hannoversche Str. 28/29

Bereich Zoologie des Museums für Naturkunde an der Humboldt-Universität zu Berlin

Zum Problem einfacher Strukturen im Corpus cerebelli der placentalen Säuger

Von

Hans HACKETHAL

Mit 21 Abbildungen

(Eingegangen am 5. 7. 1971)

Einleitung

Der im Grundbauplan aus zehn Lobuli bestehende Wurm des Säugetierkleinhirns wird von LARSELL (1935) in Anlehnung an BOLK (1906) auf Grund morphologischer, embryologischer und funktioneller Kriterien in einen Lobus anterior (Lobuli I—V), einen Lobus posterior (Lobuli VI—IX) und den Lobus flocculonodularis, dessen Wurmanteil der Nodulus (Lobulus X) bildet, unterteilt. Die Grenze zwischen den beiden erstgenannten Abschnitten bildet die stets besonders tiefe und ontogenetisch frühzeitig auftretende Fissura prima (F. V). Sowohl der Lobus anterior als auch der Lobus posterior corporis cerebelli — die lateralen Strukturen bleiben hier unberücksichtigt — können jedoch in ihrer morphologischen Gliederung gegenüber dem Grundbauplan vereinfacht sein. Im extremen Fall besteht der Lobus anterior nurmehr aus zwei, der Lobus posterior aus drei Läppchen.

JANSEN und BRODAL (1958) verallgemeinern diesen Umstand in dem Satz: „Bei kleinen Repräsentanten der niederen Säugetiere, z. B. der Fledermaus (!), bleibt es bei dieser Zweiteilung des Lobus anterior. Bei den meisten Säugern scheint indessen diese Zweiteilung eine rasch vorübergehende Phase darzustellen." Über analoge Erscheinungen im Lobus posterior findet sich kein Hinweis. Offensichtlich bezieht sich das Zitat im wesentlichen auf die Untersuchungen von LARSELL and DOW (1935) an Corynorhinus spec., einer kleinen Fledermaus, die heute der Gattung Myotis zugeordnet wird. Hingegen finden sich, wie noch zu zeigen sein wird, bei größeren Chiropterenarten ganz andere Verhältnisse, so daß generalisierende Aussagen nur bei Berücksichtigung eines genügend großen Materials unterschiedlicher Körpergröße möglich sind. Angaben über die Verbreitung reduzierter Lobulizahlen sind aus der Literatur nur vereinzelt zu entnehmen. Der Gültigkeitsbereich dieses Phänomens innerhalb der Ordnungen placentaler Säugetiere ist noch nicht zusammenfassend dargestellt.

Material und Methode

Die Auswahl des Materials erfolgte unter dem Gesichtspunkt möglichst Größenserien innerhalb der einzelnen Ordnungen zur Verfügung zu haben.

Bei allen ausländischen und einem Teil der einheimischen Vertreter handelt es sich um alkoholkonserviertes Material aus den Sammlungsbeständen des Museums für Naturkunde an der Humboldt-Universität zu Berlin. Die Exemplare der übrigen Arten wurden nicht länger als 6 Stunden post mortem in 10%igem Formalin fixiert. Die Gewichtsangaben sind, falls Durchschnittswerte angegeben werden, das Resultat eigener Wägungen. Einzelgewichte sind der Literatur entnommen (PIRLOT, 1970; PIRLOT and STEPHAN, 1970) und als abgerundete Werte in die Tabelle eingegangen. Durch die notwendige Einbeziehung von Wägungen alkoholfixierter Exemplare können die Körpermasseangaben ohnedies nur als Orientierungswerte gelten. Die freipräparierten Gehirne wurden in der Sagittalebene geteilt, die rechte Hirnhälfte in wäßriger Kresylechtviolettlösung angefärbt und nachfolgend fotografiert. Auf diese Weise war es möglich, die sagittale Gliederung des Wurms, einschließlich der histologischen Schichten, darzustellen ohne Schnittserien anzufertigen, was bei einem Teil des Materials, auf Grund des Erhaltungszustandes nicht zu befriedigenden Ergebnissen geführt hätte. Anschließend wurden die Hirnhälften vom Hirnstamm getrennt und stereomikrosko-

pisch untersucht. Für die Anfertigung der Makrofotos und der Zeichnungen möchte ich Frl. V. KOPSKE auch an dieser Stelle danken.
Folgende Arten wurden in die Untersuchung einbezogen:

Art	n	Körpermasse in g
1. Ordnung Insectivoren — Insektenfresser		
Sorex araneus	5	⌀ 7,6 (F)*
Suncus murinus	2	35
Hemicentetes semispinosus	2	110
Setifer setosus	1	250
Tenrec ecaudatus	2	830
2. Ordnung Chiroptera — Flattertiere		
a) Microchiroptera — Fledermäuse		
Pipistrellus pipistrellus	6	⌀ 4,6 (F)
Myotis daubentoni	3	⌀ 6,1 (F)
Myotis emarginatus	2	⌀ 9 (A)**
Myotis myotis	8	⌀ 29
Desmodus rotundus	3	30
Noctilio leporinus	5	58
Phyllostoma hastatus	3	⌀ 78 (A)
b) Megachiroptera — Flughunde		
Macroglossus minimus	4	⌀ 28 (A)
Cynopterus sphinx	3	⌀ 70 (A)
Rousettus aegyptiacus	3	130
Pteropus vampyrus	4	1220
3. Ordnung Rodentia — Nagetiere		
Apodemus flavicollis	6	⌀ 31,5 (F)
Rattus rattus	2	⌀ 170 (A)
4. Ordnung Carnivora — Raubtiere		
Mustela nivalis	2	⌀ 105 (A)

* (F) = Frischgewichte
** (A) = Gewichtsangaben alkoholfixierter Tiere

Die Läppchen des Wurmes werden wie bei JANSEN u. BRODAL (1958) mit den römischen Ziffern von I–X, die Furchen nach GRODUMS (1960) mit F I–F IX bezeichnet, so daß sich die Ziffern der Furchen auf den jeweils rostral angrenzenden Lobulus beziehen. Die entsprechenden Benennungen der anthropotomischen Nomenklatur sind bei BRAUER (1966) den hier benutzten gegenüber gestellt.

Die Morphologie des Kleinhirnwurms der untersuchten Arten

1. *Insectivora — Insektenfresser*

a) Sorex araneus — Waldspitzmaus (Abb. 1)

Dieser kleinste untersuchte Vertreter der Ordnung besitzt einen Lobus anterior mit nur zwei

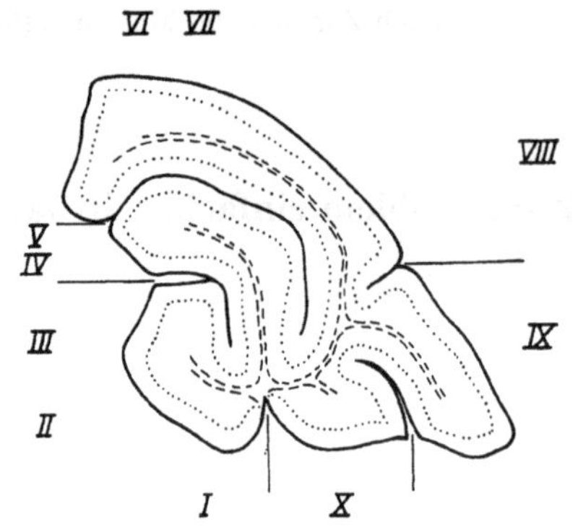

Abb. 1. Kleinhirn der Waldspitzmaus (Sorex araneus), Medianschnitt, 30 : 1.

Läppchen. Von BRAUER (1969), wird das ventrale Läppchen mit den Lobuli I bis III homologisiert. Weiterhin fällt bei Sorex araneus — und auch andere kleine Insectivoren und Chiropteren zeigen diese Verhältnisse — ein Fehlen der Gliederung des anterioren Teils des Lobus posterior auf. Die Lobuli VI, VII und VIII bilden ein gemeinsames Läppchen, während die Lobuli IX und X stets deutlich abgrenzbar sind. Der geringen medianen Gliederung des Organs entspricht eine ebensolche der lateralen Strukturen (BRAUER, 1969).

b) Suncus murinus — Moschusspitzmaus (Abb. 2)

Bei dieser Art sind im Lobus anterior drei Läppchen entwickelt. Dabei ist bemerkenswert, daß der Lobulus V kleiner als Lobulus IV ist, zwischen diesem und dem Lobulus VI in der Tiefe des Kleinhirnkörpers verborgen liegt und die Kleinhirnoberfläche nicht erreicht. Bei keiner anderen untersuchten Art wurde ähnliches beobachtet. Immer, sofern überhaupt als distinkte Struktur vorhanden, ist der Lobulus V sonst am

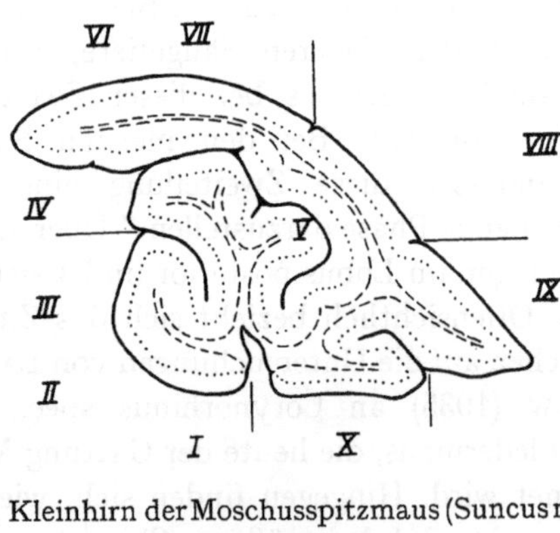

Abb. 2. Kleinhirn der Moschusspitzmaus (Suncus murinus), Medianschnitt, 24 : 1.

isolierten Kleinhirn rostral sichtbar. Der Lobus posterior ist insofern stärker differenziert als bei Sorex, da ein Lobulus VIII vorhanden ist, der bei dem abgebildeten Kleinhirn nur durch eine sehr flache und lateral nicht über den ganzen Wurm verlaufende Furche von den noch vereinigten Läppchen VI und VII getrennt wird. Bei einem anderen Tier ist der Lobulus VIII sehr viel deutlicher abgegrenzt. Die Lobuli IX und X gleichen denen von Sorex araneus.

c) Hemicentetes semispinosus — Streifentenrec (Abb. 3)

Der Lobus anterior beider untersuchten Exemplare dieser Art weist eine Gliederung in fünf Lobuli, unter Beibehaltung einer Hauptgliederung in einen ventralen und einen dorsalen Komplex auf. Nur die Fissura IV schneidet tief in den Wurm

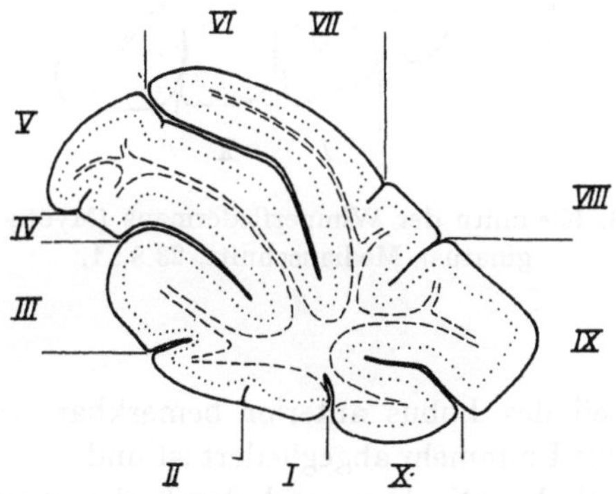

Abb. 3. Kleinhirn des Streifentenreks (Hemicentetes semispinosus), Medianschnitt, 16 : 1.

ein, die übrigen Furchen bleiben flach. Insbesondere der dorsale Teil des Lobus anterior besteht im wesentlichen aus nur einem Lobulus, in welchem sich der Markstrahl erst ganz distal aufzweigt. Jedoch erlaubt der Vergleich mit den stärker aufgegliederten Kleinhirnen von Setifer und Tenrec (Abb. 4 u. 5) aus der gleichen Familie die Aussage, daß es sich bei Hemicentetes bereits um die beginnende Teilung der Lobuli IV und V handelt. Auffällig und auch für die nachfolgend besprochene Art charakteristisch, ist die starke rostrale Verlängerung der Lobuli IV und V hinter denen der Lobulus deutlich zurückbleibt. Bezüglich des Lobus posterior sind keine Fortschritte in der Untergliederung, verglichen mit Suncus murinus, vorhanden.

d) Setifer setosus — Igeltenrec (Abb. 4)

Das einzige untersuchte Tier unterscheidet sich in der Gliederung des Wurmes nicht prinzipiell von Hemicentetes. Die Fissuren III und V sind tiefer, so daß die Unterteilung des Lobus anterior

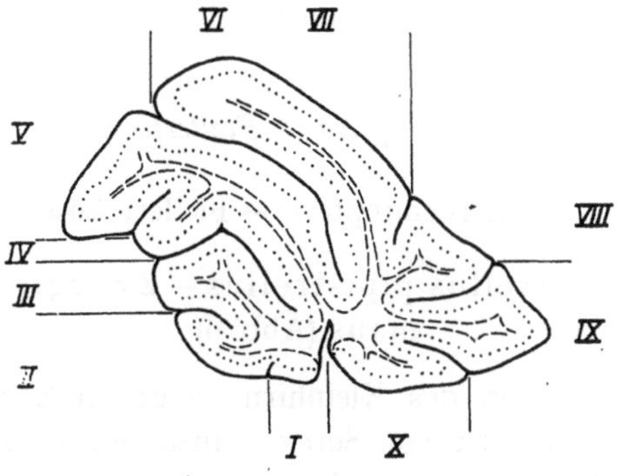

Abb. 4. Kleinhirn des Igeltenreks (Setifer setosus), Medianschnitt, 13,6 : 1.

deutlicher hervortritt. Bei STEPHAN u. BAUCHOT (1970) ist ein Hirn dieser Art im Medianschnitt abgebildet, das eine Trennung der Lobuli VI und VII durch eine deutliche Fissura VI zeigt. Demnach kann auch bei Setifer — in Abweichung von den Verhältnissen bei unserem Exemplar — die vollständige Anzahl der Läppchen im Lobus posterior vorhanden sein.

e) Tenrec ecaudatns — Großer Tenrec (Abb. 5)

Sowohl der Lobus anterior als auch der Lobus posterior weisen fünf Lobuli auf. Während die Lobuli I—III keine Besonderheiten zeigen, sind besonders die Lobuli IV und V stark untergliedert.

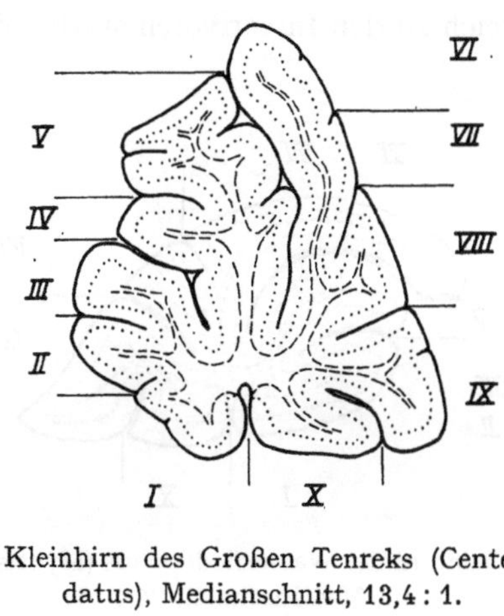

Abb. 5. Kleinhirn des Großen Tenreks (Centetes ecaudatus), Medianschnitt, 13,4 : 1.

Ungeachtet dessen ist der Lobulus IV nicht deutlicher vom Lobulus V abgesetzt als bei Setifer; der gemeinsame Markast beider Läppchen reicht bis zur Mitte, erst dann zweigt er sich auf. Im Lobus posterior ist nicht nur der Lobulus VII nunmehr ausgebildet, zusätzlich sind auch die Lobuli VI und IX, allerdings sämtlich durch sehr flache Furchen, weiter unterteilt.

2. *Chiroptera — Flattertiere*

A. Microchiroptera — Fledermäuse

a) Pipistrellus pipistrellus — Zwergfledermaus (Abb. 6)

Der Wurm des Kleinhirns zeigt im Sagittalschnitt wie der von Sorex araneus einen extrem einfachen makromorphologischen Aufbau. Der

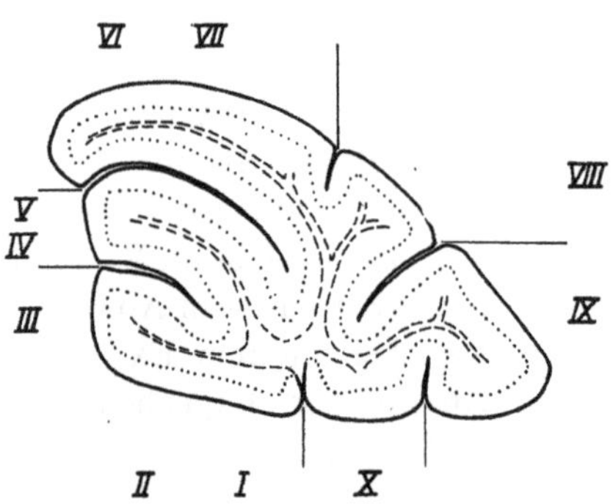

Abb. 6. Kleinhirn der Zwergfledermaus (Pipistrellus pipistrellus), Medianschnitt, 33 : 1.

Lobus anterior besteht aus zwei nicht weiter untergliederten Lobuli; innerhalb des Lobus posterior sind vier Lobuli ausgebildet, VI und VII sind in einem gemeinsamen Läppchen vereinigt. Die Hemisphären, vor allem aber die Paraflocculi sind im Vergleich zu den Insectivoren stärker differenziert.

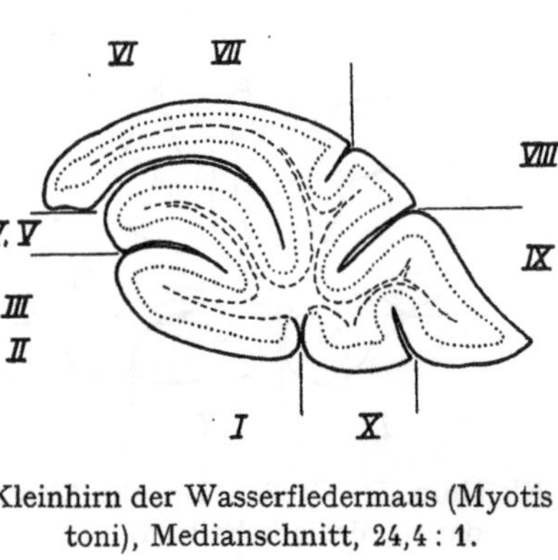

Abb. 7. Kleinhirn der Wasserfledermaus (Myotis daubentoni), Medianschnitt, 24,4 : 1.

b) Myotis daubentoni — Wasserfledermaus (Abb. 7)

Diese Art weist gegenüber Pipistrellus pipistrellus keine Unterschiede im makromorphologischen Bau des Kleinhirnwurms auf.

c) Myotis emarginatus — Wimperfledermaus (Abb. 8)

Unterschiede im Sinne einer zunehmenden Komplizierung der Vermisgliederung im Vergleich zur vorangegangenen Art machen sich im rostra-

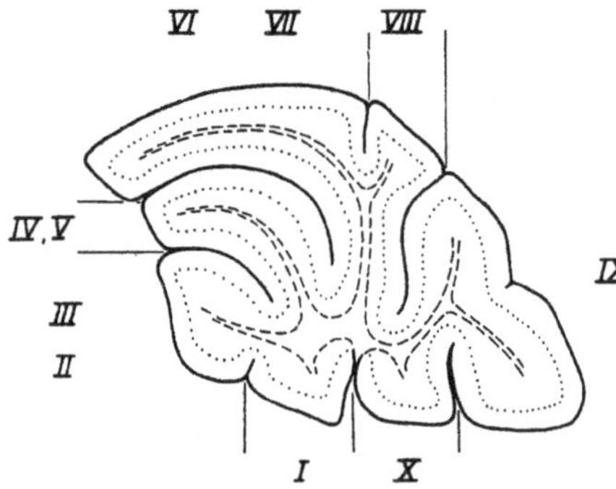

Abb. 8. Kleinhirn der Wimperfledermaus (Myotis emarginatus), Medianschnitt, 23,8 : 1.

len Teil des Lobus anterior bemerkbar, wo der Lobulus I nunmehr abgegliedert ist und im Bereich des Lobulus IX. Hier sind durch das Auftreten des Sulcus uvularis zwei Sublobuli entstanden.

d) Myotis myotis — Großes Mausohr (Abb. 9a, b)

Der Lobus anterior des Kleinhirns setzt sich aus drei Lobuli zusammen. An der ventralen Fläche ist zudem durch eine sehr flache Fissur die Abgrenzung des Lobulus I angedeutet. Im Lobus posterior ist die Untergliederung erheblich stärker als bei den bisher besprochenen Chiropterenarten. Der Lobulus VI ist durch die Ausbildung von Sublobuli gekennzeichnet und vom Lobulus VII erstmals durch eine Furche getrennt. An den Kleinhirnen verschiedener Individuen dieser Art zeigt sich eine erhebliche Variabilität. Während bei der Mehrzahl der untersuchten Tiere der Lobus anterior eine Dreigliederung aufweist und im rostralen Abschnitt des Lobus posterior keine Sublobuli vorhanden sind (Abb. 9a), liegen die Verhältnisse bei zwei Tieren umgekehrt (Abb. 9b).

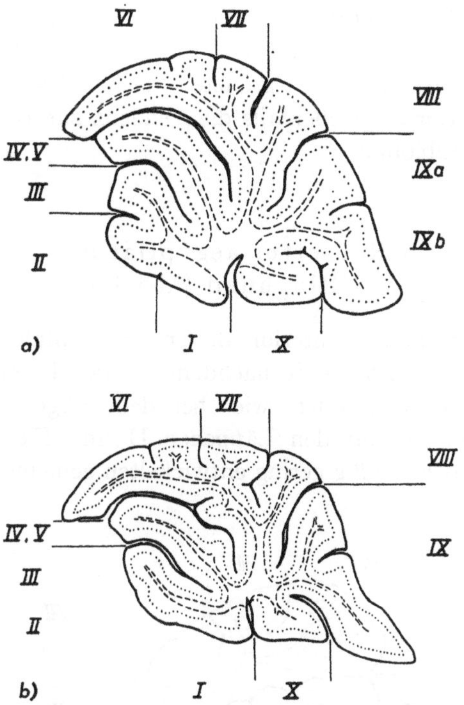

Abb. 9. Kleinhirn des Großen Mausohrs (Myotis myotis), Medianschnitte, 15 : 1, a) ventraler Bereich des Lobus anterior untergliedert, b) ventraler Bereich des Lobus anterior nicht untergliedert.

e) Desmodus rotundus — Großer Blutsauger (Abb. 10)

Im Lobus anterior sind vier Läppchen ausgebildet. Die Fissura II ist nur ganz andeutungsweise vorhanden, obwohl der aufgeteilte Markstrahl eine Differenzierung der Lobuli II und III bereits andeutet. Die Fissura V ist relativ flach. Im Lobus posterior sind alle fünf Läppchen vorhanden, besonders fällt die starke Furchenbildung an der Innenfläche der Lobuli VI, VII und VIII auf. Lobulus IX zeigt zwei Sublobuli.

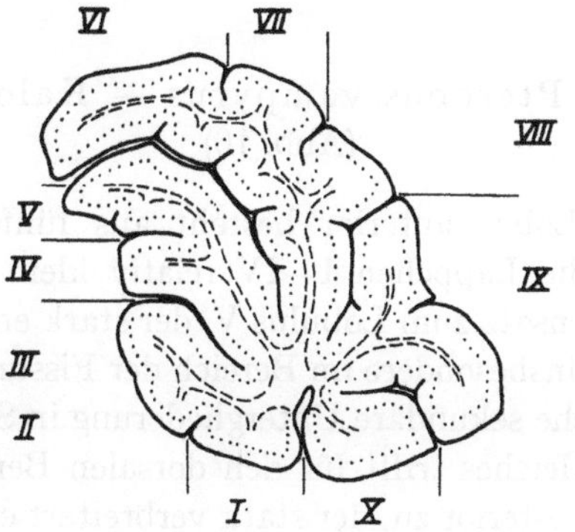

Abb. 10. Kleinhirn des Großen Blutsaugers (Desmodus rotundus), Medianschnitt, 15 : 1.

f) Noctilio leporinus — Hasenmaulfledermaus (Abb. 11)

Im Lobus anterior sind alle fünf Lobuli ausgebildet. Zusätzlich ist im Bereich des Lobulus V ein Sublobulus vorhanden. Auch der Lobus

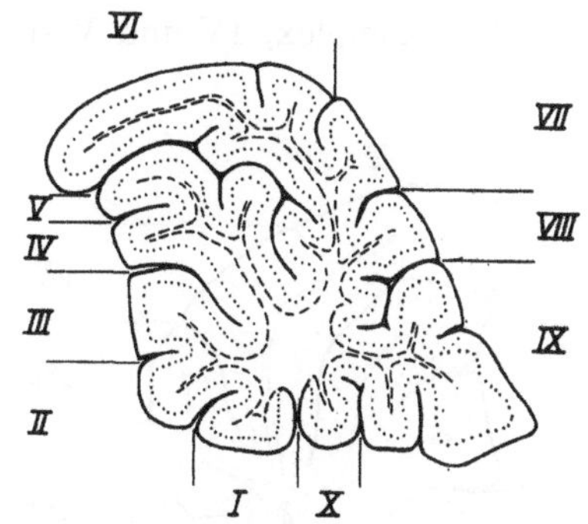

Abb. 11. Kleinhirn der Hasenmaulfledermaus (Noctilio leporinus), Medianschnitt, 13,8 : 1.

posterior zeigt die volle Zahl der Läppchen. Auffällig ist die relativ starke Untergliederung des Lobulus VI, der den Lobus anterior rostrad deutlich überragt, und die des Lobulus IX.

g) Phyllostoma hastatus — Lanzennase (Abb. 12)

Der Lobus anterior besteht aus drei, der Lobus posterior aus fünf Lobuli. Zwar finden sich im ventralen Läppchen des Lobus anterior flache Furchen, die eine Zusammensetzung dieses Komplexes aus drei Lobuli andeuten, doch weist auch die Einfachheit des Markstrahls auf das Fehlen einer funktionell wirksamen Oberflächenvergrößerung des gesamten Komplexes hin. Der Lobus posterior weist bei der Ausbildung aller Lobuli im Bereich des Lobulus VI und der Lobuli VII und VIII eine reiche morphologische Gliederung in Sublobuli auf.

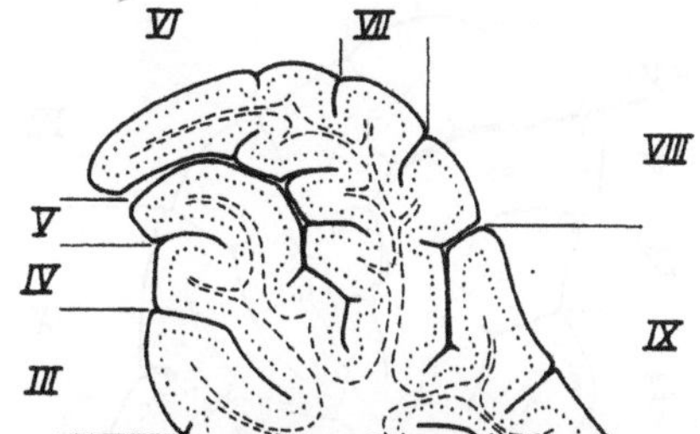

Abb. 12. Kleinhirn der Lanzennase (Phyllostoma hastatus), Medianschnitt, 14 : 1.

B. Megachiroptera — Flughunde

a) Macroglossus minimus — Langzungen-Flughund (Abb. 13)

Der Lobus anterior besteht aus drei Lobuli. Die Läppchen I, II und III bilden den gemeinsamen ventralen Komplex, IV und V sind durch

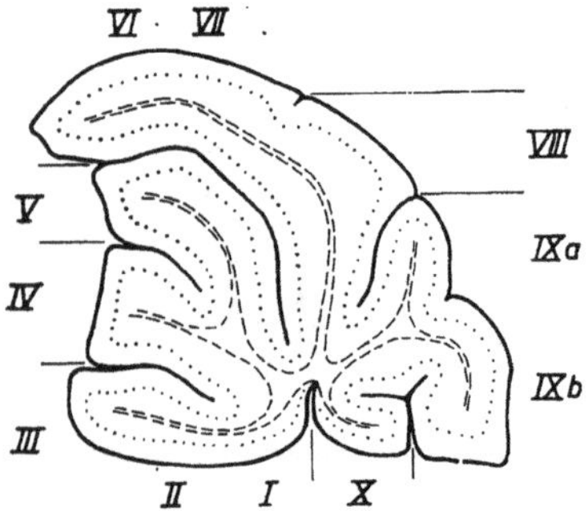

Abb. 13. Kleinhirn des Langzungenflughundes (Macroglossus minimus), Medianschnitt, 18 : 1.

eine verhältnismäßig tiefe Fissura IV deutlich voneinander getrennt und hinsichtlich ihrer Größe etwa gleichwertig. Der Lobus posterior ist in vier Lobuli untergliedert, VI und VII bilden ein gemeinsames Läppchen. Der Lobulus VIII ist im Sagittalschnitt nur durch eine sehr flache Furche rostral begrenzt, die sich auf der Oberfläche des Wurmes nicht weit nach lateral fortsetzt.

b) Cynopterus sphinx — Indischer Kurznasenflughund (Abb. 14)

Veränderungen gegenüber Macroglossus betreffen nur den Lobus posterior. Sie drücken sich in der Abgliederung des Lobulus VII und eines Sublobulus im Bereich des Lobulus VI aus. Die von der Fissura VI begrenzte Fläche des Lobus posterior zeigt ebenfalls die Tendenz zur Bildung von Sublobuli.

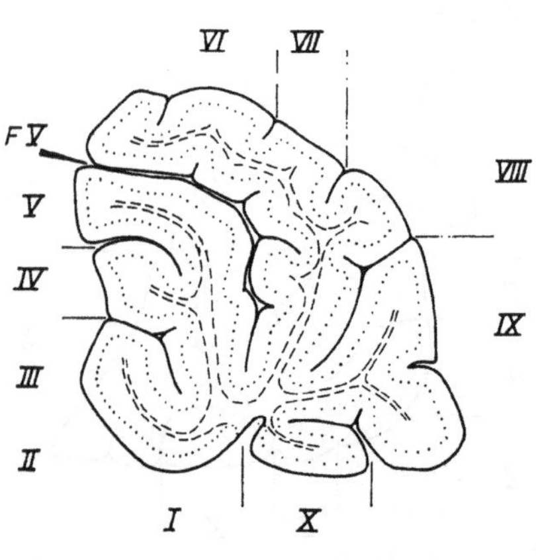

Abb. 14. Kleinhirn des Kurznasenflughundes (Cynopterus sphinx), Medianschnitt 17,3 : 1.

c) Rousettus aegyptiacus — Nilflughund (Abb. 15)

Der Lobus anterior dieser Art umfaßt drei oder vier Lobuli, je nachdem, ob der Lobulus I abgegliedert, oder wie bei dem abgebildeten Kleinhirn, mit den Läppchen II und III einen verhältnismäßig gering entwickelten gemeinsamen

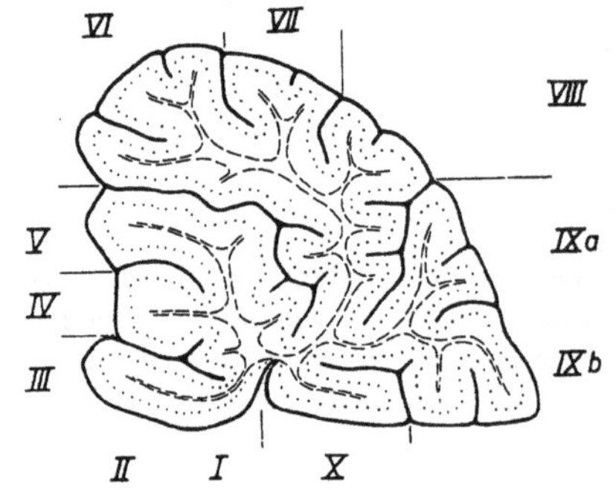

Abb. 15. Kleinhirn des Nilflughundes (Rousettus aegyptiacus), Medianschnitt, 12 : 1.

Komplex bildet. Hinsichtlich der morphologischen Gliederung der Lobuli IV und V, sowie der des Lobus posterior stimmt Rousettus weitgehend mit Cynopterus überein, jedoch ist die Bildung von Sublobuli im Bereich des gesamten Kleinhirnwurms bei Rousettus bedeutend stärker. Die Variabilität des Lobuli-Musters ist bei den untersuchten Exemplaren beträchtlich.

d) Pteropus vampyrus — Kalong (Abb. 16)

Der Lobus anterior besteht aus fünf Lobuli, wobei die Läppchen I—IV relativ klein bleiben, im Gegensatz zum Lobulus V, der stark entwickelt ist und insbesondere im Bereich der Fissura V eine erhebliche sekundäre Untergliederung in Sublobuli zeigt. Gleiches trifft für den dorsalen Bereich des Lobus posterior zu, der stark verbreitert erscheint, dafür aber den Lobus anterior nicht mehr überlappt. Die Lage der Fissura V ist dadurch gegen-

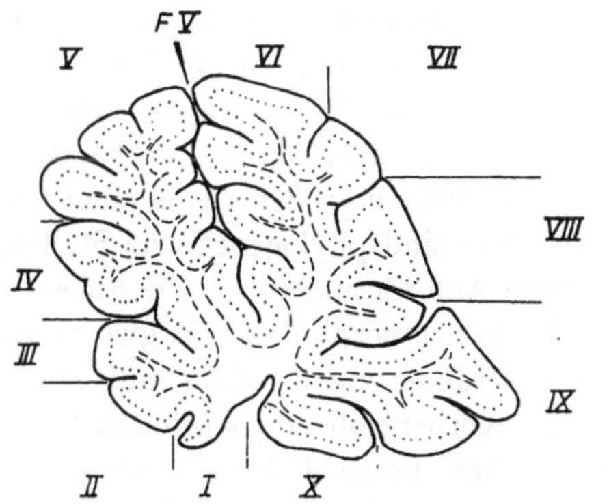

Abb. 16. Kleinhirn des Kalongs (Pteropus vampyrus), Medianschnitt, 10,8 : 1.

über den bisher besprochenen Formen verändert. Sie verläuft bei Pteropus gerade und in annähernd dorso-ventraler Richtung.

3. Rodentia — Nagetiere

a) Apodemus flavicollis — Gelbhalsmaus (Abb. 17)

Der Lobus anterior besteht aus zwei einfach gestalteten Lobuli, während innerhalb des Lobus posterior vier Lobuli zu unterscheiden sind. Wie schon bei anderen Arten vorher besprochenen Ordnungen ist kein Lobulus VII abgrenzbar.

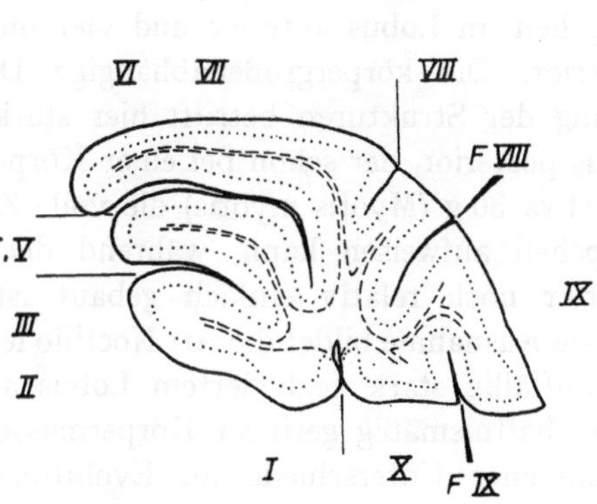

Abb. 17. Kleinhirn der Gelbhalsmaus (Apodemus flavicollis), Medianschnitt, 18,9 : 1.

b) Rattus rattus — Hausratte (Abb. 18)

Es sind je fünf Lobuli im Lobus anterior und Lobus posterior vorhanden. Zusätzliche Untergliederungen beschränken sich auf den Lobus posterior und betreffen die Lobuli VI, VIII, IX und X.

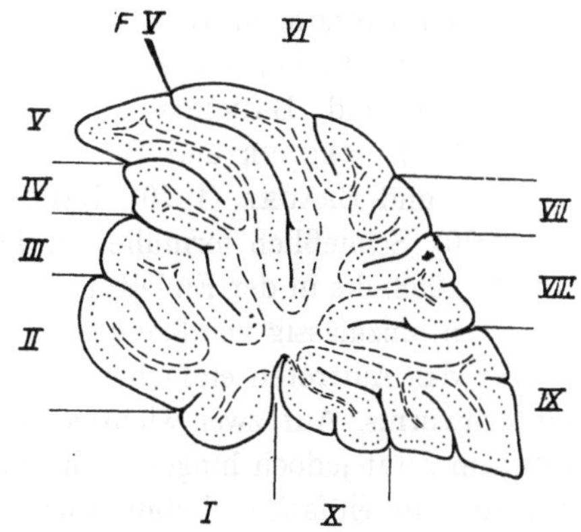

Abb. 18. Kleinhirn der Hausratte (Rattus rattus), Medianschnitt, 14,6 : 1.

4. Carnivora — Raubtiere

a) Mustela nivalis — Mauswiesel (Abb. 19)

Der Medianschnitt zeigt eine bedeutend stärkere morphologische Gliederung des Wurms als bei allen übrigen untersuchten Arten. Mit Ausnahme der Lobuli I und VII sind sämtliche Läppchen sekundär z. T. sehr weitgehend untergliedert. Die Fissura VI ist noch weiter dorso-caudad verschoben als bei Pteropus.

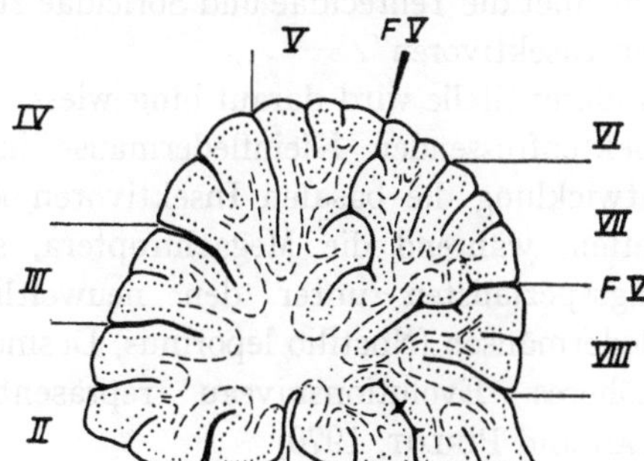

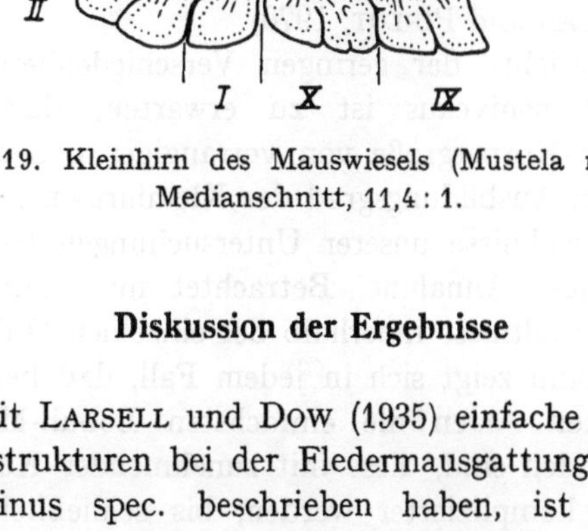

Abb. 19. Kleinhirn des Mauswiesels (Mustela nivalis), Medianschnitt, 11,4 : 1.

Diskussion der Ergebnisse

Seit LARSELL und DOW (1935) einfache Kleinhirnstrukturen bei der Fledermausgattung Corynorhinus spec. beschrieben haben, ist dieses Phänomen kaum Gegenstand spezieller Untersuchungen gewesen. Abbildungen von Kleinhirnen anderer Arten mit einfacher Gliederung des

Wurms aus den Ordnungen Insektivora, Chiroptera und Rodentia finden sich u. a. bei LARSELL (1936), STEPHAN und BAUCHOT (1959, 1960), SCHNEIDER (1957), SCHOBER und BRAUER (Atlas 1970), DILLON und BRAUER (1970), BAUCHOT et STEPHAN (1970). Schließlich formulierten JANSEN und BRODAL (1958) die in der Einleitung zu dieser Arbeit zitierten, unzulässig verallgemeinerte Feststellung über das Auftreten einfacher Strukturen des Kleinhirnwurms. Auf zwei wichtige Aspekte wird in diesem Zitat jedoch hingewiesen: Voraussetzungen für ein einfaches Lobuli-Muster sind eine basale phylogenetische Stellung der betreffenden Tiergruppe und eine geringe Körpergröße. Als dritter Faktor, der sich auf die Differenzierung des Gesamthirns und seiner Teile auswirkt, ist der funktionelle Aspekt zu nennen (WIRZ, 1950; SENGLAUB, 1963).

An der basalen phylogenetischen Stellung der hier zur Diskussion stehenden Ordnungen mit Ausnahme des einzigen in die Untersuchungen einbezogenen Vertreters der Carnivoren — Mustela nivalis — besteht kein Zweifel. In der Gruppierung nach Cerebralisationsindices, die WIRZ (1950) durchführte, gehören Insektivoren, Microchiropteren und Rodentia zur „ganz niederen", die Megachiropteren zur „niederen" Gruppe. Die Carnivora, speziell die Mustelidae hingegen, haben einen mittleren Cerebralisationsindex. STEPHAN (1967) rechnet die Tenrecidae und Soricidae zu den „basalen Insektivoren".

An anderer Stelle wird darauf hingewiesen, daß die insektenfressenden Kleinfledermäuse in der Hirnentwicklung die basalen Insektivoren kaum übertreffen, während die Megachiroptera, sowie Nahrungsspezialisten unter den neuweltlichen Kleinfledermäusen (Noctilio leporinus, Desmodus) ein höheres Evolutionsniveau repräsentieren (STEPHAN and PIRLOT, 1970).

Angesichts der geringen Verschiedenheit des Evolutionsniveaus ist zu erwarten, daß der Faktor Körpergröße von vorrangiger Bedeutung für den Ausbildungsgrad des Kleinhirnwurms ist. Die Ergebnisse unserer Untersuchungen bestätigen diese Annahme. Betrachtet man zunächst die Verhältnisse innerhalb der einzelnen Ordnungen, dann zeigt sich in jedem Fall, daß bei den kleinsten Arten die einfachsten Lobuli-Muster vorhanden sind, diese mit zunehmender Körpergröße komplizierter werden, bis schließlich die volle Zahl von zehn Lobuli erreicht ist. Bei den größeren Vertretern innerhalb der Ordnungen wird dieser Zustand zusätzlich durch die Ausbildung von Sublobuli kompliziert, ohne daß der Grundbauplan sich dadurch ändert. Besonders augenscheinlich ist die Wirkung des Größenfaktors innerhalb enger Verwandtschaftsgruppen, etwa bei verschieden großen Arten einer Gattung. In diesem Fall sind phylogenetische Stellung und funktionelle Anforderungen in den Auswirkungen auf die Kleinhirnmorphologie so gleichartig, daß sich die Veränderungen allein auf die unterschiedliche Körpergröße zurückführen lassen. Ein eindrucksvolles Beispiel hierfür sind die Vertreter der Gattung Myotis (Abb. 7, 8, 9).

Bei den Insektivoren repräsentiert Sorex araneus mit einer durchschnittlichen Körpermasse — die hier als Ausdruck der Körpergröße verwendet wird — von 7,6 g, den einfachsten Kleinhirnaufbau. Mit zwei Lobuli im Lobus anterior und drei im Lobus posterior sind insgesamt fünf der möglichen zehn Läppchen vorhanden. Die weitere Differenzierung des Wurms mit zunehmender Körpermasse betrifft in erster Linie den Lobus anterior; der Lobus posterior behält die bereits bei Suncus murinus (35 g Körpermasse) erreichte Gliederung in vier Lobuli über einen weiten Größenbereich bei, und erst von dem relativ großen Setifer (250 g Körpermasse) wird die volle Zahl der Lobuli erreicht.

Innerhalb der Chiropteren zeigen sich andersgeartete Größenabhängigkeiten in der Wurmgliederung. Den Ausgangspunkt bilden die einfachen Verhältnisse bei Pipistrellus mit zwei Läppchen im Lobus anterior und vier im Lobus posterior. Die körpergrößenabhängige Differenzierung der Strukturen betrifft hier stärker den Lobus posterior, der schon bei einer Körpermasse von etwa 30 g (Myotis myotis) die volle Zahl der Läppchen aufweisen kann, während der Lobus anterior noch relativ einfach gebaut ist. Eine gewisse Ausnahme bildet die Art Noctilio leporinus mit auffällig stark gegliedertem Lobus anterior, bei verhältnismäßig geringer Körpermasse. Trotz vorhandener Unterschiede im Evolutionsniveau zwischen Micro- und Megachiropteren sind die größenbedingten Wirkungen auf die Kleinhirnmorphologie so vorrangig, daß gleichschwere Vertreter beider Unterordnungen (z. B. Myotis myotis — Macroglossus minimus) einen annähernd gleichen Differenzierungsgrad des Kleinhirns zeigen.

Über die Rodentia können an Hand unseres Materials keine vergleichenden Angaben zu den Verhältnissen bei Insektivoren und Chiropteren gemacht werden. Es ist jedoch anzunehmen, daß

Apodemus flavicollis die bei Nagetieren einfachsten Verhältnisse zeigt. Kleinere Arten unterschreiten nicht das Gewicht der Zwergfledermaus, deren Wurmgliederung im Prinzip der von Apodemus entspricht. Die komplette Zahl der Lobuli wird von Rattus, also bei einer Körpermasse von etwa 150 g erreicht.

Von allen weiteren Ordnungen placentaler Säugetiere käme durch die relativ geringe Körpermasse nur ein einziger Vertreter der Ordnung Carnivora — Mustela nivalis (105 g Körpermasse) für einen vereinfachten Bau des Kleinhirns in Betracht. Bereits der deutlich über den Megachiroptera liegende Hirnindex der Mustelidae (Wirz, 1950) läßt indes andere Verhältnisse als bei den oben besprochenen drei Ordnungen erwarten. In der Tat übertrifft die Wurmdifferenzierung des Mauswiesels die aller anderen untersuchten Arten bei weitem. Die höhere Cerebralisation bewirkt bereits bei einer relativ niedrigen Körpermasse wesentlich kompliziertere Strukturen als sie bei Insektivoren, Chiropteren oder Rodentiern je angetroffen werden.

Was den Vergleich zwischen den untersuchten Ordnungen betrifft, so liegt die untere Grenze für die Ausbildung der vollen Zahl von zehn Lobuli bei den Insektivoren um 250 g (Setifer), bei Chiropteren um 60 g (Noctilio) und bei den Rodentiern um 150 g Körpermasse (Rattus). Für diese Differenzen sind die bereits diskutierten Unterschiede in der Cerebralisation sicher von Bedeutung, vor allem wenn man Insektivoren und Chiropteren vergleicht. Nicht so naheliegend ist die Erklärung für den Vergleich von Chiropteren und Rodentiern, denn die letzteren haben einen höheren Cerebralisationsindex. In diesem Fall ist auch an die Wirkung des funktionellen Faktors zu denken. Als einzige fliegende Formen unter den Säugetieren besitzen alle Chiropteren ein relativ (d. h. in % des Gesamthirns) sehr großes Cerebellum. Hinzu kommt, daß die meisten Arten auch recht geschickt laufen und klettern; und diese Fähigkeit zu nicht symmetrischen, einseitigen Bewegungen ist im Besonderen mit hohen Kleinhirnindices korreliert (Wirz, 1950).

Auch bei einem Vergleich innerhalb der Chiroptera bietet sich die Berücksichtigung des funktionellen Aspekts an. In diesem Zusammenhang ist der Kleinhirnbefund bei der Hasenmaulfledermaus, Noctilio leporinus, (Abb. 11) die mit einer Körpermasse von etwa 50—80 g zu den mittelgroßen Arten zu rechnen ist, interessant. Keine andere der untersuchten Arten dieser Größe besitzt einen annähernd so differenzierten Lobus anterior. Zum Vergleich kann die Art Phyllostoma hastatus (Abb. 12) herangezogen werden, die sich ebenfalls carnivor ernährt und im Körpergewicht Noctilio sogar noch übertrifft. Den engen Zusammenhang von Cerebralisationsstufe und Ernährungsweise bei Chiropteren haben die Untersuchungen von Stephan and Pirlot (1970) eindrucksvoll belegt.

Im Lobus posterior zeigen sich zwischen beiden Arten keine erheblichen Differenzierungsunterschiede; im Bereich des Lobus anterior sind sie dagegen beträchtlich. Die Möglichkeit einer funktionellen Deutung dieser Verschiedenheiten ergibt sich aus folgender Tatsache: Wie auf Grund der heutigen Kenntnisse von der funktionellen Lokalisation im Kleinhirn angenommen wird, befinden sich die Repräsentationsgebiete der Hinterextremitäten vor allem im Lobus anterior. Nun sind diese gerade bei Chiropteren durch ihre spezialisierte Funktion als Klammerorgane recht einheitlich gebaut, im allgemeinen klein und mit wenig Muskulatur ausgestattet. Das läßt auf eine entsprechend verringerte Repräsentation im Lobus anterior schließen. Beim Mauersegler (Apus apus), wo die Hinterextremitäten ähnliche Reduktionserscheinungen aufweisen, fand Senglaub (1963) auch eine auffällige Reduktion des Lobus anterior.

Bei der fischfressenden Noctilio leporinus sind jedoch die Hinterextremitäten im Zusammenhang mit dem hochspezialisierten Nahrungserwerb — die Tiere ergreifen ihre Beute mit den Krallen — ungewöhnlich kräftig entwickelt, Füße und Krallen verlängert (Abb. 20 u. 21).

Die Ausbildung von fünf Läppchen im Lobus anterior — ein Zustand, der unter den Microchiropteren von keiner anderen Art erreicht wird, legt den Gedanken nahe, daß hier ein Fall von funktionell bedingter Zunahme der morphologischen Differenzierung dieses Kleinhirnabschnitts vorliegt. Wieviel Vorsicht bei einer solchen Deutung allerdings geboten ist, geht aus den von Pirlot u. Stephan (1970) für Noctilio leporinus ermittelten Cerebralisationsindices hervor, die innerhalb der Microchiropteren Maximalwerte darstellen. In solchen Fällen ist es schwierig, den Anteil eines der gleichsinnig auf den Differenzierungsgrad des Kleinhirns wirkende Faktoren zu bestimmen.

Die Homologisierung der einfachen Lobuli-Muster des Kleinhirnwurms mit dem voll ausgebildeten ist allein durch den morphologischen Vergleich adulter Stadien nicht sicher möglich.

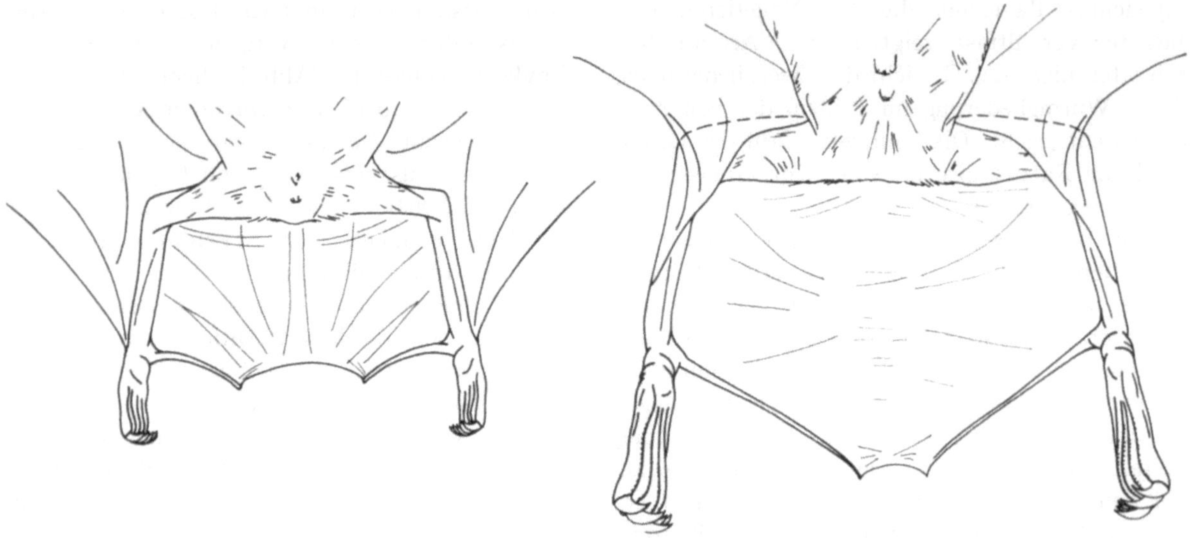

a b

Abb. 20. Hinterextremitäten von Phyllostoma hastatus (a) und Noctilio leporinus (b); Erklärung im Text; 1 : 1.

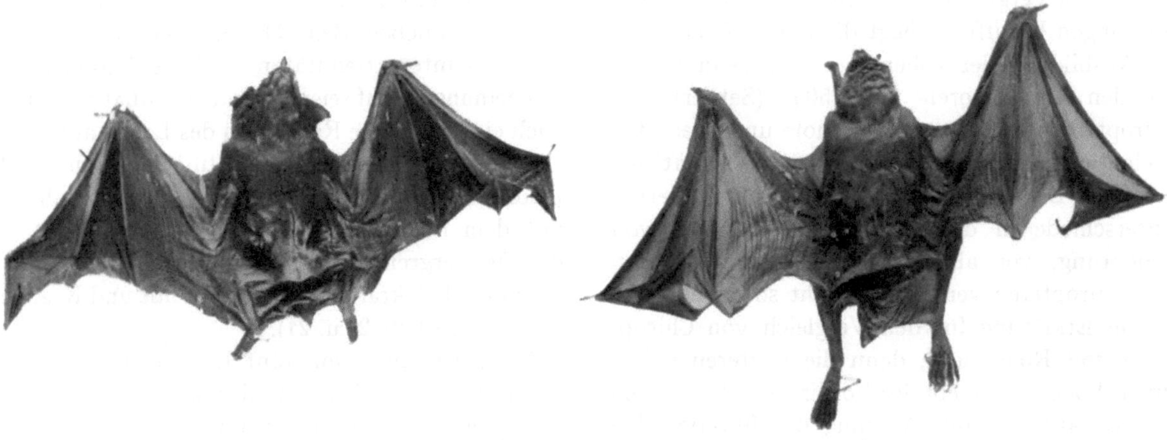

a b

Abb. 21. Habitus von Phyllostoma hastatus (a) und Noctilio leporinus (b); 1 : 2.

Larsell und Dow (1935) haben auf Grund embryologischer Untersuchungen an der Fledermausgattung Corynorhinus und Vertretern der Nagetiere (Scapanus, Rattus) eine Homologisierung ermöglicht, die von späteren Autoren auch auf andere Gruppen übertragen wurde.

Dieses Vorgehen erscheint insofern berechtigt, da Larsell und Dow zeigen konnten, daß die frühe Morphogenese des Kleinhirnwurms bei verschiedenen Säugetiergruppen prinzipiell gleichartig verläuft. Neuerdings schlagen Dillon und Brauer (1970) eine andere Gliederung des Lobus anterior vor, die wohlbegründet erscheint. Sie wird hier jedoch nicht berücksichtigt, weil sie an der grundsätzlichen Aussage unserer Untersuchungen nichts ändert und auch nicht anwendbar erscheint, so lange der Lobus posterior nicht unter den gleichen Gesichtspunkten bearbeitet ist.

Für unsere Überlegungen ist es von Interesse, daß innerhalb des Lobus anterior zuerst die

Fissura III erscheint und damit ein dorsaler und ventraler Komplex entsteht. Dieses Stadium bleibt bei den kleinsten Vertretern der Insektivora, Chiroptera und Rodentia auch im adulten Zustand erhalten. Demnach ist der ventrale Teil des Lobus anterior den Lobuli I, II und III homolog, der dorsale den Lobuli IV und V. Für den Lobus posterior ergaben die embryologischen Befunde eine zeitliche Aufeinanderfolge der Fissuren IX, VIII, VII. Die bei der kleinsten Art (Sorex araneus) vorhandene Gliederung des Lobus posterior in drei Läppchen bedeutet also eine Differenzierung der Lobuli X, IX und eines gemeinsamen Komplexes, der den Lobuli VI, VII und VIII homolog ist.

Bei größeren Arten kompliziert sich das Lobuli-Muster im Lobus posterior entsprechend der embryologischen Abfolge des Auftretens der weiteren Furchen, d. h. bei der größeren Suncus murinus hat sich aus dem einheitlichen rostralen Komplex der Lobulus VIII abgegliedert, so daß der Lobus posterior aus vier Lobuli besteht; innerhalb der Chiroptera und Rodentia ist dies ohnehin das einfachste Muster.

Für den Lobus anterior trifft diese Regelhaftigkeit insofern nicht voll zu, als hier mit zunehmender Körpermasse sowohl der ventrale Komplex (Hemicentetes, Myotis myotis, Myotis emarginatus), als auch der dorsale (Suncus, Cynopterus, Rousettus) unabhängig von der embryologischen Reihenfolge bei der weiteren Differenzierung bevorzugt sein kann.

Dieser Befund spricht für eine funktionelle Einheitlichkeit des Lobus anterior, der als Ganzes den Einflüssen der oben diskutierten Faktoren unterliegt.

Für die Rodentia ist durch das Fehlen von Arten, die in der Körpergröße zwischen Apodemus und Rattus vermitteln in diesem Zusammenhang keine Aussage möglich.

Summary

20 species of different body size (orders: Insectivora, Chiroptera, Rodentia and Carnivora) are subjected to an investigation of the morphology of their transverse sectioned vermis cerebelli.

With the exeption of the carnivora, primitive patterns of lobes occur in all orders.

In orders with lower degree of cerebralisation (Insectivora, Chiroptera, Rodentia) the size factor has a primary effect on differentiation of the vermis cerebelli.

The influence of differing evolutionary status as well of the functional factor is discussed.

Zusammenfassung

An 20 Arten unterschiedlicher Körpermasse aus den Ordnungen Insektivora, Chiroptera, Rodentia und Carnivora wird die morphologische Differenzierung des Kleinhirnwurms an Sagittalschnitten untersucht.

Einfache Lobuli-Muster kommen in allen untersuchten Ordnungen mit Ausnahme der Carnivora vor.

Bei Ordnungen mit niedriger Cerebralisation (Insektivora, Chiroptera, Rodentia) ist die Wirkung des Größenfaktors auf die Wurmgliederung vorrangig.

Auswirkungen des verschiedenartigsten Evolutionsniveaus und des funktionellen Faktors werden diskutiert.

Literatur

Bauchot, R., et H. Stephan: Morphologie comparee de l'encephale des Insectivores Tenricidae. Mammalia **34**, 3, 514—541 (1970).

Bolk, L.: Das Cerebellum der Säugetiere. F. de Erven Bohn ,Haarlem, Jena: Gustav Fischer (1906).

Brauer, K.: Untersuchungen über die Morphologie und Histologie des Kleinhirns der Canoidea. Journal für Hirnforschung **8**, 5/6, 359—415 (1966).

Brauer, K.: Vergleichend anatomische Untersuchungen am Kleinhirn der Insektivoren. II. Das Kleinhirn von Sorex araneus und Elephantulus intufi. Journal für Hirnforschung **11**, 6, 537—548 (1969).

Dillon, L. S., and K. Brauer: A Proposed Method for Establishing Homologies among Lobules of the Anterior Lobe in the Mammalian Cerebellum. Journal für Hirnforschung **12**, 3, 217—232 (1970).

Dow, R. S., and G. Moruzzi: The Physiologie and Pathologie of the Cerebellum. The University of Minnesota Press, Minneapolis (1958).

Grodums, E. I.: The cerebellar prefolium: development and morphology. Rev. canad. Biol. **19**, 181—210 (1960).

Jansen, J., und A. Brodal: Das Kleinhirn. In Handbuch der mikroskopischen Anatomie des Menschen von W. v. Möllendorff, Bd. IV, 8. Teil, Springer: Berlin—Göttingen—Heidelberg (1958).

Larsell, O.: The development and morphology of the cerebellum in the opossum. Part. I. Early development. J. Comp. Neur. **63**, 65—94 (1935).

Larsell, O.: Cerebellum and corpus bulbare of the bat (Myotis). J. Comp. Neur. **64**, 275—302 (1936).

Larsell, O., and R. S. Dow: The development of the cerebellum in the bat (Corynohinus sp.) and certain other mammals. J. Comp. Neur. **62**, 443—468 (1935).

Pirlot, P.: Relations pondérales entre l'encephale et le corps chez les Chiroptères. I. Espèces néo-tropicales. Rev. canad. Biol. **28**, 127—136 (1969).

Pirlot, P.: Relations pondérales entre l'encephale et le corps chez les Chiroptères. II. Espèces paléo-tropicales et paléarctiques. Discussion et conclusions. Bijdragen tot de Dierkunde, **40**, 2, 103—115 (1970).

Pirlot, P., and H. Stephan: Encephalization in Chiroptera. Canadian Journal of Zoology **48**, 3, 433—444 (1970).

Schneider, R.: Morphologische Untersuchungen am Gehirn der Chiroptera (Mammalia). Abh. Senckenberg Naturforsch. Ges. **495**, 1—92 (1957).

SENGLAUB, K.: Das Kleinhirn der Vögel in Beziehung zu phylogenetischer Stellung, Lebensweise und Körpergröße, nebst Beiträgen zum Domestikationsproblem. Z. f. wiss. Zool. **169**, 1—63 (1963).

SIGMUND, L., und A. ZAJICOVÁ: Quantitative Zusammensetzung des Gehirns der mitteleuropäischen Fledermäuse (Rhinolophidae u. Vespertilionidae). Bidr. tot de Dierkunde **40**, 1, 81—86 (1970).

STEPHAN, H.: Vergleichend — anatomische Untersuchungen an Insektivorengehirnen. III. Hirn — Körpergewichtsbeziehungen. Morphol. Jahrb. **99**, 853 bis 880 (1959).

STEPHAN, H.: Zur Entwicklungshöhe der Insektivoren nach Merkmalen des Gehirns und die Definition der „Basalen Insektivoren". Zool. Anz. **179**, 177—199 (1967).

STEPHAN, H., et R. BAUCHOT: Le cerveau de Galemys pyrenaicus Geoffroy, 1811 (Insectivora Talpidae) et ses modifications dans l'adaption a la vie aquatique. Mammalia **23**, 1 (1959).

STEPHAN, H., et R. BAUCHOT: Les cerveau de Chlorotalpa stuhlmanni (Matschie) 1894 et de Chrysochloris asiatica (Linné) 1758 (Insectivora Chrysochloridae) Mammalia **24**, 4, 495—510 (1960).

STEPHAN, H., and PIRLOT, P.: Volumetric Comparisions of Brain Structures in Bats. Z. f. zool. Syst. u. Evolutionsforschung **8**, 3, 200—236 (1970).

WALKER, E. P.: Mammals of the World Vol. I. The John Hopkins Press, Baltimore (1964).

WIRZ, K.: Studien über die Cerebralisation: Zur quantitativen Bestimmung der Rangordnung bei Säugetieren. Acta anat. **9**, 134—196 (1950).

Anschrift des Autors:

Dr. rer. nat. H. HACKETHAL
Museum für Naturkunde an der
Humboldt-Universität zu Berlin
104 Berlin
Invalidenstr. 43

Laboratory of Comparative Anatomy
Faculty of Biology. Bucharest Romania

Ultrastructural modifications of neurons of the spinal ganglions in white rats under the influence of thyamine

By

D. Mişcalencu, F. Zaharia, M.-D. Ionescu

with 3 figures

Receveid July 7, 1971

Introduction

Numerous investigations concerning the ultrastructure of nervous cells were started with the aim of obtaining a better understanding of their various functional aspects, when such cells are submitted to different (pathological, experimental, etc.) conditions. Neurons and their prolongations from the most various zones of the central and peripherial nervous system-among which also those of the spinal ganglions-were studied (Bunge et al. 1967, Masurovsky et al. 1967, Pannese 1962, Samorajski et al. 1965, Hamidov 1961, Grafova 1958, Pannese 1968), etc. Two types of cells were described in spinal ganglions of rats: small ones of the granular type, with few neurofilaments, with an uniformely distributed ergastoplasm, and large cells of filamentous type, containing large zones of neuro-filaments, among which ergastoplasmatic aggregates are to be found (Bunge et al. 1967, Masurovsky et al. 1967).

In various experimental conditions, nervous cells suffer marked modifications at the ultrastructural level Petrov (1964), Gambetti et al. (1968), Bunge et al. (1967), Masurovski et al. (1967), Pannese (1962), Wechsler (1963), Hamidov (1961).

In the hereby paper our aim was to establish the consequences of an abusive — Bl vitamin — treatment of the spinal ganglion nervous cells in white rats.

Material and methods

Adult male white rats got subcutaneously, during a six day period, the following increasing doses of thyamine: in the first two days, 100 mg per kilo body weight; in the following two days, 200 mg per kilo body weight, and in the last two days, 300 mg per kilo body weight.

Both the experimental and the control animals were kept under the same constant diet, composed of: carrots, oats, bread and milk; temperature, humidity and light conditions were also identical.

We employed a 0.10 g/2 ml solution of Bl fortissimum vitamin, produced by the "Fiola" Drugs-Manufacture.

The animals were killed by beheading and the spinal marrow ganglions of the cervical region were removed and fixed in glutar-aldehyde and osmium tetraoxide. The thus obtained material was included in Vestopal and sliced with a Porter-Blum ultratom, and then double stained with uranyl acetate and Reynold's solution. Its examination was made by the HU-11 Hitachi electron microscope.[1])

The experimental animals have not presented any different clinical manifestations in comparison with the control ones.

Observations

The electron microscope examination of the spinal ganglion cells of animals submitted to a thyamine treatment, points out to many modi-

[1]) Investigations performed at the Laboratory of Electron microscopy of the Dr. I. Cantacuzino Institute of Bucharest.

fications of the cytoplasmatic constituents of all the elements of the ganglion cells. The two types of neurons of the spinal ganglions (BUNGE et al. 1967) undergo modifications at all their structural levels, the small cells, of granular type, being more evidently affected.

The nucleus has a diminished content, with a granular aspect and sufficiently uniform repartition of granulations. The nucleol is voluminous and its density is contrasting with that of the nuclear content. The nuclear membrane presents folds. Sometimes the two osmiophilic laminae of the nucleolema move away from one another, leaving spaces of a vesicular aspect and, in less frequent cases, large spaces (fig. 2). In the pores of the nuclear membrane which, in our pictures have the aspect of some strong osmiophilic rectangles one observes a condensation of granular material either at the outside, of the pore or towards the interior of the nuclear space. This fact suggests the existance of a transfer of material from the nucleus to the cytoplasma.

Mitochondriae are situated all over the cytoplasmatic mass, sometimes totaly missing or being less numerous in the peripheral zone. They are more numerous than in the spinal ganglion cells of the untreated animals. They have a spherical or slightly elongated shape. Those which we consider to be in the dividing phase have the aspect of barr bells (fig. 3). All mitochondriae are in various degrees of alteration. Those less affected by the action of thyamine-therefore the most resistant present complete walls and in their interior maintain fragments of the mitochondrial crests, which partially point out the double osmiophilic membrane with a parallel disposition, like in normal crests. Frequently these crests have a moniliform aspect, due to the comming together from place to place, of the two osmiophilic membranes. In a few mitochondriae it may also be observed that the crests start from the internal membrane of the wall of the mitochondria. In the prolongations of the fragments of the crests and around them there is, in the mitochondrial matrice, a granular or rough material which has resulted from the disaggregation of the crests (figs. 1, 2 and 3). Among these, small electrono-clear areas are also observed, which represent the matrice of the organella. Other mitochondriae present in their matrice, only a rough or granular material and they present no fragments of crests. The largest mitochondriae the number of which is reduced, have a clear matrice and present in their interior short fragments of crests or pale traces of the material resulted from

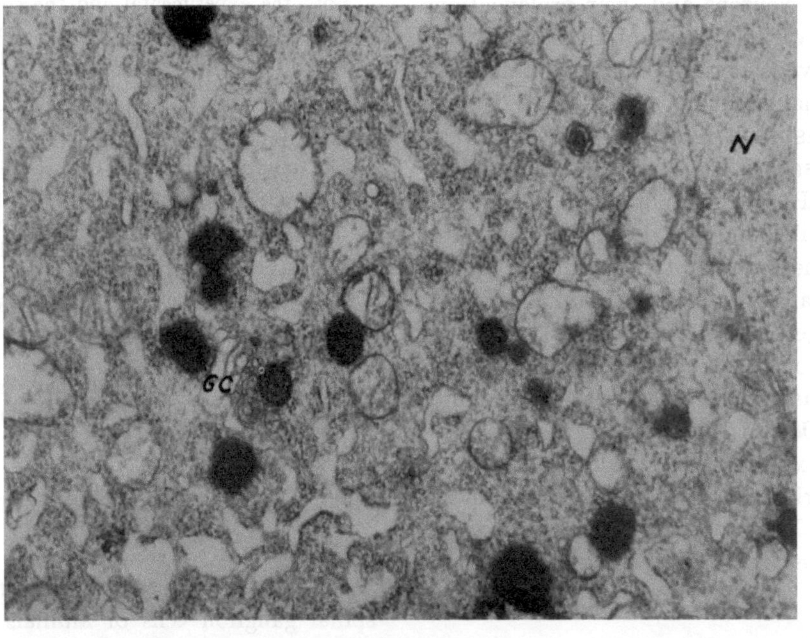

Fig. 1. Cross section through a ganglion nervous cell (cervical spinal ganglion) of a white rat treated with thyamine. Many dense bodies, mitochondriae in different phases of alteration, hypertrophiated cisterns of the endoplasmatic reticulum, as well as those of Golgi's complex (GC) are pointed out. The nucleus (N) of the cell may also be observed. × 18,000.

the disaggregation of crests (figs. 1 and 2). In a phase of alteration which we consider the most advanced, the envelope of mitochondriae breaks up on a certain length, thus producing a direct contact between matrices and the surrounding cytoplasma (figs. 3, 2 and 1). When mitochondriae come in contact, their membranes—at the place of contact—disaggregate and the two organellae fuse (fig. 2).

In many pictures may be observed the existence of successive stages of organella strangulation up to a total separation in two twin mitochondriae, indicating their division (figs. 2 and 3). At the place of separation, the walls of the two organellae disaggregate and their content comes in contact with the circumambient cytoplasma (figs. 2 and 3). Probably the modifications produced by thyamine at the cellular level create conditions which lead to the incapacity of these organellae to rebuild up their membranes at the separation place. However there exist mitochondriae which maintain in advanced phases of strangulation the integrity of their walls even after the separation of the two twin mitochondriae.

The cisterns of the endoplasmatic reticulum are strongly hypertrophied, being very different in shape and size (figs. 1, 2 and 3). On portions of their surface are disposed ribosomes. In such cases may be seen a partial disintegration of the walls of some cisterns of the endoplasmatic reticulum and in this case a slightly electron-opaque, rough mass may be distinguished on portions of the lumen (figs. 2, 1 and 3). When the cisterns of the endoplasmatic reticulum join the mitochondriae, the wall of the two organellae at the place of contact, disintegrate themselves. Among the mitochondriae and the hypertrophiated cisterns of the reticulum may be distinguished a dense ribosomial, granular mass. The augmentation of the number of the free ribosomal granules is

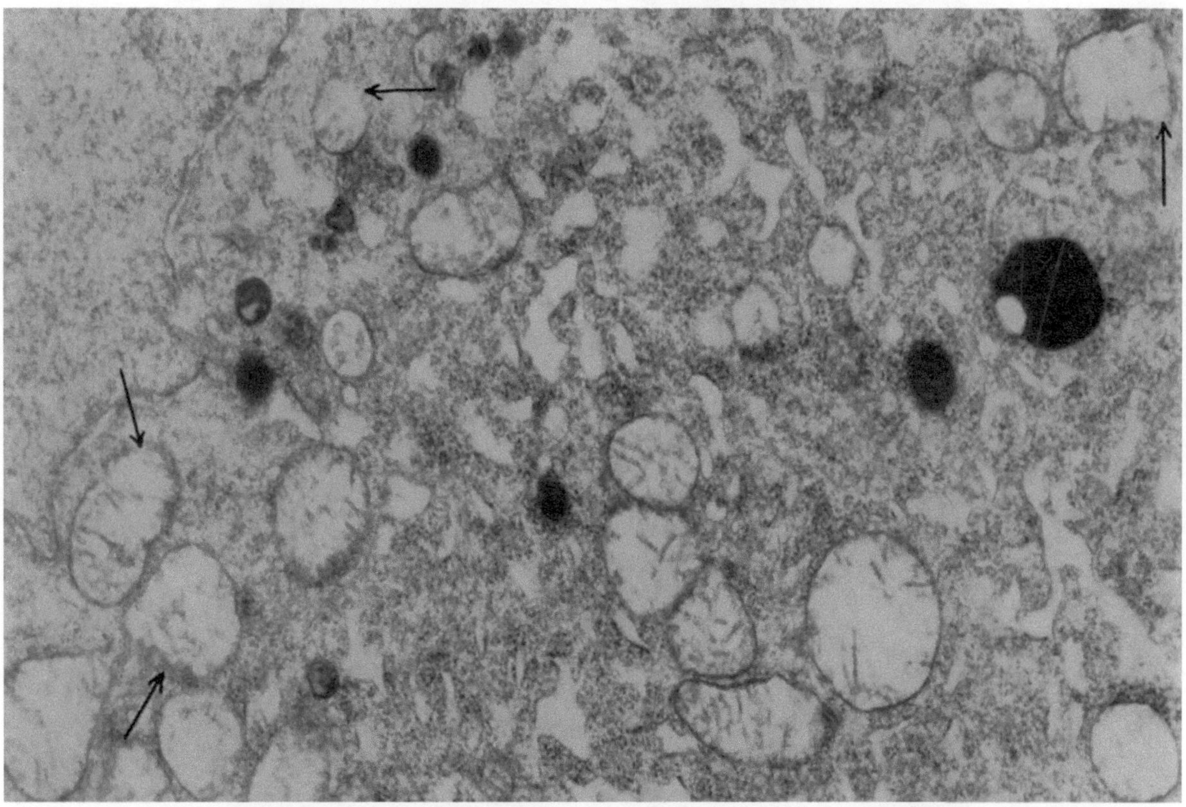

Fig. 2. Cross section through a ganglion nervous cell (cervical spinal ganglion) of a white rat treated with thyamine. Mitochondriae show different degrees of alteration. In the upper left corner may be seen two mitochondriae which resulted from a division and which have disintegrated walls. Near the centre of the picture may be seen three adjoining mitochondriae which show at the place of their contact the fusion of their membrane. Mitochondriae with the surrounding membrane partially torn (sense of the arrows) may be seen. The membranes of the cisterns of the endoplasmatic reticulum are altered on large zones. × 27,000.

the result of the disintegration of the polysomal formations. The great density of the granular mass is due to its disposition in a more reduced cytoplasmatic volume, as a consequence of the hypertrophy of the cisterns of the endoplasmatic reticulum and the augmentation of the number of mitochondriae.

Spinal ganglion neurons from animals treated with thyamine contain numerous dense bodies, the number of which is larger in the cells of granular type. Their shape and size varies largely. They may present a double membrane and sometimes no precise limit between the dense body and the granular mass of the cytoplasm can be established;

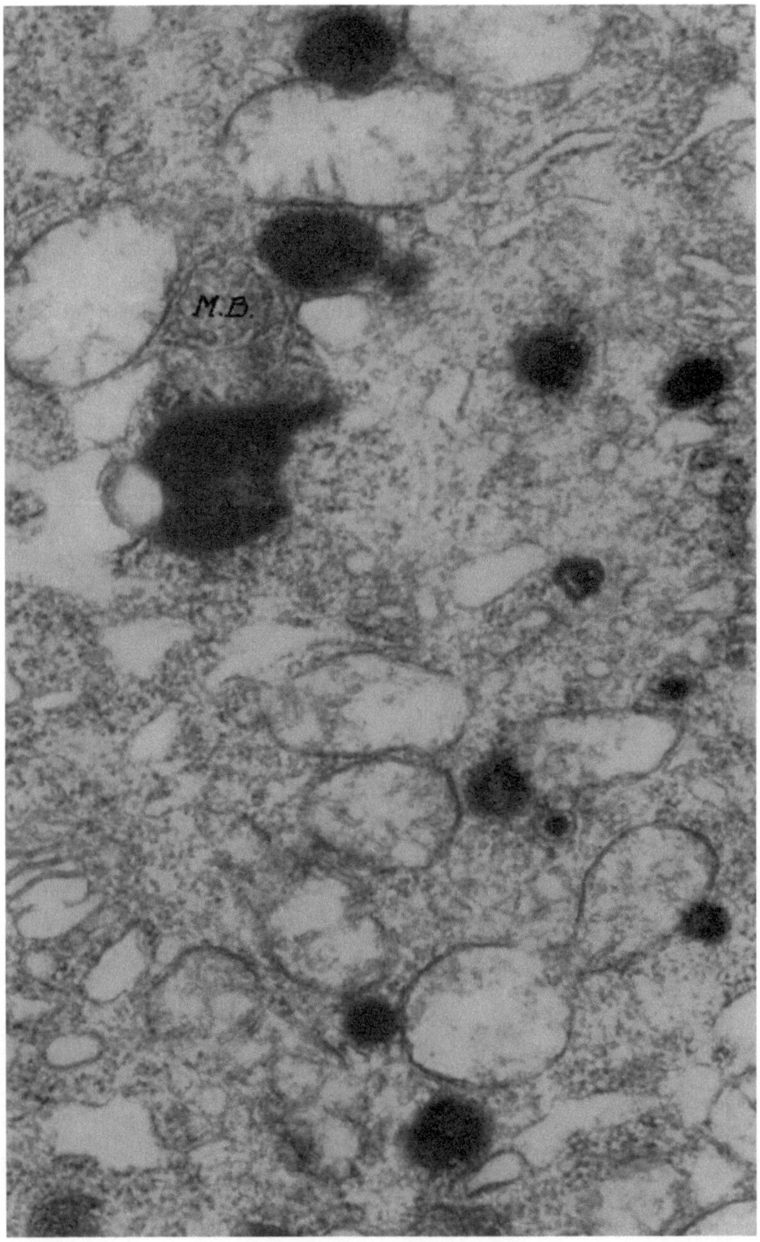

Fig. 3. Cross section through a ganglion nervous cell (cervical spinal ganglion) of a white rat treated with thyamine. The dense bodies have arround them zones with an electronic density larger, than that of the cytoplasma. A multivesicular body (MB) is pointed out. The granules of the cytoplasma have an altered shape. All the mitochondriae of this picture, as well as the cisterns of the endoplasmatic reticulum have the surrounding membrane disintegrated on large zones. One sees two mitochondriae in different division phases. × 49,000.

in which case fusion bridges between the electron-opaque mass of the dense body and some granules of the surrounding cytoplasm may be pointed out (figs. 1, 2 and 3). Another category of dense bodies present at a pole a vesicle with a clear content. T. SAMORAJSKI et al. call these granular formations "vacuolited lipofuscin pigment granules", and N. I. ARTIUHINA calls the clear part of the granule "pigmentary vesicle". In the conditions of our experiment, frequently appear multivesicular bodies, which may have the diameter of large dense bodies (figs. 1, 2 and 3).

In the case of neurons of filamentous type, in which the cytoplasmatic zones containing neurofilaments are very extended and the granular cytoplasmatic islands are reduced, the modifications determined by the action of thyamine are approximately alike to those produced in the neurons of granular type. The clear content as well as the nucleolema show the same modifications. Mitochondriae also show the same degree of alteration. By neurons of filamentous type, in the clear spaces one observes the presence of fine filaments with an ondulatory tract, which constitute a net with a fine granulation. Neurotubules maintain their uniform calibre, presenting a more or less marked granulation both of their membrane and lumen. Sometimes the neurotubules are slightly ondulated and when they are longitudinally sectioned one can observe the union of their walls, from place to place, giving them the aspect of small vesicles disposed in a row. The aspect of the ribosomal granules is the same as that of the neurons of the granular type.

Discussion

The modifications produced in the nervous cells of spinal ganglions by large doses of thyamine are more important than those produced by irradiations (MASUROVSKY et al. 1967, PITCOCK 1963), electro-shocks (PETROV 1964), absolute starving WECHSLER (1963), barbiturics, MIASISCEV (1962), IIZUKA (1960) or other experimental factors (GAMBETTI et al. 1968, PANNESE 1962, STRUCK et al. 1963, NIESSING et al. 1960, ANANIN et al. 1965, MASUROVSKY et al. 1969).

The most spectacular ultrastructural transformations are undergone by mitochondriae, fact which supposes strong modifications of the cellular energetic processes. The determination of the growth of the dimensions of this organella (swelling of mitochondriae), the disparition of the matrice, as well as the diminution of the number and length of the crests by different experimental factors (MASUROVSKY et al. 1967, GAMBETTI et al. 1968, WECHSLER 1963, MIASISCEV 1962, IIZUKA et al. 1960, STRUCK et al. 1963), and thyamine, points out that action of this last substance is not specific. However thyamine determines more marked alterations of the mitochondriae, manifested by the disintegration of some portions of their membrane, creating the posibility of a direct fusion of their content with the surrounding cytoplasma. Sometimes in the same picture dividing mitochondriae are present. These show internal alterations ressembling those of the mitochondriae which do not divide. We suppose that the modifications which have taken place in the existing mitochondriae of a given cell, under the influence of thyamine, limit their functional capacity fact, which leads to the release of multiplication in wiew of satisfying the energetical requirements necessary to the cell. Most of the time the external membranes of twin mitochondriae are disintegrated at the separation point. It is probable that the produced disorders do not allow the constitution of a mitochondrial membrane at the separation place after the division.

Another manifestation of the ultrastructural modifications provoked by thyamine, is the hypertrophy of the cisterns of the endoplasmatic reticulum. Such transformation have been released by the irradiation of ganglionar cells (MASUROVSKY et al. 1967) and by an electro-shock of the cortex of rats (PETROV 1964). In these cases resulted the vesicles either by the hypertrophy of the cisterns of the reticulum, or by their fusionning, mentein both the integrity of their osmiophilic cover and the ribosomal granules on their external face. In the pictures we obtained are observed marked modifications of the endoplasmatic reticulum. In some places the osmiophilic membrane is disintegrated and one may presume a contact between the lumen of the cisterns and the cytoplasma; moreover, such contacts are also established between the hypertrophiated cisterns of the reticulum and the mitochondriae.

The cisterns of the Golgi complex get hypertrophied, like in other experimental conditions (MASUROVSKY et al. 1967, PETROV 1964): this is recognized by the absence of granules on membranes, in contrast with those which belong to the endoplasmatic reticulum.

The diminution of the number of polysomes by

their degradation and the augmentation of the number of free ribosomes as well as the distortion of the outline of the latter is not a manifestation characteristical for our experience, being also observed in other experimental conditions (PETROV 1964, GAMBETTI et al. 1968, MASUROVSKY et al. 1967).

The aspect and the structure of the dense bodies from the ganglionar cells of our animals ressemble the "lipofuscin age pigment" of the spinal ganglionar cells by old rats (SAMORAJSKI et al. 1965) as well as the pigmentary bodies from the nervous cells of the cerebral cortex in old rats (ARTIUHINA 1968). As shown by SAMORAJSKI et al. (1965), several organellae are considered to be the residence of the digestive processes: Golgi's complex, the endoplasmatic reticulum and lysosomes. ARTIUHINA (1968) has established that the process of the formation of pigmentary bodies takes place in lysosomes and in Golgi's vesicles. SMITH (1966) shows that dense bodies represent the end of the digestive phase of the lysosomal residues. The heterogenity of their content reflects the incomplete digestion of the residues.

The overproduction of ribonucleoproteids as well as the presence of numerous remainders of membranes resulted from the alteration of different organellae, as a consequence of the action of thyamine, has released an intense process of intracellular digestion, fact which determined the apparition of a considerable number of dense bodies, which become are very few and small, in the ganglionar cells of animals untreated with thyamin.

Zusammenfassung

Eine verlängerte Thiaminbehandlung mit großen Dosen verursacht starke Veränderungen in den Strukturelementen der Neuronen der zervikalen Spinalganglien der weißen Ratte.

Die Kernmembran zeigt blasenartige Zwischenräume. Die mitochondrialen Leisten weisen verschiedene Zersetzungsstufen auf, so daß zuweilen nur undeutliche Spuren erkennbar sind. Die umgebenden Membranen der meisten Mitochondrien zerfallen in großen Abschnitten und ihr Inhalt kommt in unmittelbarer Berührung mit dem umgebenden Cytoplasma. Zahlreiche Mitochondrien befinden sich in aktiver Teilung. Die Zisterne des endoplasmatischen Reticulums und der Golgi-Komplex sind stark angeschwollen und deren Membranen oftmals in großen Abschnitten geschädigt.

Die Polysomenzahl ist vermindert. Die Zahl der freien Ribosomen, die eine Veränderung ihrer Gestalt aufweisen, ist stark vermehrt. Multivesiculare Körper sind erkennbar. Die Zahl der ,,dense bodies" ist beträchtlich. Ihre Gestalt und Größe ist unterschiedlich. Einige haben eine doppelte umgebende Membran, andere haben im Gegenteil keine genaue Begrenzung und zeigen Verschmelzungsbrücken zwischen ihrer Substanz und den Granula des umgebenden Cytoplasmas. Eine andere Kategorie der ,,dense bodies" zeigt an einem Pol mit klarem Inhalt versehene Bläschen.

Die zahlreichen aus dem Zerfall der verschiedenen Organellen infolge der Thiaminwirkung entstammenden Reste haben eine intensive intrazelluläre Verdauung ausgelöst, die das Auftreten einer großen Zahl von ,,dense bodies" verursacht.

Summary

A prolonged treatment with large doses of thyamine has induced strong modifications in the structural elements of cervical spinal ganglions of white rats.

The nuclear membrane presents spaces with a vesicular aspect. The crests of mitochondriae reach different degrees of disagregation, remaining sometimes only pale traces. Most of the mitochondriae have their surrounding membrane disintegrated on large areas, thus giving place to a direct contact taking place between their content and the surrounding cytoplasma. Numerous mitochondriae are in the dividing phase. The cisterns of the endoplasmatic reticulum as well as those of the Golgi complex are strongly hypertrophied, their membranes often appearing altered on large surfaces.

The number of polysomes is reduced. The number of the free ribosomes, which have undergone an alteration of their shape, augments strongly. Multivesicular bodies are pointed out. The number of the dense bodies is considerable. Their shape and size varies. Some have a double surrounding membrane, while others have not definite limits and present bridges of fusion between their mass and the granules of the circumambient cytoplasma. Another category of dense bodies presents at one of their poles a vesicle with a clear content.

The numerous rests resulted from the alteration of different organellae, as a result of the action of thyamine, has released an intense process of intracellular digestion, fact which determined the apparition of a considerable number of dense bodies.

References

ANANIN, W. S., L. S. SUTULOV, A. A. HACIATURIAN: Electronaia microscopia neironov i nervnoglialnîh cletok. Probl. vîsşi. nervn. deiatelinosti neirofiziol. i neiromorfol. 14—117 (1965).

ARTIUHINA, N. I.: Electronomikroscopicescoie izucenie vnutrikletocinovo pigmenta v core golovnovo mozga krîs. Titologhia, **X**, 28—35 (1968).

BUNGE, M. B., R. P. BUNGE, E. R. PETERSON and M. R. MURRAY: A light and electron microscope study of long-term organized cultures of rat dorsal root ganglia. J. Cell. Biol. **32**, 439—466 (1967).

GAMBETTI, P., N. K. GONATAS and L. B. FLEXNER: The fine structure of puromycin-induced changes in mouse entorhinal cortex. J. Cell. Biol. **36**, 2, 379—390 (1968).

GRAFOVA, G. IA.: Izmenenie neironov i glii spinalinîh gangliev pri povrejdenii. Tr. Leningrad. san.-ghighien. med. in-ta, **42**, 315–325 (1958).

HAMIDOV, D.: Morfologhia spinalinîh gangliev pri udalenii matki. Sb. nauci. tr. Taşkentsk. med. in-t, **18**, 388–391 (1961).

IIZUKA, R., und G. WILKE: Elektronenmikroskopische Untersuchungen zur Frage der Barbituratwirkung auf die Ultrastruktur der Hirnrinde zugleich ein Beitrag zur submikroskopischen Morphologie der Hirnschwellung. Nervenarzt. **31**, 11, 519–522 (1960).

MASUROVSKY, E. B., M. B. BUNGE and R. P. BUNGE: Cytological studies of organotypic cultures of rat dorsal Root ganglia following X-irradiation in vitro. II. Changes in Schwann Cells, Myelin sheaths, and Nerve Fibres. J. Cell. Biol., **32**, 1–3, 497–518 (1969).

MASUROVSKY, E. B., M. B. BUNGE and R. P. BUNGE: Cytological studies of organotypic cultures of rat dorsal root ganglia following X-irradiation in vitro. I. Changes in neurons and satellite cells. J. Cell. Biol. **32**, 467 to 496 (1967).

MIASISCEV, V. N.: K vaprosî o sootnoşenien structurî i funcţii nervnîh kletok po danîm electronoi microscopii i electroenţefalografii. Structura i funcţia nervn. sistemî, Medghiz. **349**, 145–152 (1962).

MARQUET, E., and H. J. SOBEL: Crystalline inclusions in the nuclear envelope and granular endoplasmic reticulum of the fish' spinal cord. J. Cell. Biol. **41**, 3, 774–785 (1969).

NIESSING, K., and W. VOGELL: Elektronenmikroskopische Untersuchungen über Struktur-Veränderungen in der Hirnrinde beim Odem und ihre Bedeutung für das Problem der Grundsubstanz. Z. Zellforsch. **52**, 2, 216 to 237 (1960).

PANNESE, E.: Developmental changes of the endoplasmic reticulum and ribosomes in nerve cells of the spinal ganglia of the domestic fowl. J. Compar. Neurol. **32**, 331–422 (1968).

PANNESE, E.: Detection of neurofilaments in the perikaryon of hypertrophic nerve cell. J. Cell. Biol. **13**, 3, 457–465 (1962).

PETERS, A., and J. E. VAUGHN: Microtubules and filaments in the axons and astrocytes of early postnatal rat optic nerves. J. Cell. Biol. **32**, 1, 113–119 (1967).

PETROV, V. S.: Electronomicroscopicescoie isledovanie korî golovnovo mozga celoveca i experimentalinîh jivotnîh pri sudorojnîh sostoianiah. Arhiv patologhii **26**, 1, 29–39 (1964).

PITCOCK, J. A.: Demyelonating lesions and focal vascular lesions in the cerebral white matter of normal and irradiated monkeys (Macaca mulatta). J. Neuropathol. and Exptl. Neurol. **22**, 1, 120–127 (1963).

ROSENBLUTH, J. M. D.: The fine structure of acoustic ganglia in the rat. J. Cell. Biol. **12**, 1–3, 329–359 (1962).

SAMORAJSKI, T., I. M. ORDY and J. R. KEEFE: The fine structure of lipofuscin age pigment in the nervous system of aged mice. J. Cell. Biol. **26**, 1–3, 779–795 (1965).

SCHULTZ, R. L., and D. C. PH. PEASE: Cicatrix formation in rat cerebral cortex as revealed by electron microscopy. Am. J. Path. **35**, 1017–1042 (1959).

SMITH, R. E., and M. G. FARQUHAR: Lysosome function in the regulation of the secretory process in cells of the anterior pituitary gland. J. Cell. Biol. **31**, 2, 314–347 (1966).

SOTELO, C., and S. L. PALAY: The fine structure of the lateral vestibular nucleus in the rat. J. Cell. Biol. **36**, 1, 151–179 (1968).

STRUCK, G., und M. KUHN: Vergleichende licht- und elektronenmikroskopische Untersuchungen an der normalen und ödematös veränderten Hirnrinde des Menschen. Arch. Psychiatr. und Z. Neurol. **204**, 3, 209–221 (1963).

WECHSLER, W.: Elektronenmikroskopische Befunde am Großhirn der Albinoratte nach absoluten Hunger. Die Naturwissenschaften **50**, 4, 132–133 (1963).

The author's address:

DUMITRU MIŞCALENCU and FLORICA ZAHARIA
Laboratory of Comparative Anatomy.
Faculty of Biology Splaiul Independenţei No. 91–95
Sect. 6,
BUCHAREST–ROMANIA.

From the Department of Anatomy, Wayne State University
School of Medicine, Detroit, Michigan, U.S.A.

Further observations on the spiny neurons and synaptic endings in the striatum of the monkey (Saimiri sciureus)

By

José A. Rafols and Clement A. Fox

With 8 figures

Introduction

Recently the spiny neurons in the caudate nucleus and the putamen of the monkey (Macaca mulatta) and the squirrel monkey (Saimiri sciureus) were described by Fox et al. (1971/72). The various features of these neurons, as revealed by Golgi preparations, their cell bodies, the initial segments of their axons, the spine-free initial segments of their dendrites, and their distal spine-laden dendrites, which have cruciform axodendritic connections, were demonstrated in photomicrographs that were displayed side by side with electron micrographs of these same structures. It was disclosed that the spiny neurons are short axon neurons, that they are the small achromatic neurons of the cytoarchitectonists, that they are densely packed in the striatum and are enormous in number. In keeping with the disclosures of previous investigators (Mori, 1966; Kemp, 1968) it was found that the striatum contains (1) endings with small synaptic vesicles and (2) endings with large synaptic vesicles. Their distribution as far as the spiny neurons are concerned was given as follows: (1) the endings with small synaptic vesicles are in synaptic relationship with dendritic spines and dendrites; (2) the endings with large synaptic vesicles are in synaptic relationship with the dendrites, the soma and the initial segment of the axon. Very few synaptic endings were found on the soma. Therefore, because of the unsatisfactory nature of this sampling, an intensive search to locate more axosomatic endings was undertaken. The results obtained are part of the present contribution.

It should added that still another consideration prompted this renewed search. In experimental work (unpublished) we have found degenerated synaptic endings only on the dendritic spines, following thalamic lesions and following extensive lesions of the cerebral cortex. Since we had found only endings with large synaptic vesicles on the soma of the spiny neurons, and only endings with small synaptic vesicles on the dendritic spines, we were surprised at Kemp's (1968) clear-cut demonstrations of a degenerating axosomatic ending on what is obviously a spiny neuron (see her figure 2) following damage to the cortex.

Considering the various possible terminals in the caudate nucleus and the putamen, both extrinsic and intrinsic, that need to be accounted for, it is indeed disconcerting to find only endings with small synaptic vesicles and endings with large synaptic vesicles in the striatum. In the adult macaque monkey all areas of the cerebral cortex, even area 17, contribute a topographically well organized projection to the striatum, and area 5 and the supplementary motor area contribute a bilateral projection (Kemp and Powell, 1970). Intralaminar thalamic nuclei project on the striatum (Powell and Cowan, 1956; Mehler, 1966; Petras, 1965) and so does the substantia nigra. The latter projection has now been verified by anterograde degeneration techniques: in the rat

Supported by Grant NS-06925-5 from the National Institute of Neurological Diseases and Stroke, Public Health Service.

(HEDREEN, 1971); in the cat (LLAMAS and REINOSO-SUÁREZ, 1969; MOORE, 1970; SZABO, 1971); in the adult macaque monkey (CARPENTER and PETER, 1972). Then, too, myriads of short axon spiny neurons contribute their share of synaptic endings to this heterogeneous population of terminals and we can report (unpublished observation) that the large aspiny neurons, which have medullated axons and which we believe are the striatal efferents, give off collaterals in the striatum.

It was reported (Fox et al., 1971/72) that the small synaptic vesicles, in the endings with this type of vesicle, are less than 400 Å and range mostly between 300 and 400 Å, while the large synaptic vesicles, in the endings with this type of vesicle, are greater than 400 Å and range mostly between 500 and 600 Å. However, measuring synaptic vesicles with a vernier caliper on enlarged electron micrographs is not too satisfactory a procedure. The profiles of synaptic vesicles are not circles. This is particularly true of the large synaptic vesicles; they are more polymorphic than the small vesicles and many of them are elongated and almost egg-shaped. Perhaps a more accurate determination could be obtained by measuring the area of each vesicle. But this requires special equipment.

On a recent visit to the Department of Anatomy at Washington University in St. Louis, Missouri, where highly sophisticated computer programs for the analysis of neuroanatomical data have been developed, we had the opportunity of measuring the areas of synaptic vesicles in a few of our electron micrographs from the caudate nucleus, the putamen, the globus pallidus and the substantia nigra. Unfortunately, as will be seen, we did not have with us any of the electron micrographs used in the present study; actually, they were not then available. However, we did have one of the electron micrographs previously submitted to this journal. It is figure 16 (Fox et al., 1971/72) showing an ending with small synaptic vesicles contacting a pedunculated spine, and an ending with large synaptic vesicles on a dendrite of an aspiny neuron. At this time we would like to show a histogram made from the computer analysis of the synaptic vesicles in each of these synaptic endings. The reader will understand, of course, that these data are, as yet, too meager to draw any significant conclusions, but they afford a preview of future possibilities and reveal measurements that could be obtained in no other way.

Material and Methods

The procedure for preparing the electron microscopic material used in this study is the same as that previously reported by Fox et al. (1971/72).

The measurement of the synaptic vesicles was performed at Washington University in St. Louis, Missouri, on an image processing system supported by NIH contract No. 71-2289. This system was developed for the analysis of neuroanatomical data and consists of a LINC computer with specialized peripherals including a graphic input tablet. We would like to thank Dr. W. M. COWAN of the Department of Anatomy and Drs. D. F. WANN and R. M. KLINE of the Department of Electrical Engineering for their assistance in the use of this equipment. Some results from using this equipment have been published by ALVING and COWAN (1971).

Observations

Measurement of synaptic vesicles. As the operator moved a stylus around the perimeter of each synaptic vesicle, the computer typed out the measurement in square nanometers. When all vesicles in the ending were measured, the computer indicated the total counted and the number in each predetermined bin size. The bin sizes were graduated in increments of 100 square nanometers. In the ending with small synaptic vesicles (Fig. 16, Fox et al., 1971/72) 108 vesicles were counted. The mean size is 656.652 NM^2 and the standard deviation ± 150.4. The smallest profile of a small synaptic vesicle is 242.085 NM^2 and the largest 1137.804 NM^2. In the ending with large synaptic vesicles (Fig. 16, Fox et al., 1971/72) 67 vesicles were counted. The mean size is 1255.769 NM^2 and the standard deviation ± 268.40. The smallest profile of a large synaptic vesicle is 798.884 NM^2 and largest 2130.357 NM^2. Thus the mean area of the large synaptic vesicles nearly doubles that of the small synaptic vesicles. These results are displayed in the histogram (Fig. 1).

Investigators are accustomed to thinking of synaptic vesicle sizes in terms of their diameters in Angstroms. The profiles of synaptic vesicles are not perfect circles, but if the areas given above are considered as circles, they would have diameters in Angstroms approximately as follows: (1) small synaptic vesicles: mean size diameter, 288 Å; smallest profile diameter, 88 Å; and largest profile diameter, 380 Å; (2) large synaptic vesicles: mean size diameter, 400 Å; smallest profile diameter, 318 Å; and largest profile diameter 520 Å.

Axosomatic endings on the spiny neuron. The partial profile of a spiny neuron (Fig. 2) is unusual.

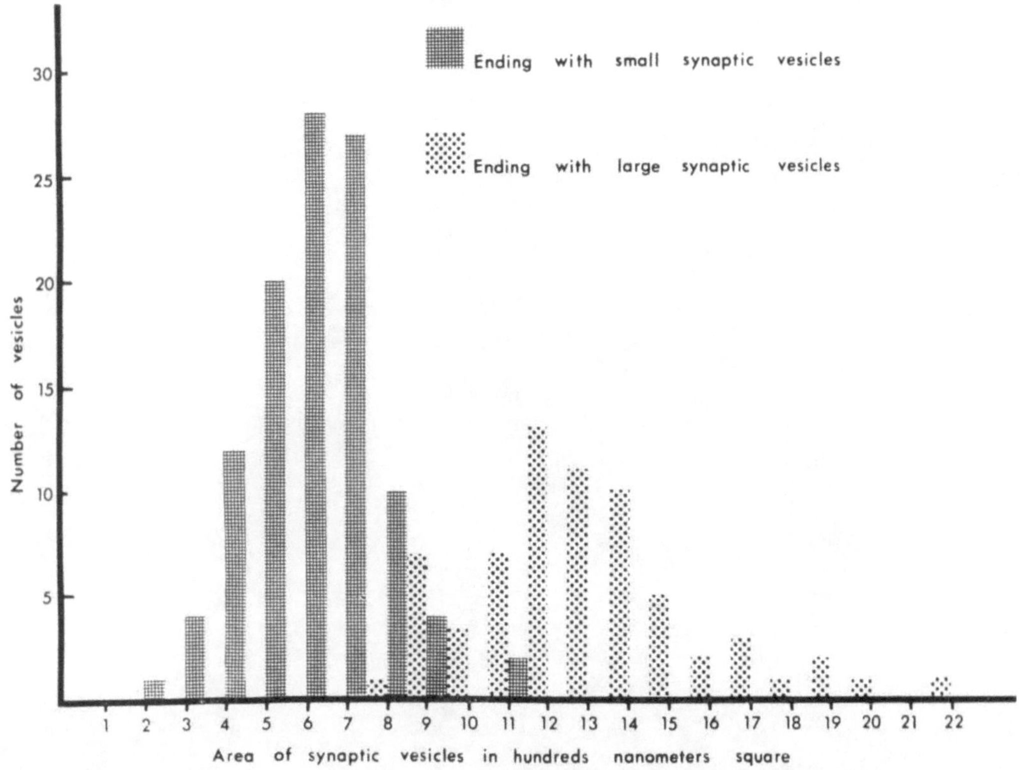

Fig. 1. A histogram comparing the area size and distribution in area sizes of computer-measured synaptic vesicles in an ending with small synaptic vesicles and in an ending with large synaptic vesicles. The mean size for the small synaptic vesicles is 656.652 NM². Standard deviation is ±150.4. The mean size for the large synaptic vesicles is 1 255.769 NM². Standard deviation is ±268.40. The bin sizes (abscissa) are graduated in increments of 100 NM². An electron micrograph of these two endings can be seen (Fig. 16, Fox et al., 1971/72). Caudate nucleus (Saimiri sciureus).

On it there are four synaptic endings and interestingly in the cytoplasm, immediately subjacent to each of these endings, there is a subsurface cistern. The findings in this electron micrograph prompted us to review our previous electron micrographs and to search through new material with attention focused on the soma of the spiny neurons. Invariably a subsurface cistern was found subjacent to an axosomatic ending. Only in a few instances did we fail to find a subsurface cistern subjacent to an axosomatic ending.

Another feature of this electron micrograph (Fig. 2) is that all the synaptic endings here contain large synaptic vesicles, except the ending marked with a star. It contains a type of vesicle we had not previously recognized in the striatum. This ending and the ending marked with an asterisk are shown in Figs. 3 and 4, respectively. Also on this same plate (Figs. 5 and 6) there are other axosomatic endings found on spiny neurons. All the electron micrographs on this plate are shown at the same magnification, ×80,000, to facilitate comparison of the synaptic vesicles and to better display the subsurface cisterns. It is obvious that the ending (Fig. 4) contains large synaptic vesicles (LSV) which are few in number, and the ending (Fig. 6), which contacts a dendritic spine (S) and the soma of a spiny neuron, contains densely packed small synaptic vesicles (SSV). On the other hand, simple inspection reveals that the axosomatic ending (Fig. 3) and the two axosomatic endings adjacent to each other (Fig. 5) contain synaptic vesicles intermediate in size between those in Figs. 4 and 5. They are not as densely packed as the small synaptic vesicles and for the time being we are referring to them as medium size synaptic vesicles.

The spiny neuron axosomatic synapse can be classified as symmetrical (Colonnier, 1968) or type II synapses (Gray, 1959). Note that the synaptic ending (Fig. 6) with small synaptic vesicles forms a symmetrical synapse with the

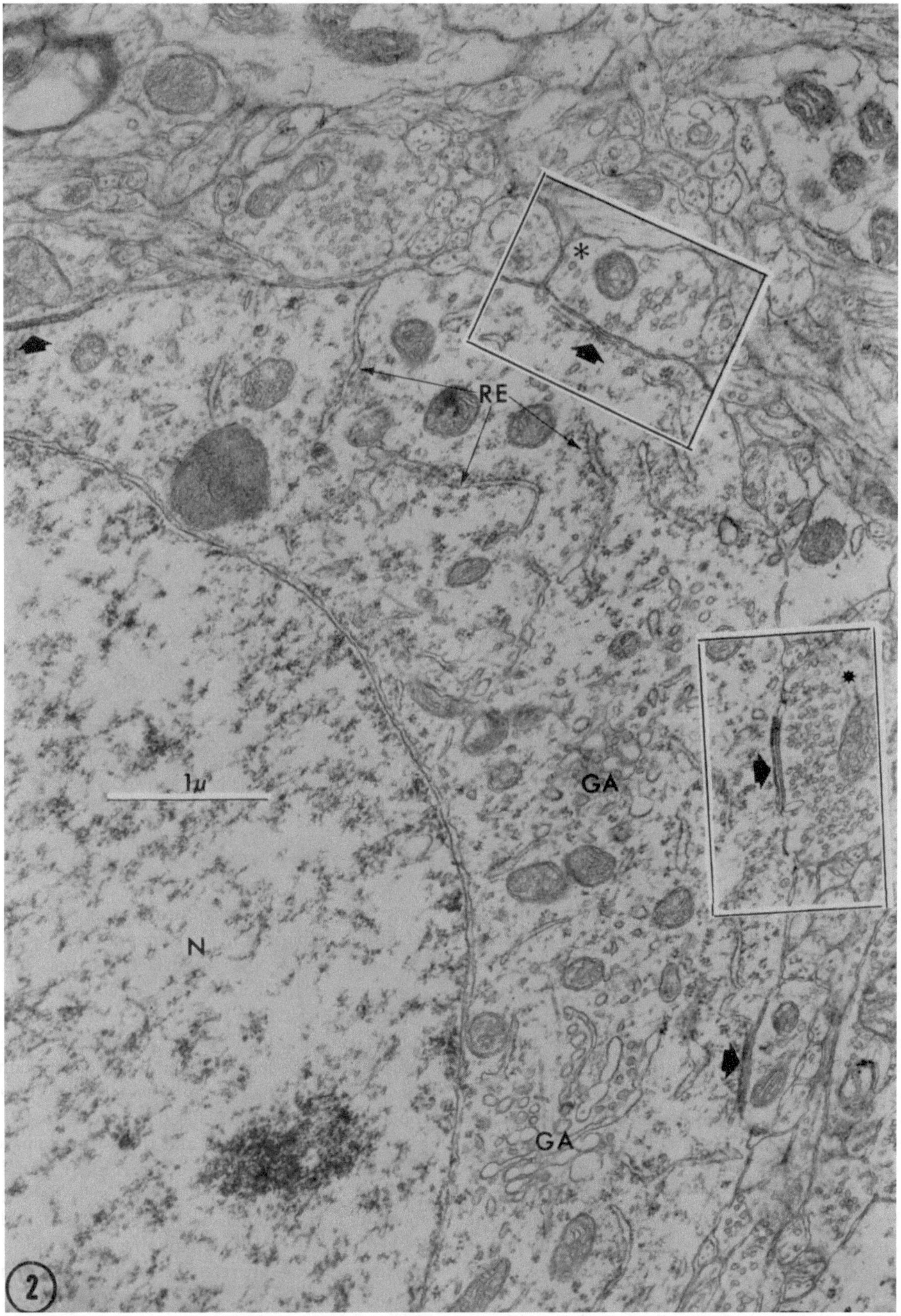

Fig. 2. On the profile of this spiny neuron's cell body there are four axosomatic endings and immediately subjacent to the postsynaptic membrane of each is a subsurface cistern (block arrows). The rectangular area marked with a star and an asterisk, are further magnified in Figs. 3 and 4, respectively. GA, Golgi apparatus; N, nucleus; RE, rough endoplasmic reticulum. Caudate nucleus (Saimiri sciureus) × 30,400.

Fig. 3. Higher magnification of an ending shown in Fig. 2 (star). Note the subsurface cistern (block arrow) and the medium sized synaptic vesicles (MVS). Caudate nucleus (Saimiri sciureus) × 80,000. →

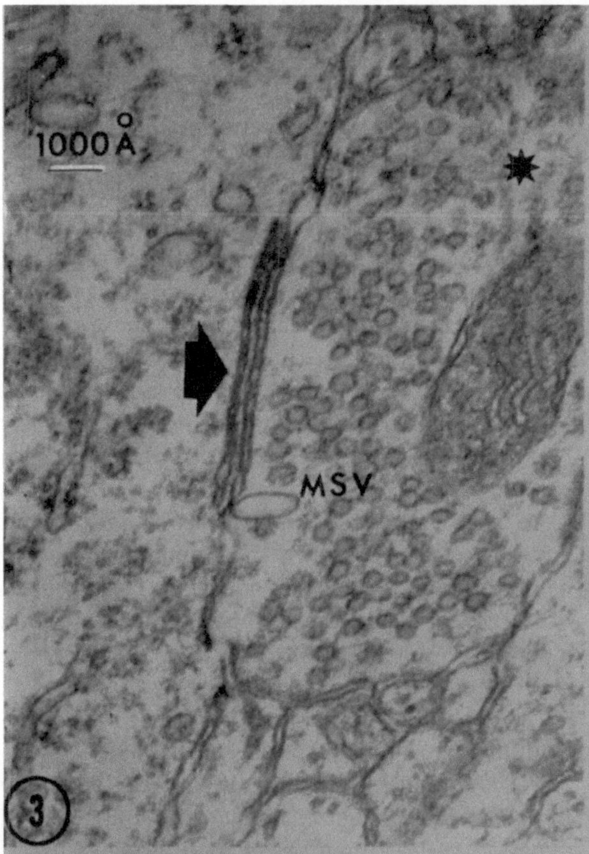

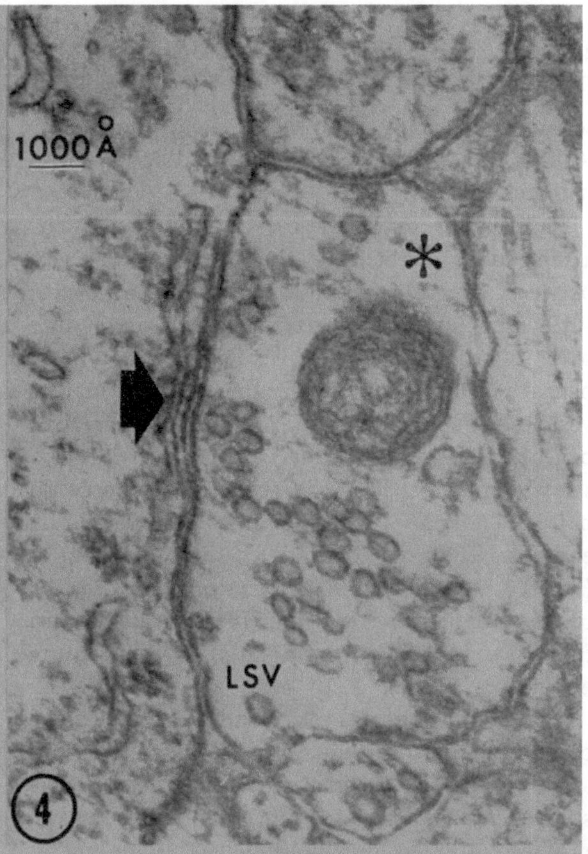

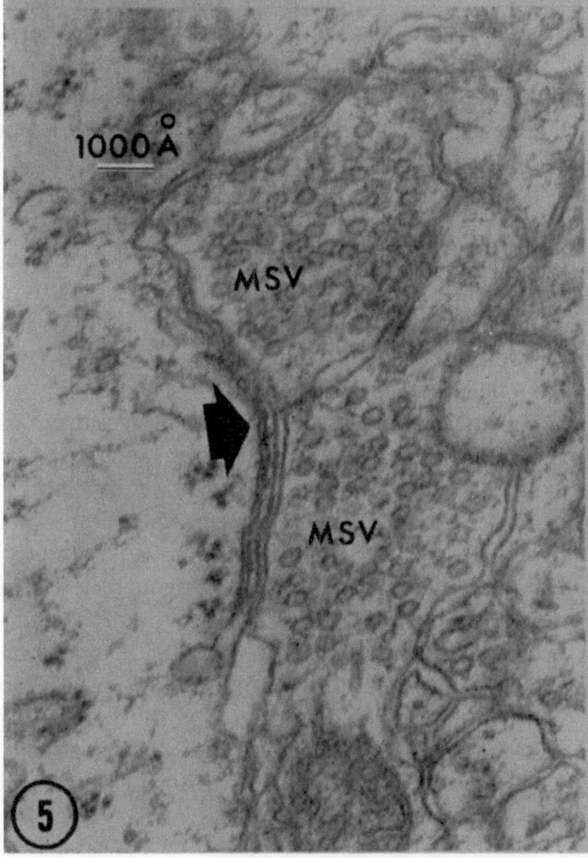

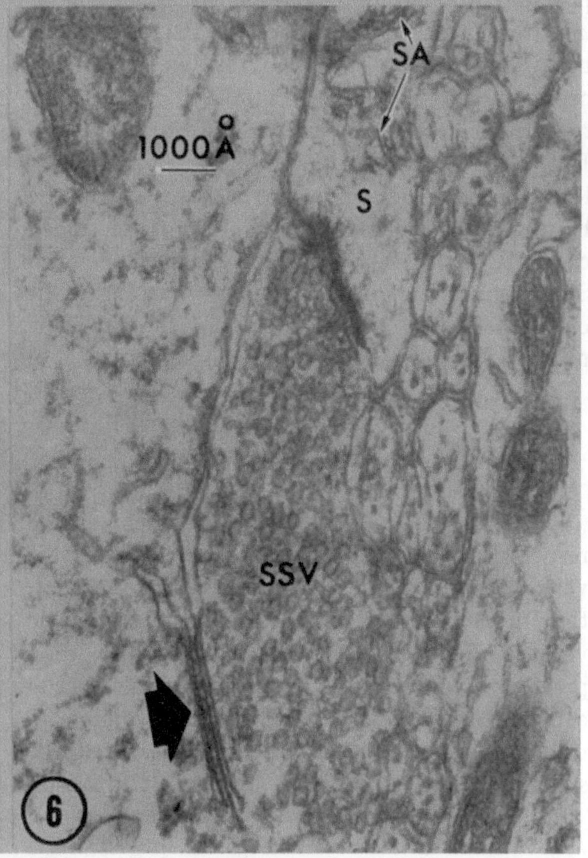

Fig. 4. Higher magnification of an ending shown in Fig. 2 (asterisk). Note the subsurface cistern (block arrow) and the large synaptic vesicles (LSV). Caudate nucleus (Samiri sciureus) × 80,000.

Fig. 5. Two adjacent synaptic endings, containing medium sized synaptic vesicles (MSV), on the soma of a spiny neuron. Note the subsurface cistern (block arrow). Caudate nucleus (Saimiri sciureus) × 80,000.

Fig. 6. A synaptic ending with small synaptic vesicles (SSV) contacting a dendritic spine (S) and the soma of a spiny neuron. Note the subsurface cistern (block arrow). SA, spine apparatus. Caudate nucleus (Saimiri sciureus) × 80,000.

soma of the spiny neuron and an asymmetrical (COLONNIER, 1968) or type I (GRAY, 1959) synapse with the dendritic spine.

It may, or may not be, of significance but attention is directed to the width of the gap between the post synaptic membrane and subsurface cistern. It is greatest beneath the ending with the large synaptic vesicles (Fig. 4), least beneath the ending with the small synaptic vesicles (Fig. 6) and intermediate in breadth beneath the endings (Figs. 3 and 5) with medium size synaptic vesicles. The subsurface cisterns do not extend the entire length of the synaptic endings. They are dilated at their extremities (Figs. 3, 4 and 6) and are continuous with the rough endoplasmic reticulum (Figs. 4 and 6). In figure 5 a single cistern is subjacent to two synaptic endings.

Cilium. Cilia have been found in many of the central nervous system neurons (see discussion) so it is not too surprising to find them in the spiny neurons of the striatum. Figure 7 shows the profile of a longitudinally sectioned cilium emerging from a spiny neuron. Note that the basal body and the parabasal body are located in the center of a region in the cytoplasm that is surrounded by profiles of the Golgi apparatus (GA). In places the profiles of the Golgi apparatus are less than one-half of a micron away from the basal body. Figure 8 shows a cross-sectioned cilium (C) adjacent to the soma of a spiny neuron. Since its subfibers display the 9 + 0 arrangement of doublets seen in non-motile cilia, this profile is near the base of the cilium (see discussion).

Discussion

There is little need for further comment on the results of the computer measurements of synaptic vesicle areas. Even though these data are meager, the measurements of these specific synaptic vesicles are more detailed and accurate than previous estimates. Our regret is that this special computer facility is not immediately available to us. Had it been, we would have measured the synaptic vesicles in Figs. 3–6. But the size differences in these vesicles are so obvious that no measurements are required to see that the soma of spiny neurons are contacted not only by endings with large synaptic vesicles and endings with small synaptic vesicles, but also by hitherto unrecognized endings with medium size synaptic vesicles. Perhaps the reason these endings were missed previously (FOX et al., 1971/72) is that we concentrated on bridging the gap between light microscopy (Golgi preparation) and electron microscopy and most of our electron micrographs were low power.

In the cerebellar cortex, where the internal circuitry is better known than that in any other center, synaptic vesicle size and shape has provided useful criteria for the identification of specific synaptic endings (UCHIZONO, 1965, 1967, 1969; LARRAMENDI et al., 1967; LARRAMENDI and VICTOR, 1967; LARRAMENDI, 1969; LEMKEY-JOHNSTON and LARRAMENDI, 1967, 1968; MUGNAINI, 1969 and in press). When the internal circuitry of the striatum is better known, size and shape of synaptic vesicles may prove to be equally useful in identifying specific endings in the striatum. Eventually we plan, when more information is available, to make arrangements at Washington University for measuring synaptic vesicles in the various ending of the basal ganglia.

Finding subsurface cisterns subjacent to axosomatic endings on the spiny neuron with such regularity suggests that they might have some significance relative to these synapses. Only in a few instances did we fail to find them and then we were inclined to believe that this cistern may have been missed by the plane of section.

Subsurface cisterns were described in neurons of the cerebral cortex, spinal cord and acoustic ganglia of the rat as flattened, sheet-like or discoid sacs bounded by a single membrane and closely applied to the plasmalemma (ROSENBLUTH, 1962). Similar structures were subsequently shown in cells of the cerebellar cortex of the rat (HERNDON, 1963), toad (ROSENBLUTH, 1966), opossum, squirrel monkey and man (SIEGESMUND, 1968); in neurons of the cerebral cortex of the guinea pig (HARTMANN, 1966), squirrel monkey (SIEGESMUND, 1968), and rat (PETERS et al., 1970); in neurons of

→

Fig. 7. The profile of a cilium (C) emerging from the soma of a spiny neuron. Note the surrounding Golgi apparatus (GA). BB, basal body; PbB, parabasal body. Caudate nucleus (Saimiri sciureus) × 50,000.

Fig. 8. A cross-cut profile of a cilium (C) adjacent to the soma of a spiny neuron. Note the nine peripherally distributed doublets. NM, nuclear membrane; RE, rough endoplasmic reticulum. Caudate nucleus (Saimiri sciureus) × 100,000.

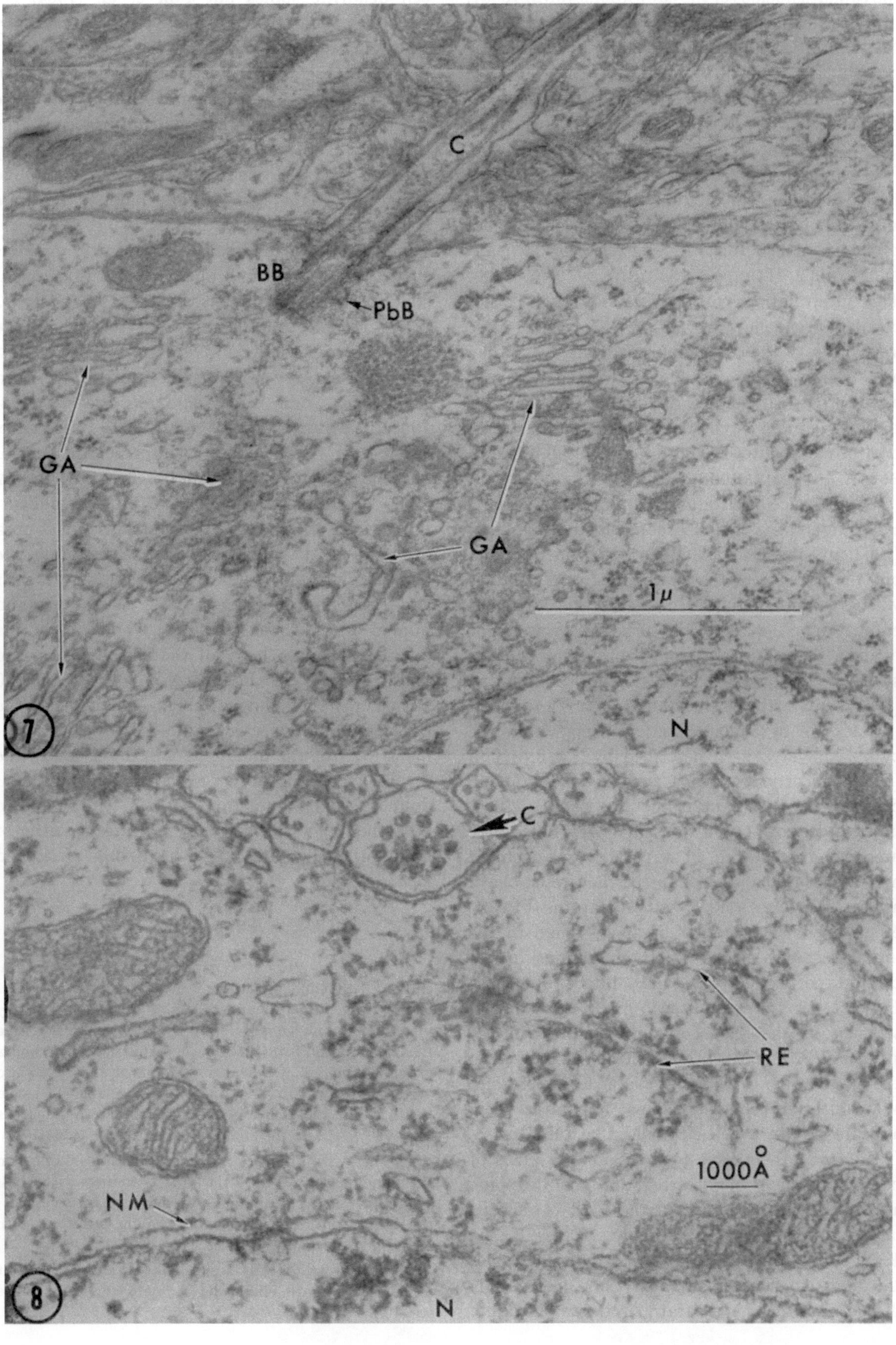
C
BB
PbB
GA
GA
1μ
N
7
C
RE
1000Å
NM
N
8

the caudate nucleus of the cat (SIEGESMUND, 1968); in posterior horn cells of the rat (NATHANIEL and NATHANIEL, 1966); and in the anterior horn of the rat (PETERS et al., 1970).

The continuity of the subsurface cisterns with elements of the rough endoplasmic reticulum has been pointed out by several investigators (ROSENBLUTH, 1962; HERNDON, 1963; HARTMANN 1966). Likewise, other cytoplasmic organelles, such as mitochondria and ribosomes, have been reported to be in association with the cisterns (ROSENBLUTH, 1962, HERNDON, 1963, SIEGESMUND, 1968). The interralations of the cisterns with other cellular organelles, in addition to their close apposition to the cell membrane from which they are usually separated by a 50—80 Å space, have prompted some investigators to consider these structures as possible devices for the transport of metabolites in and out of the cell (ROSENBLUTH, 1962, HERNDON, 1963).

The presence of cisterns immediately underlying synaptic endings was also noted by ROSENBLUTH (1962) and PETERS et al. (1970); the former pointed out the absence of the characteristic thickenings whenever the cistern is associated with a particular ending. Whether or not subsurface cisterns might modify the physico-chemical properties of the synaptic membrane, as suggested by ROSENBLUTH (1962) remains to be elucidated.

Stacks of agranular cisternae deep within the cytoplasm have been described by ROSENBLUTH (1962) in cortical neurons and acoustic ganglion cells and by NATHANIEL and NATHANIEL (1966) in the posterior horn of the spinal cord. Since they are regularly spaced in a parallel arrangement and their lumina are collapsed, they resemble in appearance GRAY's (1959) spine apparatus (PETERS et al., 1970). A cisternal organelle found in the initial segment of the axons of neurons in the cerebral cortex (PETERS et al., 1968; JONES and POWELL, 1969; WESTRUM, 1970) and in the initial segment of the axons of spiny neurons in the striatum (FOX et al., 1971/72) has been likened to the spine apparatus by PETERS et al. (1968) and WESTRUM (1970). The spine apparatus now appears to be a telencephalic structure. GRAY (1959) and others have found it in the spines of neurons in the cerebral cortex, and now the spine apparatus has been seen in the caudate nucleus of the cat (ADINOLFI and PAPPAS, 1968; KEMP, 1968) and in the putamen and caudate nucleus of the monkey (FOX et al., 1971/72). GRAY (1961) did not find a spine apparatus in the rat Purkinje cell dendritic spines but FOX et al. (1964) occasionally found paired sac-like profiles in monkey Purkinje cell dendritic spines which they thought might represent some variant of GRAY's (1959) spine apparatus. At this time, without proof, we would like to suggest that the subsurface cisterns subjacent to the axosomatic endings on the spiny neurons may be likened to the simple sac-like structures in the spines of the monkey Purkinje cell spiny branchlets.

The presence of cilia in the central nervous system is an intriguing phenomenon. Ependymal cilia, possessing subfibers in the typical 9 + 2 configuration of motile cilia, seen throughout the animal and vegetable kingdoms (see FAWCETT, 1961, for a review of this literature) have been known for some time (MILLEN and ROGERS, 1956; TENNYSON and PAPPAS, 1962; BRIGHTMAN and PALAY, 1963). Cilia in neurons of the central nervous system have been observed by PALAY (1961) in the preoptic nucleus of the goldfish; DUNCAN et al. (1963) in the substantia gelatinosa of the rat; DAHL (1963) in the fascia dentata of the albino rat; ALLEN (1965) in the inner nuclear and ganglion cell layers of the guinea pig and human retinas; and KARLSSON (1966) in the lateral geniculate body of the rat. According to DAHL (1963) and KARLSSON (1966) the 9 + 0 arrangement of the subfibers, found near the base of the cilium changes to an 8 + 1 arrangement towards the middle of the cilium due to the displacement centrally of one of the peripheral doublets. The cilium from a spiny neuron shown here (Fig. 8) displays the 9 + 0 arrangement of non-motile cilia and must have been sectioned near its base.

Summary

1. The area sizes of synaptic vesicles in a striatal ending with small synaptic vesicles and in a striatal ending with large synaptic vesicles were measured by means of an image processing system, consisting of a LINC computer with specialized peripherals including a graphic input tablet. The mean size of the small synaptic vesicles is 656.652 NM^2 and the standard deviation $\pm$150.4. The mean size of the large synaptic vesicles is 1255.769 NM^2 and the standard deviation is $\pm$268.40.

2. There are three types of axosomatic endings on the spiny neurons of the striatum: (1) endings with small synaptic vesicles; (2) endings with large synaptic vesicles; (3) endings, hitherto unrecognized in the striatum, with medium size synaptic vesicles.

3. Invariably there is a subsurface cistern subjacent to each axosomatic ending on the spiny neurons of the striatum.

4. The striatal spiny neurons have cilia that display the 9 + 0 arrangement of subfibers seen in non-motile cilia.

Acknowledgement

The authors are grateful to Mrs. CLEMENT A. FOX for her invaluable aid in the preparation of this manuscript.

Literature

ADINOLFI, A. M., and G. D. PAPPAS: The fine structure of the caudate nucleus of the cat. J. Comp. Neur. **133**, 167–184 (1968).

ALLEN, R. A.: Isolated cilia in inner retinal neurons and in retinal pigment epithelium. J. Ultrastruct. Res. **12**, 730–747 (1965).

ALVING, B. M., and W. M. COWAN: Some quantitative observations on the cochlear division of the eighth nerve in the squirrel monkey (Saimiri sciureus). Brain Research **25**, 229–239 (1971).

BRIGHTMAN, N. W., and S. L. PALAY: The fine structure of ependyma in the brain of the rat. J. Cell Biol. **19**, 415–439 (1963).

CARPENTER, M. B., and P. PETER: Nigrostriatal and nigrothalamic fibers in the rhesus monkey. J. Comp. Neur. **144**, 93–116 (1972).

COLONNIER, M.: Synaptic patterns of different cell types in the different laminae of the cat visual cortex. An electron microscope study. Brain Research **9**, 268–287 (1968).

DAHL, H. A.: Fine structure of cilia in rat cerebral cortex. Z. Zellforsch. Mikroskop. Anat. **60**, 369–386 (1963).

DUNCAN, D., V. WILLIAMS and R. MORALES: Centrioles and cilia-like structures in spinal gray matter. Texas Rep. Biol. Med. **21**, 185–187 (1963).

FAWCETT, D. W.: Cilia and flagella. In: The Cell. J. BRACHET and A. E. MIRSKY, eds. Academic Press, New York. Vol 2, pp. 217–297 (1961).

FOX, C. A., A. N. ANDRADE, D. E. HILLMANN and R. C. SCHWYN: The spiny neurons in the primate striatum: A Golgi and electron microscopic study. J. für Hirnforschung **13**, 181–201 (1971/72).

FOX, C. A., K. A. SIEGESMUND and C. R. DUTTA: The Purkinje cell dendritic branchlets and their relation with the parallel fibers: Light and electron microscopic observations. In: Morphological and Biochemical Correlates of Neural Activity. M. M. COHEN and R. S. SNIDER, eds. Harper and Row, New York. pp. 112–141 (1964).

GRAY, E. G.: Axo-somatic and axo-dendritic synapses of the cerebral cortex: An electron microscope study. J. Anat. (Lond.) **93**, 420–433 (1959).

GRAY, E. G.: The granule cells, mossy synapses and Purkinje spine synapses of the cerebellum: light and electron microscope observations. J. Anat. (Lond.) **95**, 345–356 (1961).

HARTMANN, J. F.: Ultrastructural relationships of neuronal cytoplasmic membranes. Med. Biol. Illus. **16**, 109–113 (1966).

HEDREEN, J. C.: Separate demonstration of dopaminergic and non-dopaminergic projections of substantia nigra in the rat. Anat. Record **169**, 338 (1971).

HERNDON, R. M.: The fine structure of the Purkinje cell. J. Cell Biol. **18**, 167–180 (1963).

JONES, E. G., and T. P. S. POWELL: Synapses on the axon hillocks and initial segments of pyramidal cell axons in the cerebral cortex. J. Cell Sci. **5**, 495–507 (1969).

KARLSSON, U.: Three dimensional studies of neurons in the lateral geniculate nucleus of the rat. I. Organelle organization in the perikaryon and its proximal branches. J. Ultrastruct. Res. **16**, 429–481 (1966).

KEMP, J. M.: An electron microscopic study of the termination of afferent fibres in the caudate nucleus. Brain Research **11**, 464–467 (1968).

KEMP, J. M., and T. P. S. POWELL: The cortico-striate projection in the monkey. Brain **93**, 525–546 (1970).

LARRAMENDI, L. M. H.: Analysis of synaptogenesis in the cerebellum of the mouse. In: Neurobiology of Cerebellar Evolution and Development. R. LLINÁS, ed. American Medical Association, Chicago. pp. 803–843 (1969).

LARRAMENDI, L. M. H., L. FICKENSCHER and N. LEMKEY-JOHNSTON: The size and shape of synaptic vesicles within inhibitory and excitatory terminals of the cerebellum. Science **156**, 967–969 (1967).

LARRAMENDI, L. M. H., and T. VICTOR: Synapses on spines of the Purkinje cell of the mouse. An electron microscopic study. Brain Research **5**, 15–30 (1967).

LEMKEY-JOHNSTON, N., and L. M. H. LARRAMENDI: Identification of climbing fibers and their synapses on the Purkinje cell of the cat. An electron microscopic study. J. Cell Biol. **35**, No. 2, part 2, abst. 162 (1967).

LEMKEY-JOHNSTON, N., and L. M. H. LARRAMENDI: Types and distribution of synapses upon baskets and stellate cells of the mouse cerebellum. An electron microscopic study. J. Comp. Neur. **134**, 73–112 (1968).

LLAMAS, A., and F. REINOSO-SUÁREZ: Projections of the substantia nigra and ventral tegmental mesencephalic area. In: III Symposium on Parkinson's Disease. F. J. GELLINGHAM and I. M. L. DONALDSON, eds. E. S. LIVINGSTON, Edinburgh. pp. 82–87 (1969).

MEHLER, W. R.: Further notes on the center median nucleus of Luys. In: The Thalamus. D. P. PURPURA and M. D. YAHR, eds. Columbia University Press, New York. pp. 109–127 (1966).

MILLEN, J. W., and G. E. ROGERS: An electron microscopic study of the chorioid plexus in the rabbit. J. Biophys. Biochem. Cytol. **2**, 407–416 (1956).

MOORE, R. Y.: The nigrostriatal pathway: demonstration by anterograde degeneration. In: L-Dopa and Parkinsonism. A. BARBEAU and F. H. McDOWELL, eds. F. A. Davis Company, Philadelphia. pp. 143–149 (1970).

MORI, S.: Some observations on the fine structure of the corpus striatum of the rat brain. Z. Zellforsch. Mikroskop. Anat. **70**, 461–468 (1966).

MUGNAINI, E.: Ultrastructural studies on the cerebellar histogenesis. II. Maturation of nerve cell populations and establishment of synaptic connections in the cerebellar cortex of the chick. In: Neurobiology of

Cerebellar Evolution and Development. R. LLINÁS, ed. American Medical Association, Chicago. pp. 749–782 (1969).

MUGNAINI, E.: Cytology and histology of the cerebellar cortex. In: Larsell, O. The Comparative Anatomy and Histology of the Cerebellum, vol. III. J. Jansen, ed. Univ. of Minnesota Press, Minneapolis (in press).

NATHANIEL, E. J. H., and D. R. NATHANIEL: Fine structure of the neurons of the posterior horn in the rat spinal cord. Anat. Record **155**, 629–641 (1966).

PALAY, S. L.: Structural peculiarities of the neurosecretory cells in the preoptic nucleus of the goldfish, Carassius auratus. Anat. Record **139**, 262 (1961).

PETERS, A., S. L. PALAY and H. DE F. WEBSTER: The fine structure of the nervous system: The cells and their processes. Harper and Row, New York. (1970).

PETERS, A., C. C. PROSKAUER and I. R. KAISERMAN-ABRAMOF: The small pyramidal neuron of the rat cerebral cortex. The axon hillock and the initial segment. J. Cell Biol. **39**, 604–619 (1968).

PETRAS, J. M.: Fiber degeneration in the basal ganglia and diencephalon following lesions in the precentral and postcentral cortex of the monkey (Macaca mulatta); with additional observations in the chimpanzee. VIII Intern. Congr. Anat. Wiesbaden (Abstract). **95** (1965).

POWELL, T. P. S., and W. M. COWAN: A study of thalamo-striate relations in the monkey. Brain **79**, 364–390 (1956).

ROSENBLUTH, J.: Subsurface cisterns and their relationship to the neuronal plasma membrane. J. Cell Biol. **13**, 405–421 (1962).

ROSENBLUTH, J.: Redundant myelin sheaths and other ultrastructural features of the toad cerebellum. J. Cell Biol. **28**, 73–93 (1966).

SIEGESMUND, K. A.: The fine structure of subsurface cisterns. Anat. Record **162**, 187–196 (1968).

SZABO, J.: A silver impregnation study of nigrostriate projections in the cat. Anat. Record **169**, 441 (1971).

TENNYSON, V. M., and G. D. PAPPAS: An electron microscope study of ependymal cells of the fetal, early postnatal and adult rabbit. Z. Zellforsch. Mikroskop. Anat. **56**, 595–618 (1962).

UCHIZONO, K.: Characteristics of excitatory and inhibitory synapses in the central nervous system of the cat. Nature **207**, 642–643 (1965).

UCHIZONO, K.: Synaptic organization of the Purkinje cell in the cerebellum of the cat. Exp. Brain Res. **4**, 97–113 (1967).

UCHIZONO, K.: Synaptic organization of the mammalian cerebellum. In: Neurobiology of Cerebellar Evolution and Development. R. LLINÁS, ed. American Medical Association, Chicago. pp. 549–583 (1969).

WESTRUM, L. E.: Observations on initial segments of axons in the prepyriform cortex of the rat. J. Comp. Neur. **139**, 337–356 (1970).

Aus dem Anatomischen Institut der Humboldt-Universität Berlin
(Direktor: Prof. Dr. sc. med. W. KIRSCHE)

Untersuchungen zur Biomorphose der Riesensynapsen im Nucleus nervi oculomotorii bei Salmo irideus (Teleostei) — lichtmikroskopische Untersuchungen*

Von

TH. SCHUSTER

Mit 11 Abbildungen und 5 Tabellen

(Eingegangen am 22. Juli 1971)

Problemstellung

Die überragende Bedeutung des visuell-nervösen Apparates für Salmo irideus steht außer Zweifel; dementsprechend sind alle Glieder dieses Systems hochentwickelt (BREDER, 1927; WUNDER, 1927, 1932, 1936; STECHE, 1930; NERESHEIMER, 1941; AKERT, 1949; BATH, 1962; E. und L. WINKELMANN, 1968; BATHELT, 1970). Im Nucleus nervi oculomotorii von Salmo irideus sind außergewöhnlich große synaptische Endapparate nachweisbar (BECCARI, 1934; KIRSCHE, 1967), die in den Reflexbogen Labyrinth — Okulomotoriuskern — äußere Augenmuskulatur eingeschaltet sind (SZENTAGOTHAI 1952, 1964). Diese Riesensynapsen weisen in verschiedenen Bereichen des Kernes charakteristische Formen auf, so daß von einer Architektonik der Riesensynapsen im Nc. n. oculomotorii gesprochen werden kann (KIRSCHE, 1967).

Aus der Klärung dieser Architektonik ergeben sich Möglichkeiten einer weiteren morphologischen Untergliederung des Okulomotoriuskernes der Teleostier (SCHUSTER, 1971). In Ergänzung vorangegangener Untersuchungen (SCHUSTER und LOETZKE, 1971) wurde in der vorliegenden Arbeit eine biometrische Analyse der Biomorphose der Riesensynapsen dieses Kernes durchgeführt, um Vergleiche zwischen dem Wachstum der Riesensynapsen, der Biomorphose des Kernes und der Entwicklung der Tiere zu ermöglichen.

* Herrn Prof. AVLIPI ZURABASHVILI, Direktor des Georgischen Instituts für Psychiatrie, Mitglied der Georgischen Akademie der Wissenschaften und der Akademie der Medizinischen Wissenschaften der UdSSR, zum 70. Geburtstag gewidmet.

Material und Methode

Die Untersuchung der Riesensynapsen im Nc. n. oculomotorii erfolgte an 105 Regenbogenforellen, Salmo irideus (Gibbons, 1855). Die Tiere kamen aus dem gleichen Laichstamm und aus demselben Brutansatz (mit Ausnahme der 3—5jährigen Forellen); sie waren bei Kaltwasser in Langstromapparaten gezogen worden. Entnahme, Dekapitierung und Fixierung erfolgten am Ort. Tiere folgender Altersstufen (in Tagen) wurden untersucht: 3, 6, 10, 20, 30, 50, 65, 80, 101, 180, 365 sowie 3—5 Jahre alte Tiere[1]).

I. Imprägnationen:

1. RANSON (Fixierung: 99 ml 96%iger Alkohol, 1 ml Ammoniak)

2. OTSUKA (Fixierung: 90 ml 80%iger Alkohol, 5 ml Formol, 5 ml Eisessig). Die Gehirne wurden 8 µm transversal geschnitten.

II. Metrische Analyse:

1. Zählung der Riesensynapsen in den einzelnen Kern-Teilen des Nc. n. oculomotorii bei allen Altersstufen. Berechnung der Mittelwerte und Streuungen („Streuung kleiner Beobachtungsreihen"). Prüfung der Differenzen: t-Test nach STUDENT.

2. Flächenmessungen an je 100 Querschnitten von Riesensynapsen pro Altersstufe mittels des Zeichenapparates von ZEISS. Als Synapsenfläche wurde die

[1]) Wir danken den Kollegen vom VEB Binnenfischerei Potsdam, Betriebsteil Forellenzucht Werdermühle/Mark, für die Bereitstellung des Tiermaterials.

Querschnitts-Fläche vom Beginn der Aufzweigungen an (Bei strauch- und klauenförmigen Riesensynapsen) bzw. vom Beginn der Verdickung der präsynaptischen Faser an (bei kolbenförmigen Riesensynapsen) gerechnet. Berechnung der Mittelwerte und Streuungen: Summenverfahren (WEBER, 1967). Prüfung auf Signifikanz: t-Test nach STUDENT.

3. Flächenmessungen an je 100 Querschnitten von Perikarya der Neurone des dorsomedialen und Ventralkernes in allen Altersstufen mittels des Zeichenapparates von ZEISS. Berechnung von Mittelwerten und Streuungen wie unter 2.

4. Angenäherte Berechnung der Oberflächen von Riesensynapsen und Perikarya aus den gemessenen Querschnitts-Flächen. Unter der Voraussetzung der Querschnittsflächen als Kreisflächen wurden die Oberflächen nach der Formel für die Kugeloberfläche $O_K = 4r^2$ berechnet. Für die Ermittlung des relativen Wachstums wurden die Oberflächen-Werte der Tiere im Alter von 10 Tagen gleich 1 gesetzt.

Befunde

1. Die Zahl der Riesensynapsen im Nc. n. oculomotorii in der Biomorphose

Die ersten Riesensynapsen sind im Alter von 6 Tagen sicher nachweisbar (Abb. 1a und b)[2]. In diesem Entwicklungsstadium wurden durchschnittlich 71 Riesensynapsen gezählt (Tab. 1a). Bis

Tabelle 1a. Anzahl der Riesensynapsen im Nc. n. oculomotorii von Salmo irideus in Abhängigkeit vom Alter der Tiere

Alter (Tage)	Anzahl der Tiere	Riesensynapsen (Mittelwert)	Streuung *s*
6	5	71	10
10	5	62	17
20	5	68	10
30	5	112	30
50	5	141	20
65	5	140	22
80	5	179	19
101	5	211	43
180	5	161	15
365	5	264	43
3–5 Jahre	5	283	30

etwa zum 20. Entwicklungstag ändert sich diese Zahl nicht (Tab. 1a). Bei Forellenbrut im Alter von 30 Tagen ist die Zahl der Riesensynapsen weiter vermehrt und steigt bei 50, 80 und 365 Tage alten Tieren deutlich weiter an (Tab. 1a). 3–5jährige Forellen besitzen durchschnittlich 283 Riesensynapsen im Okulomotoriuskern. Bei Zusammenfassung der Mittelwerte der 11 Altersstufen (Tab. 1a) in vier Gruppen (Tab. 1b) lassen sich die für jede Gruppe ermittelten Durchschnittszahlen statistisch gut sichern.

[2]) Der Ausdruck „Riesensynapse" wird für sämtliche Altersstufen benutzt, unabhängig davon, ob diese Endapparate bereits voll funktionsfähig sind.

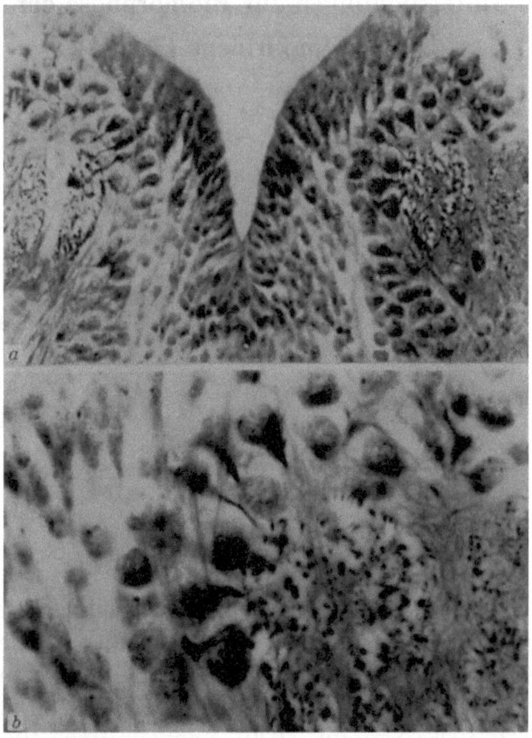

Abb. 1a. Salmo irideus, 6 Tage alt. Nc. n. oculomotorii auf der Höhe seines Nervenursprungs. Links und rechts des Sulcus interencephalicus liegen Zellen des Nc. n. oculomotorii, an die aus den Fasciculi longitudinales mediales Axone unter Bildung von Riesensynapsen herantreten. 284×.

Abb. 1b. Salmo irideus, 6 Tage alt. Zellen des Nc. n. oculomotorii mit Riesensynapsen. 710×. Ausschnitt Abb. 1a rechts.

Tabelle 1b. Signifikanz-Prüfung der Differenzen der Riesensynapsen-Zahlen verschiedener Altersgruppen mittels des t-Tests. Vereinbarte Irrtumswahrscheinlichkeit: 0,1%. t_{ber}: berechnete t-Werte. t_{tab}: aus der Tabelle entnommene Werte

Geprüfte Gruppen (Tage)	Anzahl der vergl. Werte	Mittelwert-Differenz	t_{ber}	t_{tab}	Irrtumswahrscheinlichkeit
6–20 / 30–50–65	30	71	9,52	3,67	0,1
30–50–65 / 80–101–180	30	53	6,44	3,67	0,1
80–101–180 / 365–3/5 Jahre	25	109	9,10	3,77	0,1

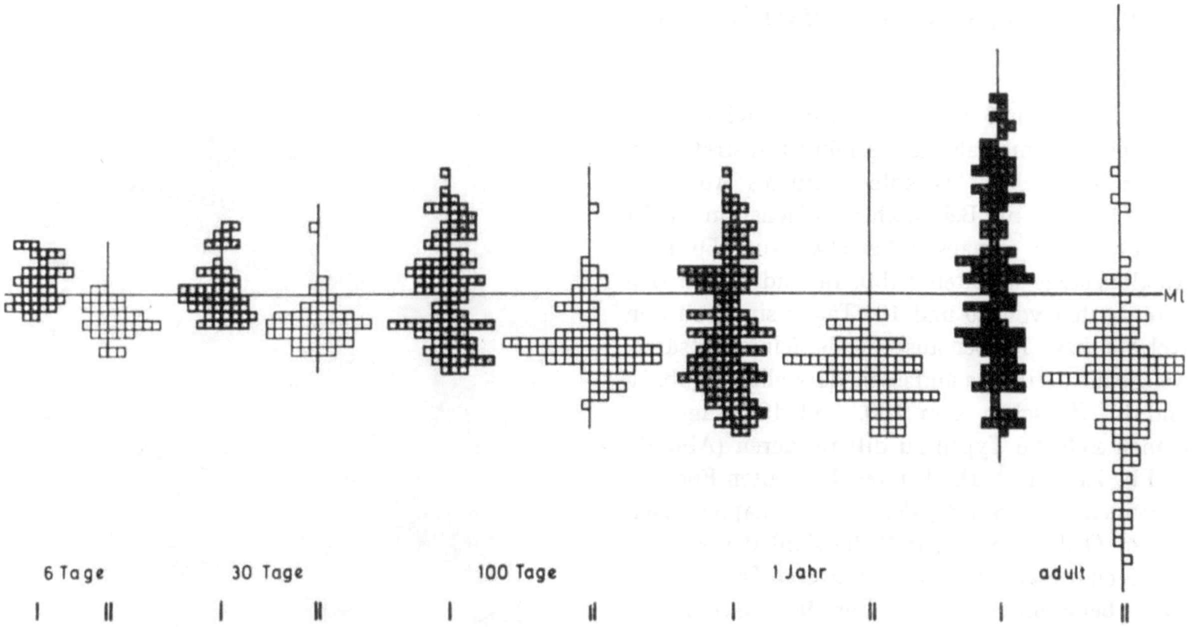

Abb. 2. Verteilung der Riesensynapsen in Dorsal- und Ventralkern des Nc. n. oculomotorii bei 5 typischen Beispielen verschiedener Altersgruppen. Dunkel (I): Dorsalkern; hell (II): Ventralkern. Oben: rostral; unten: caudal. 1 Quadrat = 1 Riesensynapse. Die senkrechten Linien (jeweilige Gesamtlänge des Kerns) dienen der Verdeutlichung der Links-Rechts-Verteilung der Riesensynapsen. ML: Mittellinie, halbiert als Orientierungslinie die je nach Alter unterschiedlich langen Kerne.

2. *Verteilung der Riesensynapsen im Nc. n. oculomotorii in der Biomorphose*

Bereits im Alter von 6 Tagen ist eine charakteristische Verteilung der Riesensynapsen im Okulomotorius-Kern nachweisbar: Im dorsal vom Fasciculus longitudinalis medialis liegenden Kerngebiet konzentrieren sich die Riesensynapsen im dorsomedialen Teil; sie verteilen sich gleichmäßig über die ganze Länge des Kerns. Dorsolateral liegende Zellen werden nicht von Riesensynapsen besetzt. Im ventralen Kern-Gebiet, das schwierig gegen dorsal abzugrenzen ist, kann man einen rostralen, riesensynapsenfreien Abschnitt von einem caudalen riesensynapsen-reichen Abschnitt trennen (Abb. 2).

Mit zunehmendem Alter der Fische prägt sich die Synapsoarchitektonik im Okulomotoriuskern immer deutlicher aus (Abb. 2, 3a und b). Die Zellen des dorsolateralen Kern-Teils und des Intermediärkerns bleiben frei von Riesensynapsen; Zellen des dorsomedialen Kern-Teils und des caudalen Abschnitts des Ventralkerns werden von Riesensynapsen besetzt. Zwischen dem 100. und 180. Entwicklungstag vollzieht sich die Bildung der unterschiedlichen Riesensynapsen-Typen (s. u.) und erlaubt die eindeutige Trennung von dorsomedialem Kern-Teil und Ventralkern.

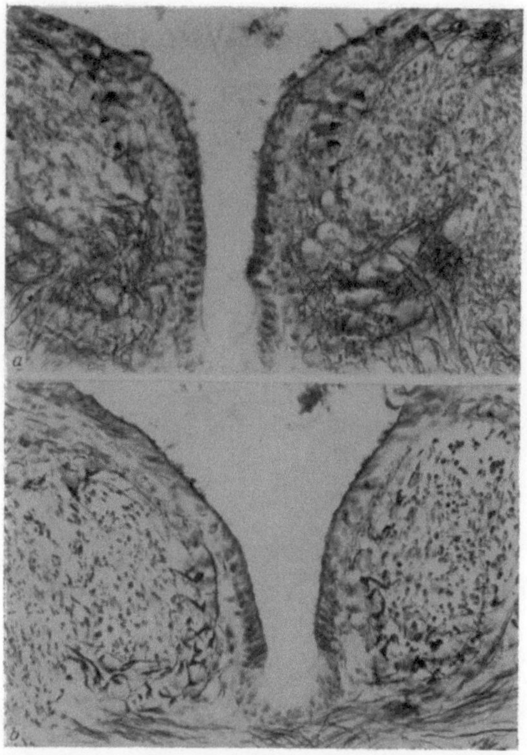

Abb. 3. Verteilung der Riesensynapsen im Nc. n. oculomotorii einer 101 Tage alten Forelle. 3a: Rostrales Kern-Drittel: Riesensynapsen sind nur im dorsomedialen Bereich nachweisbar. 3b: Caudales Kern-Drittel: Riesensynapsen vorwiegend in den Ventralkernen. 284×.

3. *Differenzierung der Riesensynapsen in der Biomorphose*

Im Alter von 6 Tagen haben die Endapparate der aus dem medialen Längsbündel austretenden Fasern ein kelch- bis kolbenförmiges Aussehen (Abb. 1a und b). Bei raschem Wachstum bleibt die Form der Synapsen bis etwa zum 50. Entwicklungstage erhalten (Abb. 4a und b). In den Altersstufen von 80 und 101 Tagen sind von den Kelchen bzw. Kolben ausgehende, feine Fortsätze, welche die Perikarya umfassen, darstellbar (Abb. 5a und b). Zwischen dem 100. und 180. Tage beginnen sich die Typen zu differenzieren (Abb. 6a und b, 7a und b). Die bei 180 Tage alten Forellen begonnene Auszählung der Riesensynapsen nach Typen (Tab. 2) ergab, daß die Zahl der kolbenförmigen Riesensynapsen bei jüngeren Tieren höher ist als bei adulten Forellen. Für alle 3 nach Typen ausgezählten Altersgruppen gilt: kolben- und klauenförmige Riesensynapsen sind vorwiegend im dorsomedialen Kern-Teil nachweisbar, strauchförmige Riesensynapsen im Ventralkern (Tab. 2).

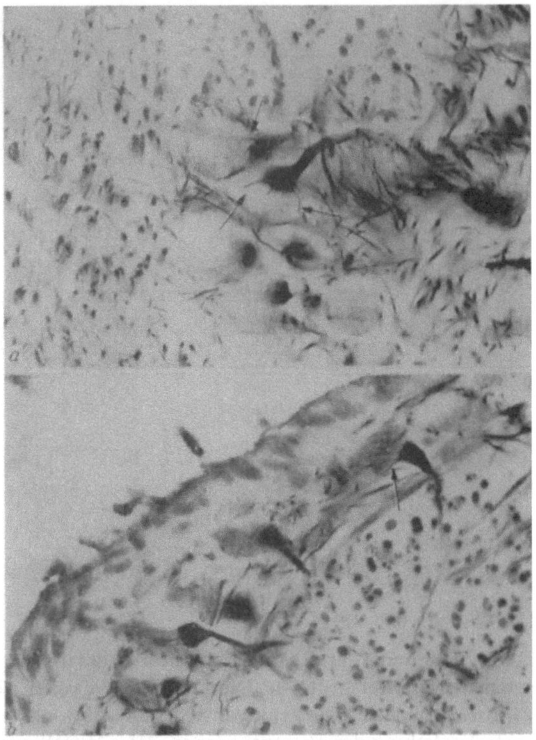

Abb. 5a. Salmo irideus, 80 Tage alt. Riesensynapsen im Ventrikelkern. Von den synaptischen Endkolben ausgehende feine Fortsätze, die die Perikarya umfassen, sind darstellbar (Pfeile). 710×.

Abb. 5b. Salmo irideus, 101 Tage alt. Riesensynapsen im Dorsalkern. Synaptische Endkolben mit Fortsätzen (Pfeile). 710×.

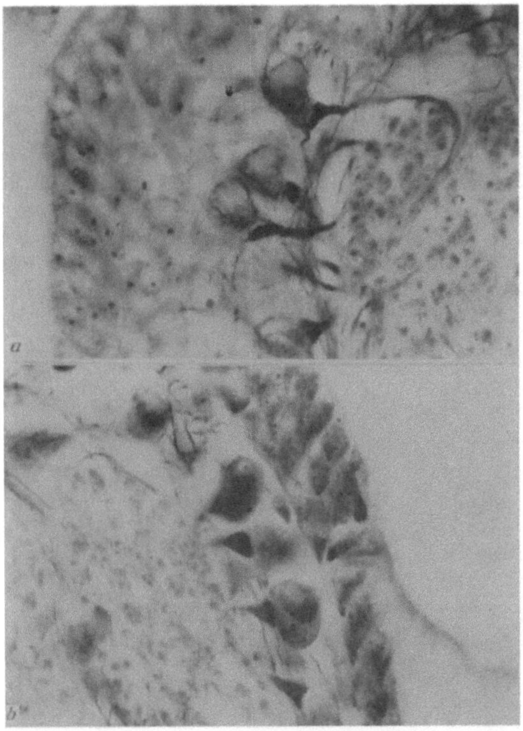

Abb. 4a. Salmo irideus, 30 Tage alt. Zellen des Nc. n. oculomotorii und Riesensynapsen. Links im Bild Ventrikelwandung, rechts Fasc. long. med. 710×.

Abb. 4b. Salmo irideus, 50 Tage alt. Zellen des Nc. n. oculomotorii und Riesensynapsen. Rechts im Bild Ventrikelwandung, links Fasc. long. med. 710×.

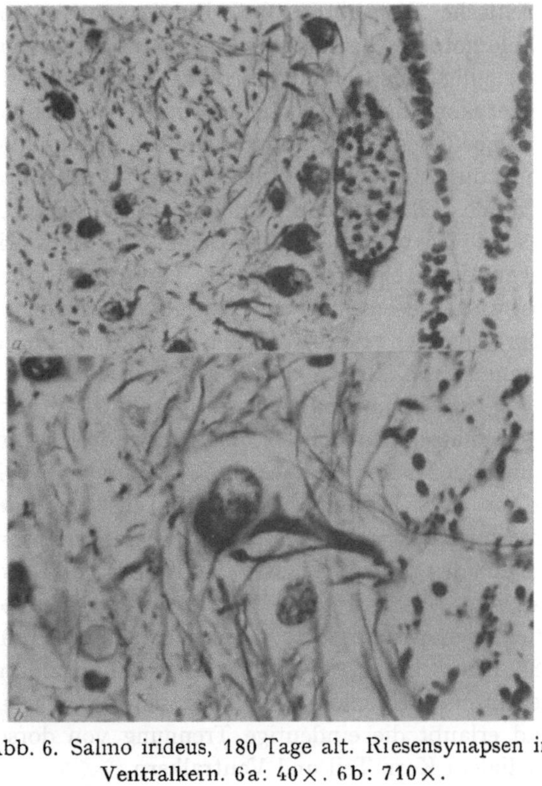

Abb. 6. Salmo irideus, 180 Tage alt. Riesensynapsen im Ventralkern. 6a: 40×. 6b: 710×.

Tabelle 2. Riesensynapsen-Typen in 3 Altersstufen von Salmo irideus

Alter (Tage)	Tier Nr.	Anzahl der Riesensynapsen												
		Dorsomedial				Ventral				Gesamt				
		ko	klau	str	R	ko	klau	str	R	ko	klau	str	R	Σ
180	19/I	35	44	4	14	4	6	52	9	39	50	56	23	168
	19/II	35	42	6	7	12	7	65	5	47	49	71	12	179
	19a/I	28	35	18	7	8	–	52	7	36	35	70	14	155
	19a/II	30	27	22	5	8	–	52	17	38	27	74	22	161
	180/I	12	34	10	16	4	2	58	10	16	36	68	20	140
365	Si 70/I	51	42	3	16	29	3	71	21	80	45	74	37	236
	Si 70/II	51	80	1	10	11	2	80	5	62	82	81	15	240
	Si 49	52	55	19	7	13	25	46	17	65	80	65	24	234
	Si 50	66	97	18	21	9	41	82	1	75	138	100	22	335
3–5	Si L1	4	72	9	52	–	22	76	26	4	94	85	78	261
	Si L2	1	105	21	42	2	10	64	27	3	115	86	69	273
	Si L5	10	77	5	89	–	26	40	82	10	103	45	171	329
	Si L8	30	104	23	28	–	24	11	40	30	128	34	68	260
	Si L10	14	92	43	62	–	12	45	23	14	104	88	85	291

Anzahl der Riesensynapsen-Typen in den riesensynapsen-haltigen Gebieten des Nc.n.oculomotorii bei 3 Altersstufen (180 und 365 Tage, 3–5 Jahre). Ko: kolbenförmige, klau: klauenförmige, str: strauchförmige Riesensynapsen. R: Riesensynapsen, bei denen eine Entscheidung zwischen klauen- und strauchförmigem Typ nicht möglich war, weil a) eine Übergangsform vorlag oder b) die Schnittführung eine Entscheidung nicht zuließ. Jedoch kann mit großer Wahrscheinlichkeit angenommen werden, daß es sich dabei im dorsomedialen Kern-Teil vorwiegend um klauenförmige, im Ventralkern um strauchförmige Riesensynapsen handelt. Σ: Gesamtzahl an Riesensynapsen im Nc. n. oculomotorii.

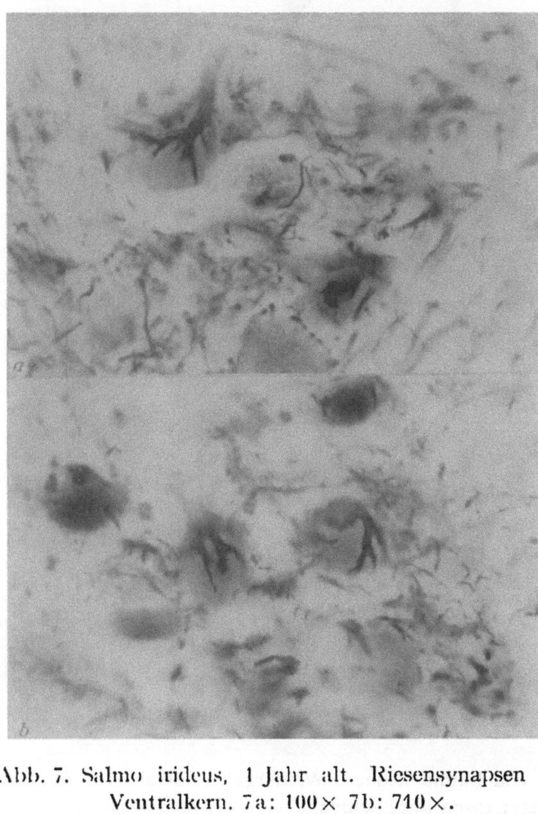

Abb. 7. Salmo irideus, 1 Jahr alt. Riesensynapsen im Ventralkern. 7a: 100× 7b: 710×.

4. *Wachstum der Riesensynapsen und der Perikarya des Nc. n. oculomotorii in der Biomorphose*

Mittelwerte der Flächenmessungen, berechnete Oberflächen der Riesensynapsen und relative Größenzunahme (Tab. 3 und 4) weisen auf ein schnelles Wachstum der Riesensynapsen zwischen dem 101. und dem 180. Entwicklungstag hin. Dagegen ist das Wachstum der Riesensynapsen im 2. Lebenshalbjahr verlangsamt. Bis zum 365. Tag

Tabelle 3

Alter der Tiere (Tage)	Mittelwert der Flächenmessungen $(\mu m)^2$	Streuung *s*
10	1,1	0,3
30	1,8	0,7
50	2,3	0,6
101	4,0	1,4
180	17,1	7,2
365	20,4	8,5
3 Jahre	89,0	34,5

Flächenmessungen an Riesensynapsen im Nc. n. oculomotorii verschiedener Altersstufen von Salmo irideus.

wachsen die Riesensynapsen — bei Bezug auf das 10-Tage-Stadium — um das 19fache; nach 3 Jahren sind sie um das 80fache gewachsen (Abb. 8).

Das relative Wachstum der Perikarya der Neurone des Okulomotoriuskernes (Tab. 5) verläuft langsamer als das der Riesensynapsen. Die Perikarya wachsen bis zum Ende des 1. Lebensjahres um etwa das 6fache, bis zum Ende des 3. Lebensjahres um das 20fache (Abb. 9).

Diskussion

1. Architektonik der Riesensynapsen im Nc. n. oculomotorii

Außergewöhnlich große synaptische Endapparate wurden sowohl bei Avertebraten (JOHNSON, 1924; ROBERTSON, 1961; BULLOCK and HORRIDGE, 1965 Lit.!) als auch bei Vertebraten (BECCARI, 1909; TRETJAKOFF, 1929) beschrieben. Im ZNS

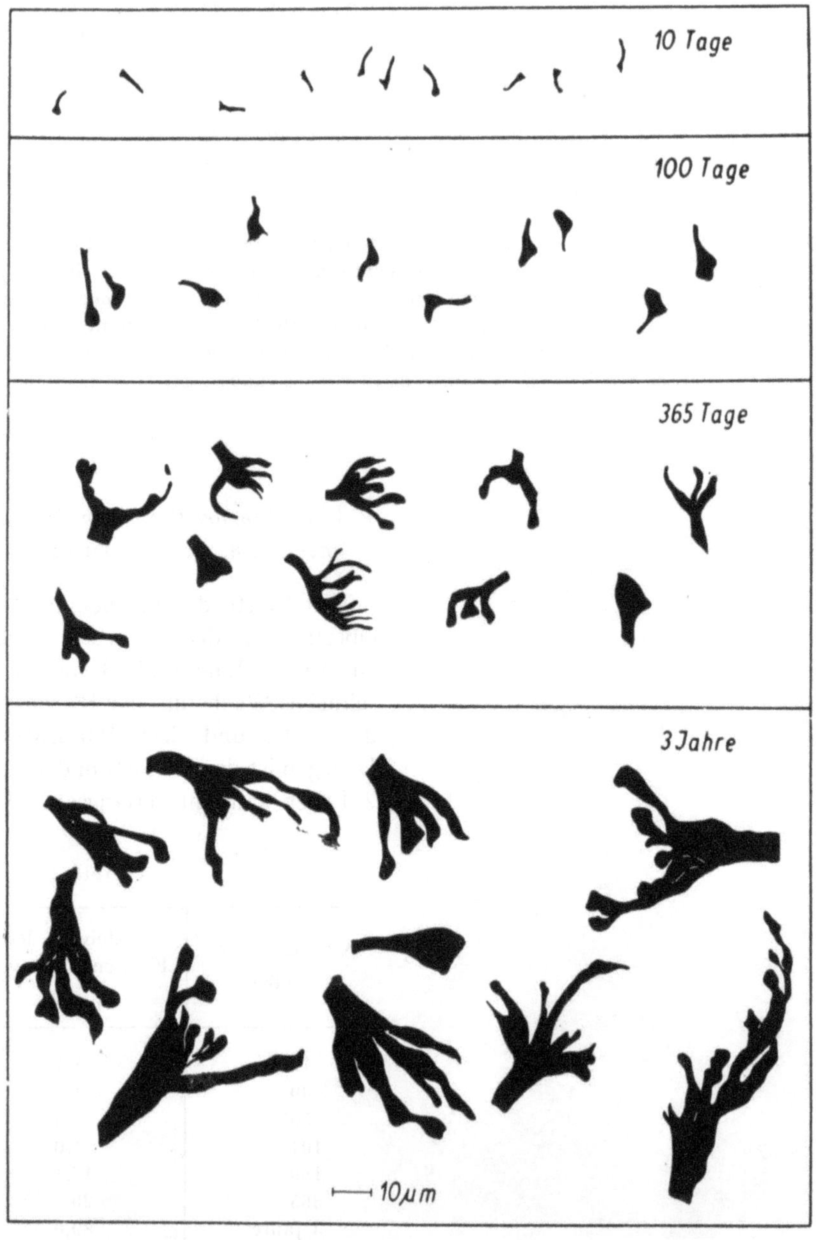

Abb. 8. Wachstum der Riesensynapsen im Nc. n. oculomotorii von Salmo irideus. Wiedergabe mittels des Zeichenapparates von VEB Carl Zeiss Jena. Es sind jeweils 10 Riesensynapsen unterschiedlicher Altersstufen abgebildet.

Tabelle 4

Alter der Tiere (Tage)	Flächen der Riesensynapsen (μm)²	berechnete Oberfläche der Riesensynapsen (μm)²	rel. Wachstum
10	1,1	4,4	1
30	1,8	7,2	1,6
50	2,3	9,2	2,1
101	4,0	16,0	3,6
180	17,1	68,4	16,0
365	20,4	81,6	18,5
3 Jahre	89,5	358,0	81,4

Berechnete Oberflächen der Riesensynapsen in einzelnen Altersstufen von Salmo irideus sowie Angaben zu deren relativem Wachstum.

Tabelle 5

Alter der Tiere (Tage)	Mittelwerte der Flächenmessungen (μm)²	berechnete Oberflächen (μm)²	rel. Wachstum
10	12,4	49,6	1
30	18,3	73,2	1,5
50	25,4	101,6	2,0
101	28,2	112,8	2,3
180	68,6	274,4	5,5
365	73,1	292,4	5,9
3 Jahre	253,7	1014,8	20,3

Flächenmessungen an Perikarya von Neuronen des Okulomotoriuskerns verschiedener Altersstufen von Salmo irideus sowie Angaben zu deren relativem Wachstum.

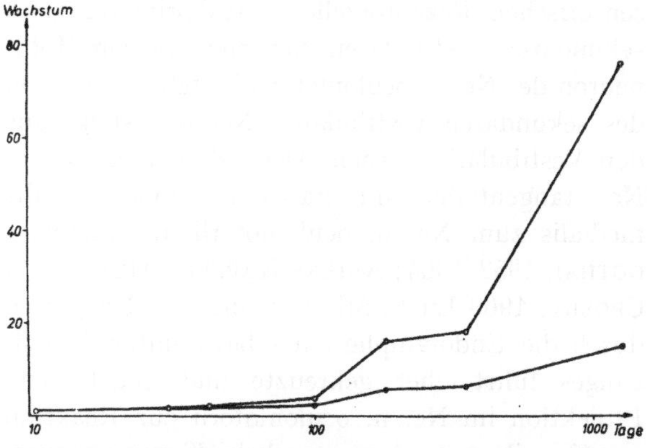

Abb. 9. Relatives Wachstum der Riesensynapsen (offene Kreise) und der Perikarya (geschlossene Kreise) im Nc. n. oculomotorii. Halblogarithmische Darstellung. Abszisse: Alter der Tiere in Tagen; Ordinate: relatives Wachstum, wobei die Größen im Alter von 10 Tagen gleich 1 gesetzt wurden.

zahlreicher Teleostier treten Riesensynapsen im Nc. n. oculomotorii, Nc. motorius tegmenti und im Nc. interstitialis auf (Beccari, 1934; Horstmann, 1953/54, 1954, 1954/55, 1956; Yashiki, 1958; Kirsche, 1967).

Die im Okulomotoriuskern der Regenbogenforelle nachgewiesenen 3 Riesensynapsen-Typen (Abb. 10 und 11) sind in charakteristischer Weise auf bestimmte Kerngebiete beschränkt (Kirsche, 1967; Schuster, 1971). Diese Architektonik der Riesensynapsen korrespondiert mit der Lokalisation von Motoneuronen-Gruppen im Kern, die bestimmte Augenmuskeln innervieren (Vier der sechs bei Knochenfischen vorhandenen äußeren

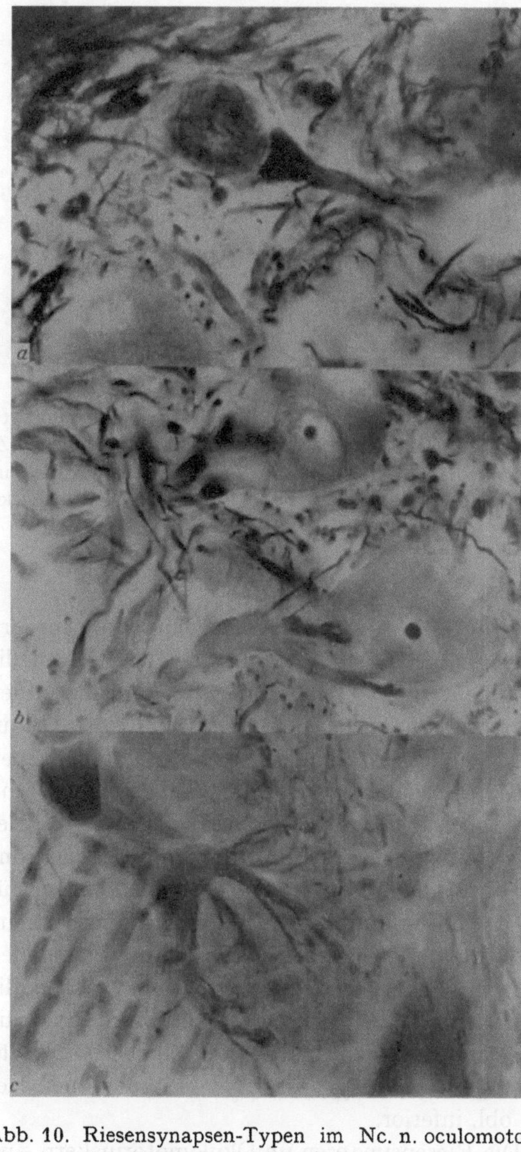

Abb. 10. Riesensynapsen-Typen im Nc. n. oculomotorii 3jähriger Forellen. 10a: kolbenförmige Riesensynapse; 10b: klauenförmige Riesensynapsen; 10c: strauchförmige Riesensynapse. 710×.

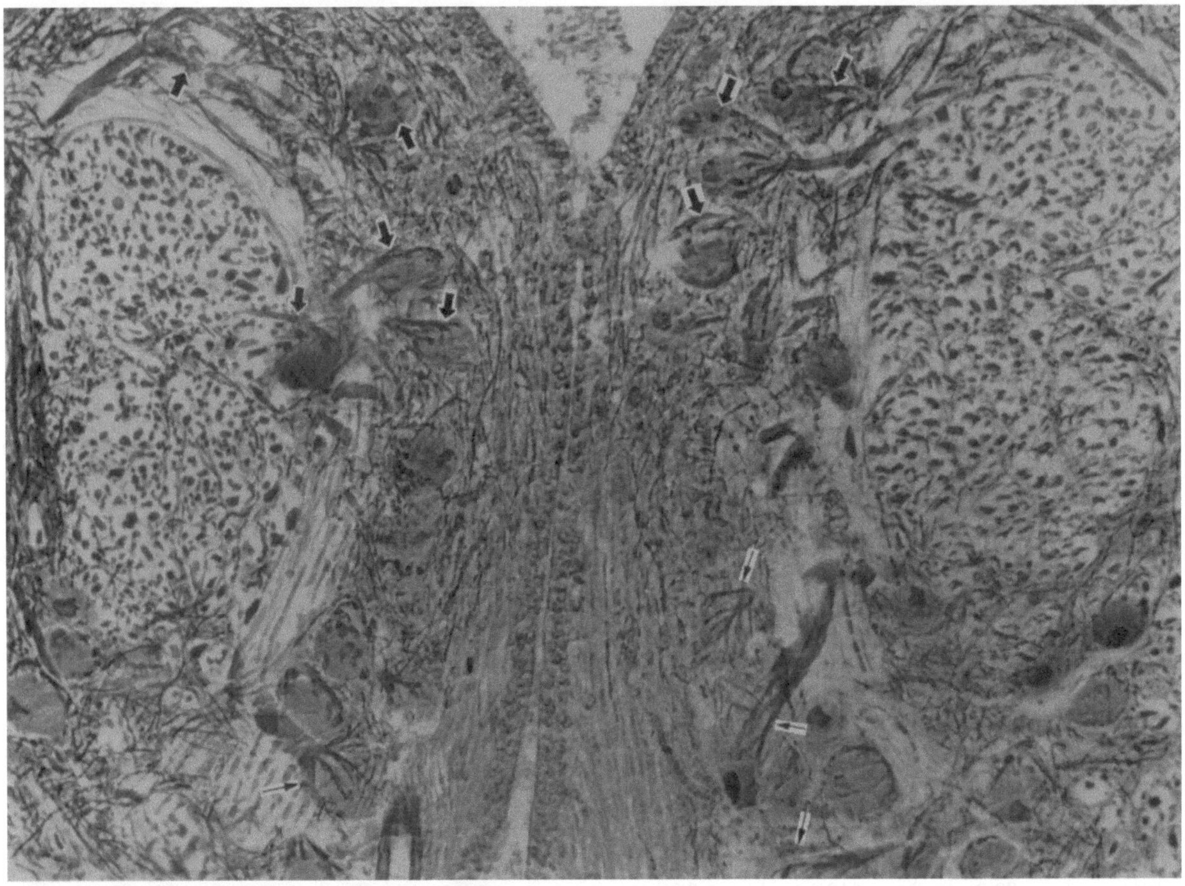

Abb. 11. Salmo irideus, 3 Jahre alt. Nc. n. oculomotorii quer. Bildmitte und oben: Sulcus interencephalicus und Ventrikel. Links und rechts außen: Fasc. long. med. Zellen des Nc. n. oculomotorii und Riesensynapsen (Pfeile). Im dorsomedialen Bereich sind vorwiegend klauenförmige, im ventralen Bereich vorwiegend strauchförmige Riesensynapsen zu erkennen. 242×.

Augenmuskeln werden vom Okulomotoriuskern versorgt): Nach KRIEBEL et al. (1969) liegen die Motoneuronen, deren Axone zum kontralateralen M. rectus superior ziehen, dorsal und rostral. Caudal von diesem befinden sich die Motoneuronen für die ipsilateral versorgten Mm. recti inf. und int. Ihnen folgen die Zellen des Trochlearis-Kernes (M. obliquus superior). Ventral der Motoneurone für die Mm. recti inf. und int. liegen diejenigen für den M. obl inferior. Demnach werden über die im gesamten dorsomedialen Kern-Teil vorhandenen kolben- und klauenförmigen Riesensynapsen die Motoneurone der 3 Mm. recti aktiviert, über die im caudalen Ventralkern befindlichen strauchförmigen Riesensynapsen die Motoneuronen des M. obl. inferior.

Die Riesensynapsen im Okulomotoriuskern sind Schaltstellen einer bisynaptischen Reflex-Verbindung zwischen Labyrinth und äußerer Augenmuskulatur, die — ohne Berücksichtigung der sensorischen Rezeptorzelle — aus primärem und sekundärem vestibulärem Neuron sowie dem Motoneuron des Nc. n. oculomotorii besteht. Das Axon des sekundären vestibulären Neurons steigt aus den Vestibularis-Kernen (Deiters'scher Kern und Nc. tangentialis) im Fasciculus longitudinalis medialis zum Nc. n. oculomotorii auf (SZENTAGOTHAI, 1952, 1964; ARIENS KAPPERS, HUBER and CROSBY, 1960 Lit.!). Stimulierung der Rezeptoren durch die Endolymphe eines bestimmten Bogenganges führt über gekreuzte und ungekreuzte Projektion im Nc. n. oculomotorii zur Reaktion von jeweils zwei Augenmuskeln (SZENTAGOTHAI, 1952, 1964 Lit.!). Da für Salmo irideus bisher entsprechende Degenerations-Experimente fehlen, ist unklar, über welche Synapsen-Typen im Okulomotorius-Kern die entsprechenden Augenmuskeln aktiviert werden.

Aus den bisherigen lichtmikroskopischen Untersuchungen geht nicht eindeutig hervor, daß eine Riesensynapse Kontakt zu mehr als einem Neuron aufnimmt. Ein Vergleich der Zahlen von Neuronen und Riesensynapsen im Okulomotorius-Kern der Forelle ergibt danach, daß die große Mehrzahl der Neuronen nicht von Riesensynapsen besetzt ist (SCHUSTER, 1971). An den Perikarya dieser Neurone kann man kleine synaptische Apparate unterschiedlicher Konstruktion beobachten (KIRSCHE, 1967). Es ergibt sich die Frage nach der Funktion dieser Neurone bei der Aktivierung der Augenmuskulatur. Bei Mammalieren wird im Nc. n. oculomotorii ein großkalibriger Synapsen-Typ A von einem kleinkalibrigen Synapsen-Typ B unterschieden. Während die großen Synapsen des Typs A in einer strengen Punkt-für-Punkt-Projektion in das Reflexsystem Labyrinth — Augenmuskulatur einbezogen sind, weisen Läsionsexperimente darauf hin, daß die präsynaptischen Endigungen des Typs B zum Teil zu Neuronen in der Formatio reticularis und im Nc. interstitialis gehören (SZENTAGOTHAI, 1964). Möglicherweise empfangen die riesensynapsen-freien Neurone im Okulomotoriuskern der Teleostier über das Netzwerk der kleinkalibrigen synaptischen Apparate Impulse aus anderen zentralen Gebieten, die zumindest regulierend eingreifen könnten. Zur Klärung dieser Fragen sind streng lokalisierte Degenerations-Untersuchungen erforderlich.

2. *Biomorphose der Riesensynapsen*

„Kuppelförmig" endigende Fasern an Zellen des Nc. n. oculomotorii von Forellenbrut sind seit 1909 bekannt (BECCARI, 1909, 1930, 1931, 1934). Der in dieser Untersuchung geführte Nachweis über das erste Auftreten derartiger Endigungen im Okulomotorius-Kern zwischen dem 3. und 6. Entwicklungstage der Forelle bestätigt diese Angabe. Im gleichen Alter werden die ersten Synapsen an den Mauthner-Zellen im ZNS der Forelle sichtbar (OTSUKA, 1962/63, 1964; SCHWARTZ, 1972).

Die Anzahl der in den ersten 3 Altersstufen (6, 10 und 20 Tage) gezählten Riesensynapsen im Okulomotorius-Kern bleibt konstant. Mit dem 30. Entwicklungstage steigt sie signifikant. Ebenso wächst das Volumen dieser Endapparate. In diesem Stadium ist die Brut infolge des schnell schwindenden Dottersacks bereits aufgerichtet („aufgerichtete Brut") und beginnt lebhaft umherzuschwimmen (MÜLLER, 1956). Bereits WINDLE (1930) wies auf die Korrelation zwischen der im Laufe der Biomorphose steigenden Anzahl der Synapsen und der Vervollkommnung des Reflex-Verhaltens der Tiere hin. Bei dem engen Zusammenhang zwischen Gleichgewichtsorgan, Okulomotorius-Kern und äußeren Augenmuskeln wird die Zahl der synaptischen Kontakte in dem Moment ansteigen, in dem das Gleichgewichtsorgan nach Aufrichten des Tieres durch beginnendes Schwimmtraining und Nahrungssuche lebenswichtige Informationen zu geben hat.

In der Folgezeit wird die Reifung des Nervus oculomotorius abgeschlossen (ROGALSKI, 1933). Die Zahl der Riesensynapsen im Okulomotorius-Kern steigt im Alter von 80 Tagen weiter signifikant an. In dieser Zeit werden die Fische als „Schwimmbrut" in die Teiche ausgesetzt.

Im gleichen Alter beginnt die Bildung der unterschiedlichen Riesensynapsen-Typen im Nc. n. oculomotorii; sie wird etwa mit dem 180. Entwicklungstag abgeschlossen. Der Reflexbogen primäres und sekundäres vestibuläres Neuron — motorisches Neuron des Okulomotorius-Kerns wird demnach durch die Ausbildung der Riesensynapsen-Typen und ihrer Konzentration in bestimmten Kern-Bereichen wesentlich vervollkommnet. Die Periode zwischen dem 100. und dem 180. Tage ist weiterhin durch eine starke Volumenzunahme der Riesensynapsen charakterisiert, die wesentlich höher als die Volumenzunahme der Perikarya der Motoneurone im Okulomotorius-Kern ist (Tab. 3 und 5; Abb. 9). Möglicherweise deutet eine für den gleichen Zeitraum nachweisbare Vergrößerung der Zellkerne der Neurone von Dorsal- und Ventralkern (SCHUSTER und LOETZKE, 1971) auf eine Erhöhung der Stoffwechselaktivität der Zellen hin, die in Verbindung mit den gesteigerten Anforderungen an das Reflexsystem zu sehen sind.

Zwischen dem 180. und dem 365. Tage steigt die Zahl der Riesensynapsen weiter signifikant an; danach erhöht sie sich bis zum 3. Lebensjahr nur noch geringfügig. Dagegen wachsen Riesensynapsen und Perikarya ganz erheblich, die Riesensynapsen jedoch wesentlich stärker als die Zelleiber der Motoneurone (Tab. 3 und 5; Abb. 9). Die bislang größten Riesensynapsen wurden bei einer 5jährigen Forelle gemessen. Diese Befunde waren überraschend. Ihre Deutung scheint nur möglich, indem man ein durch ständiges Training des Reflexbogens verursachtes, funktionell bedingtes Wachstum der Riesensynapsen annimmt. Gleichzeitig wird durch diese Befunde die Frage nach der weiteren Entwicklung dieser Synapsen in Abhängigkeit vom Lebensalter der Tiere interessant; es wäre denkbar, daß ein „Altern" der Riesensynapsen bei Einschränkung der funktionellen Belastung sich morphologisch widerspiegelt.

Zusammenfassung

1. Lichtmikroskopische Untersuchungen zu Biomorphose und Architektonik der Riesensynapsen im Nc. n. oculomotorii von Salmo irideus wurden durchgeführt.

2. Die Zahl der Riesensynapsen steigt von 71 (Mittelwert) bei 6 Tage alten Tieren diskontinuierlich auf 283 (Mittelwert) bei adulten Forellen an.

3. Die Kontaktfläche zwischen Riesensynapsen und Zellen vergrößert sich infolge des schnelleren Wachstums der Riesensynapsen gegenüber dem der Perikarya der entsprechenden Motoneurone beträchtlich.

4. Die lichtmikroskopisch unterscheidbaren 3 Riesensynapsen-Typen (kolben-, klauen- und strauchförmige) differenzieren sich zwischen dem 100. und dem 180. Tage aus.

5. Es wird auf den Zusammenhang zwischen der Biomorphose der Riesensynapsen und der Entwicklung der Tiere hingewiesen.

6. Die Zuordnung bestimmter Synapsen-Typen zu bestimmte Muskeln innervierenden Motoneuronen wird diskutiert.

Summary

1. Light-microscopical investigations on the biomorphosis and architectonics of the giant synapses of the nc. n. oculomotorii of Salmo irideus were carried through.

2. The number of giant synapses increases in discontinuity from 71 (age: 6 days) to 283 (adult trouts).

3. The contacting fields between giant synapses and cells increase considerably because of the more rapid growth of giant synapses compared with that of the pericarya of the correlative motoneurons.

4. The light-microscopically distinguishable 3 types of giant synapses (claw-shaped and spray-shaped giant synapses, large end-konps) emerge between the 100th and the 180th day.

5. It is referred to the correlation between the biomorphosis of the giant synapses and the development of the animals.

6. The classification of certain types of giant synapses into motoneurons which innervate certain eye-muscles is discussed.

Literatur

Akert, K.: Experimenteller Beitrag betr. die zentrale Netzhaut-Repräsentation im Tectum opticum. Schweiz. Arch. Neurol. Psychiat. **64**, 1–16 (1949).

Ariens Kappers, C. U., G. C. Huber and C. Crosby: The comparative anatomy of the nervous system of vertebrates including man. 2nd ed. Hafner Publ., New York 1960.

Bath, H.: Vergleichende biologisch-anatomische Untersuchungen über die Leistungsfähigkeit der Sinnesorgane für den Nahrungserwerb, ihre gegenseitige Abhängigkeit und ihre Beziehungen zum Bau des Gehirnes bei verschiedenen Knochenfischarten. Z. wiss. Zool. **167**, 238–290 (1962).

Bathelt, D.: Experimentelle und vergleichend morphologische Untersuchungen am visuellen System von Teleostiern. Zool. Jb. Anat. **87**, 402–470 (1970).

Beccari, N.: Sopra alcuni rapporti del fascicolo longitudinale posteriore con i nuclei di origine dei nervi oculomotore e trocleare nei Teleostei. Monit. Zool. Ital. **20**, 242–247 (1909).

Beccari, N.: Difference di grandezza e di forma in rapporto con l'eta nelle terminazioni a coppa del nucleo del nervo oculomotore nei pesci Teleostei. Monit. Zool. Ital. **41**, 132–138 (1930).

Beccari, N.: Kuppel- und kelchförmige Endigungen im Nucleus des Nervus oculomotorius der Fische. Verh. Anat. Ges. **39**, 77 (1931).

Beccari, N.: Intorno all'esistenza di uno strato sinaptico nelle connessioni di alcuni neuroni dei Pesci. Monit. Zool. Ital. **45**, 220–224 (1934).

Breder, C. M.: The locomotion of fishes. Zoologica **4**, 159–297 (1927).

Bullock, Th. H., and G. A. Horridge: Structure and function in the nervous system of invertebrates. Vol. I. San Francisco and London: W. H. Freeman and Comp. 1965.

Horstmann, E.: Über besondere Synapsenverhältnisse im ZNS von Knochenfischen (Gadiden). Verh. Anat. Ges., 51. Vers. (1953), Ergh. Anat. Anz. **100**, 213–219 (1953/54).

Horstmann, E.: Über kernspezifische Synapsenformen im Mittelhirn von Knochenfischen. Z. Zellforsch. **40**, 139–150 (1954).

Horstmann, E.: Kernspezifische Synapsenformen und die Synapsenstruktur bei Teleosteern. Verh. Anat. Ges., 52. Vers. (1954), Ergh. Anat. Anz. **101**, 75–81 (1954/1955).

Horstmann, E.: Familien- und kernspezifische Synapsenformen bei Teleosteern. Progress in Neurobiology, Proceedings of the first international meeting of neurobiologists. Held at the department of Anatomy, State University of Groningen. Elsevier Publishing Comp. 26–33 (1956).

Johnson, G. E.: Giant nerve fibers in crustaceans with special reference to cambarus and palaemonetes. J. comp. Neurol. **36**, 323–373 (1924).

Kirsche, W.: Zur funktionellen Morphologie und Architektonik besonderer synaptischer Endapparate im Gehirn von Knochenfischen. J. Hirnforsch. **9**, 1–61 (1967).

Kriebel, M. E., M. V. L. Bennett, S. G. Waxman and G. D. Pappas: Oculomotor neurons in fish: Electronic coupling and multiple sites of impulse initiation. Science **166**, 520–523 (1969).

Müller, H.: Die Forellen. Die Neue Brehm-Bücherei Heft **164**. Wittenberg: A. Ziemsen Verl. 1956.

Neresheimer, E.: Die Lachsartigen (Salmonidae). I. Teil. In: Handbuch Binnenfischerei Mitteleuropas, Bd. 3a, 221–370. Hrsg. R. Demoll und H. N. Maier. Stuttgart: Verl. Schweizerbart 1941.

OTSUKA, N.: Histologisch-entwicklungsgeschichtliche Untersuchungen an Mauthnerschen Zellen von Fischen. Z. Zellforsch. **58**, 33—50 (1962/63).

OTSUKA, N.: Weitere vergleichend-anatomische Untersuchungen an Mauthnerschen Zellen von Fischen. Z. Zellforsch. **62**, 61—71 (1964).

ROBERTSON, J. D.: Ultrastructure of excitable membrane and the crayfish median-giant synapse. Ann. N. Y. Acad. Sci. **94**, 339—389 (1961).

ROGALSKI, T.: Das Ausreifen der Gehirnnerven bei Knochenfischen. (Salmo trutta). Z. Anat. **101**, 480 bis 510 (1933).

SCHUSTER, TH.: Ein Beitrag zur Architektonik der Riesensynapsen im Nucleus nervi oculomotorii bei Salmo irideus (Gibbons, 1855). Z. mikrosk.-anat. Forsch. **83**, 518—524 (1971).

SCHUSTER, TH., und H.-H. LOETZKE: Cytoarchitektonik und Biomorphose des Nc. n. oculomotorii bei Salmo (Trutta) irideus (Gibbons, 1855). Z. mikrosk.-anat. Forsch. **83**, 246—276 (1971).

SCHWARTZ, A.: In Vorbereitung.

STECHE, O.: Die Fische. In: Brehms Tierleben. Leipzig: Bibliographisches Institut 1930.

SZENTAGOTHAI, J.: Die Rolle der einzelnen Labyrinthrezeptoren bei der Orientation von Augen und Kopf im Raume. Budapest: Akademiai Klado 1952.

SZENTAGOTHAI, J.: Pathways and synaptic articulation patterns connecting vestibular receptors and oculomotor nuclei. In: The Oculomotor system. Ed. by M. B. Bender. New York: Hoeber Medical Division, Harper & Row 1964.

TRETJAKOFF, D.: Der Okulomotorius vom Neunauge. Anat. Anz. **68**, 225—242 (1929).

WEBER, E.: Grundriß der biologischen Statistik. Jena: VEB Gustav Fischer 6. Aufl. 1967.

WINKELMANN, E., und L. WINKELMANN: Vergleichend histologische Untersuchungen zur funktionellen Morphologie des Tectum opticum verschiedener Teleostier. J. Hirnforsch. **10**, 1—16 (1968).

WUNDER, W.: Sinnesphysiologische Untersuchungen über die Nahrungsaufnahme bei verschiedenen Knochenfischarten. Z. wiss. Biol., Z. vergl. Physiol. Abt. C **6**, 67—98 (1927).

WUNDER, W.: Wie finden die Fische ihre Nahrung? Fischerei-Zeitung **35**, 353—355, 367—369 (1932).

WUNDER, W.: Physiologie der Süßwasserfische Mitteleuropas. In: Handbuch der Binnenfischerei Mitteleuropas, Bd. 2b, 1—340. Hrsg. R. DEMOLL und H. N. MAIER. Stuttgart: Verl. Schweizerbart 1936.

YASHIKI, K.: On the fine structure of the synapse in a teleostean brain, especially in Mugil cephalus. Hiroshima J. med. Sci. **6**, 365—378 (1958).

Anschrift des Autors:

Dr. rer. nat. TH. SCHUSTER
Anatomisches Institut der Humboldt-Universität
DDR-104 Berlin
Hannoversche Str. 28/29

Aus dem Hirnforschungsinstitut der Karl-Marx-Universität Leipzig
(Direktor: Prof. Dr. med. habil. W. Wünscher)

Untersuchungen zur Optimierung der Gewichts- und Volumenänderungen von Hirnen während der Fixierung, Dehydrierung und Aufhellung sowie über Rückschlüsse vom Gewicht des behandelten auf das Volumen des frischen Gehirns[1][2]

Von

Lieselotte Leibnitz[3]

Mit 9 Tabellen

(Eingegangen am 12. 8. 1971)

Eine der größten Schwierigkeiten, die bei jeder quantitativen histologischen Untersuchung auftritt, ist der meist nicht exakt berechenbare Schrumpfungsfaktor des Gewebes. In der Regel liegen quantitativen histologischen Untersuchungen fixierte Gewebe zugrunde. Je heterogener diese strukturiert sind, desto weniger treffend kann von der summarischen Volumenänderung eines größeren Gewebeblockes auf die Volumenalteration in einem engbegrenzten Untersuchungsgebiet geschlossen werden. In sehr heterogenen Organen wie dem Gehirn müßte daher die Volumenänderung im Verlauf der Vorbehandlung für jedes Kerngebiet, jede Rindenschicht, jede Faserbahn und letztlich jede Struktur gesondert ermittelt werden. Das ist methodisch vorerst nicht möglich und wäre wegen des hohen Arbeitsaufwandes so lange nicht sinnvoll, wie noch technisch einfacher zu bewältigende Optimierungsmöglichkeiten genutzt werden können.

Aufgabenstellung

In einer früheren Publikation (Leibnitz, 1967) haben wir folgende Einflußfaktoren auf die Volumenänderung von Rattenhirnen nach Fixierung in Formol, Dehydrierung und Aufhellung ermittelt: das Alter der Tiere, die Formolkonzentration, die Fixierungstemperatur und die Dauer der Fixierung. In der Literatur wird als weiterer Einflußfaktor der artspezifische Größenunterschied der Gehirne erwähnt (Katô, 1939). Im Verlauf der vorliegenden Untersuchungen wurde unsere Aufmerksamkeit noch auf mögliche Sexualdifferenzen und den Einfluß unterschiedlicher Fixierungsweise gelenkt. Unsere Aufgabe war es, diese Einflußfaktoren in weiteren Zusammenhängen zu prüfen und Möglichkeiten aufzuzeigen, die Volumenänderungen des Hirngewebes auf ein Minimum zu reduzieren. Vor allem war es notwendig, eine relativ konstante Phase im Ablauf dieser Alterationen zu finden, die befriedigend sichere Rückschlüsse auf die Volumina des frischen Hirngewebes gestattet. Der Schluß von einem Meßwert des behandelten Materials auf das Volumen des frischen Hirngewebes ist in solchen Fällen notwendig, in denen nur fixiertes Material zur Verfügung steht. Im Sinne einer Verringerung des Arbeitsaufwandes wurde geprüft, inwieweit sich das einfacher zu ermittelnde Gewicht als Kontrollmaß für Volumenänderungen einsetzen läßt.

Material und Methode

Es wurden die intakten Gehirne von 88 Wistar-Ratten im Alter von 12—691 Tagen und vergleichsweise von 39 adulten Mäusen des Stammes Sph(H) (Scheufler,

[1]) Diese Untersuchungen wurden mit Mitteln des Ministeriums für Wissenschaft und Technik durchgeführt.

[2]) Herrn Prof. Wünscher zum 50. Geburtstag gewidmet.

[3]) Für die zuverlässige und umfangreiche Mitarbeit bei den statistischen Berechnungen danke ich Frau Barbara Bär und Frau Annelore Wilke, med.-techn. Assistentinnen am Hirnforschungsinstitut.

1963)[4]) verwendet. Als Fixiermittel diente Formol (etwa 35%) in folgenden Mischungsverhältnissen mit Natriumphosphatpuffer (0,1 M; pH 7,1): 1 + 4, 1 + 3 und 1 + 2. Immersionsfixiert wurde 5 Tage bei 1—4 °C mit Ausnahme eines Versuches, durch den die Wirkung einer sehr langen Fixierdauer geprüft werden sollte. Die vergleichsweise mit Formol 1 + 3 bzw. 1 + 4 perfundierten Gehirne wurden 1 Std nach der Perfusion entnommen und 5 Tage in der jeweils verwendeten Fixierlösung bei 1—4 °C nachfixiert. Niedrige Fixierungstemperatur vermindert die Quellwirkung des Formols (KING, 1913, LEIBNITZ, 1967). Die Dehydrierung aller Gehirne erfolgte in Äthanolstufen (30—100%), bei Rattenhirnen insgesamt 5, bei Mäusehirnen 4 Tage. Die Aufhellung der Gehirne in Methylbenzoat dauerte etwa 24 Std, in Benzol 1 Std. Die Wägungen erfolgten mittels einer Spiralfederwaage (Meßgenauigkeit ±10 mg), die Bestimmung von Volumen und spezifischem Gewicht nach den Formeln

$$V_H = \frac{P_L - P_F}{s_F} \quad \text{und} \quad s_H = \frac{P_L}{V_H}$$

(V_H = Volumen des Hirnes, P_L = Gewicht in Luft, P_F = Gewicht in Flüssigkeit, s_H = spez. Gewicht und s_F = spez. Gewicht der Flüssigkeit. FENEIS, 1954/56).

Die Werte für die statistischen Maßzahlen wurden meist auf ganze Zahlen gerundet. Der Rundungsfehler fällt nicht ins Gewicht. An statistischen Maßzahlen kamen das arithmetische Mittel ($\bar{x}$), die Standardabweichung (s) für große und sehr kleine Stichproben, der Standardfehler des arithmetischen Mittels ($s_{\bar{x}}$), der Korrelationskoeffizient nach BRAVAIS (r), der Regressionskoeffizient (b_x bzw. b_y), der partielle Korrelationskoeffizient und der Rangkorrelationskoeffizient nach SPEARMAN (r_s) zur Anwendung (BEHRENS, 1933; WEBER, 1967). An statistischen Prüfverfahren wandten wir den t-Test und den F-Test an (WEBER, 1967). Die Irrtumswahrscheinlichkeit α wurde folgendermaßen symbolisiert: $\times = \alpha = 5\%$, $\times\times = \alpha = 1\%$, $\times\times\times = \alpha = 0{,}1\%$ und — = nicht signifikant.

[4]) Für die Überlassung einiger Zuchttiere möchten wir dem Autor danken.

Ergebnisse

Zur Schaffung eines Bezugsmaßstabes war es notwendig, zunächst die Meßgrößen Gewicht, Volumen und spezifisches Gewicht am unbehandelten Hirn auf unterschiedlichen Altersstufen zu ermitteln (Tab. 1a).

In den 3 ersten Lebenswochen steigt das Hirngewicht der Ratte sprunghaft an und vermindert seine Zuwachsrate im Verlauf des Reifungsprozesses kontinuierlich. Die zwischen 108 und 120 Tage alten Tieren auftretenden Unterschiede sind bereits nicht mehr signifikant (Tab. 1b). Erwähnenswert sind die echten Differenzen im Hirngewicht zwischen männlichen und weiblichen Ratten (Tab. 1b). Die Volumina steigen parallel zu den Hirngewichten an. Zwischen beiden Wertepaaren besteht eine enge lineare Korrelation von $r = 0{,}999\ xxx$, die auf allen untersuchten Altersstufen gleich ist (Tab. 1c). Da zwischen beiden Merkmalen und dem spez. Gewicht die Abhängigkeit $s = \frac{P}{V}$ besteht, haben wir den Einfluß des spez. Gewichts durch Anwendung des partiellen linearen Korrelationskoeffizienten ausgeschalten. Dabei zeigte sich, daß die altersabhängig steigende Tendenz des spez. Gewichts (Tab. 1a und b) zu schwach ist, um den Korrelationskoeffizienten für

Tabelle 1a. Gewicht, Volumen und spezifisches Gewicht frischer Rattenhirne unterschiedlichen Alters

Alter der Ratten (d)	Geschlecht	Zahl der Gehirne (n)	Gewicht (mg) $\bar{x}$	$\pm s$	$\pm s_{\bar{x}}$	Volumen (mm³) $\bar{x}$	$\pm s$	$\pm s_{\bar{x}}$	Spezifisches Gewicht $\bar{x}$	$\pm s$	$\pm s_{\bar{x}}$
12	m + w	4	534	27	13	406	21	10	1,0474	0,0020	0,0010
19	m + w	4	1187	58	29	1139	54	27	1,0422	0,0023	0,0011
23	m + w	2	1352	32	22	1295	32	22	1,0436	0,0011	0,0008
108	m + w	6	1752	127	52	1677	121	49	1,0441	0,0028	0,0011
120	m	6	1857	130	53	1770	124	51	1,0491	0,0014	0,0006
330	m	2	2055	21	15	1958	14	10	1,0495	0,0032	0,0023
330	w	3	1858	81	47	1771	76	44	1,0491	0,0008	0,0004
330	m + w	5	1937	119	53	1846	111	50	1,0492	0,0018	0,0008
691	m	3	2172	50	29	2067	47	27	1,0504	0,0007	0,0004
691	w	9	1917	107	36	1827	102	34	1,0489	0,0008	0,0003
691	m + w	12	1980	148	43	1887	140	40	1,0493	0,0002	0,0000
19	m	12	1240	24	7						
19	w	9	1155	22	7						
19	m + w	21	1203	49	11						
108	m	14	1827	53	14						
175	m + w	14	1840	111	30						

Tabelle 1b

Alter der Ratten (*d*)	Geschlecht	Anzahl der Hirne (*n*)	*t*-Test einseitig Gewicht
12	m + w	4	×××
19	m + w	25	×
23	m + w	2	××
108	m + w	6	–
175	m + w	14	–
330	m + w	5	–
691	m + w	12	
108	m + w	6	×
330	m + w	5	
108	m + w	6	××
691	m + w	12	
175	m + w	14	××
691	m + w	12	
19	m	12	×××
108	m	14	–
120	m	6	–
330	m	2	–
691	m	3	
108	m	14	×××
330	m	2	
108	m	14	×××
691	m	3	
120	m	6	××
691	m	3	
19	w	9	×××
330	w	3	–
691	w	9	
19	m	12	×××
19	w	9	
330	m	2	×
330	w	3	
691	m	3	××
691	w	9	

Alter der Ratten (*d*)	Geschlecht	Anzahl der Hirne (*n*)	*t*-Test einseitig Volumen	spez. Gewicht
12	m + w	4	×××	××
19	m + w	4	×	–
23	m + w	2	××	–
108	m + w	6	×	××
330	m + w	5	–	–
691	m + w	12		
19	m + w	4	×××	–
108	m + w	6		
19	m + w	4	×××	×××
330	m + w	5		
19	m + w	4	×××	×××
691	m + w	12		
108	m + w	6	××	×××
691	m + w	12		
120	m	6	×	–
330	m	2	×	–
691	m	3		
120	m	6	××	–
691	m	3		
330	w	3	–	–
691	w	9		
330	m	2	×	–
330	w	3		
691	m	3	××	××
691	w	9		

die Gewichts- und Volumenwerte deutlich zu beeinflussen. Bei einer derart ausgeprägten korrelativen Beziehung ist der Regressionskoeffizient ebenfalls sehr aussagekräftig. Für die 12–691 Tage alten Ratten beträgt $b_x = 1{,}049$ und $b_y = 0{,}955$. Das heißt, wenn das Hirngewicht um 1 mg steigt, nimmt das Hirnvolumen um 0,955 mm³ zu bzw. wenn das Hirnvolumen um 1 mm³ steigt, erhöht sich das Hirngewicht um 1,049 mg. Eine Altersabhängigkeit des Regressionskoeffizienten konnte nicht nachgewiesen werden. Die für juvenile (12–108 Tage) und adulte (120–691 Tage) Ratten getrennt berechneten Regressionskoeffizienten unterscheiden sich nicht signifikant. Trotzdem hat sich bei Anwendung dieser Korrelation gezeigt, daß es günstiger ist, für juvenile und adulte Ratten die errechneten unterschiedlichen Werte für den Regressionskoeffizienten einzusetzen. Im adulten Hirn von 120 Lebenstagen an entspricht 1 mg Frischgewicht einem Frischvolumen von 0,953 mm³, im juvenilen von 0,958 mm³. Der mittlere Fehler beträgt im ersten Fall ±0,2%, im letzteren ±0,3%. Es ist demnach möglich, die mit höherem Arbeitsaufwand zu erlangenden Volumenwerte durch die einfacher zu gewinnenden Gewichtswerte zu ersetzen.

Wir prüften die Gültigkeit unseres Regressionskoeffizienten an den Werten für die Volumina der

Tabelle 1c. Korrelationen und Regressionen

Alter der Ratten (d)	Anzahl der Wertepaare	Frischgewicht/-volumen			Frischvol./Gew. nach Dehydr.		
		r	b_x	b_y	r	b_x	b_y
12 – 108	16	0,999+++	1,040	0,958			
			—	—			
120 – 691	23	0,999+++	1,055	0,953			
			—	—			
12 – 691	39	0,999+++	1,049	0,955			
12 – 108	10				0,995+++	1,678	0,590
330 – 691	17				0,976+++	1,995	0,477
12 – 691	27				0,989+++	1,896	0,516
12 + 19	6				0,994+++	1,927	0,513
108	4				0,987+++	1,682	0,579
330	5				0,986+++	2,013	0,483
691	12				0,986+++	2,105	0,462
330 + 691 m	5				0,990+++	1,824	0,537
330 + 691 w	12				0,965+++	1,721	0,541

frischen adulten Hirne folgender 6 Tierarten[5]): Wistar-Ratten ($n = 5$), Erinacaeus europaeus ($n = 4$), Talpa europaea ($n = 20$), Tupaia glis ($n = 5$), Galago crassicaudatus ($n = 5$) und Macaca mulatta ($n = 2$). Dabei zeigte sich, daß dieser Koeffizient offenbar Allgemeingültigkeit besitzt. Der mittlere Fehler zwischen dem ursprünglich bestimmten und dem anhand des Regressionskoeffizienten und der Frischgewichtswerte nachberechneten Frischvolumen betrug bei Ratte, Igel, Spitzhörnchen, Galago und Rhesusaffen $< 1\%$, beim Maulwurf $< 1{,}5\%$.

Das *Alter* nimmt deutlichen Einfluß auf die prozentuale Veränderung des Gewichtes und Volumens nach Fixierung der Gehirne in Formol (Tab. 2). Die juvenilen Hirne erfahren eine stärkere Quellung als die adulten, während das spezifische Gewicht keine wesentlichen Unterschiede erkennen läßt. Auch Dehydrierung und Aufhellung lassen keine klare Tendenz erkennen.

Die *Formolkonzentration* beeinflußt das Gewicht, Volumen und spezifische Gewicht der Gehirne ebenfalls (Tab. 3). Die Hirne quellen umso weniger, je stärker die Formolkonzentration ist. Die Differenzen im Gewicht und Volumen zwischen Formol 1 + 4 und 1 + 3 sowie zwischen 1 + 3 und 1 + 2 sind bei $\alpha < 5\%$, zwischen Formol 1 + 4 und 1 + 2 bei $\alpha < 1\%$ signifikant. Das spezifische Gewicht steigt mit der Formolkonzentration an und weist zwischen den einzelnen Formolkonzentrationen Unterschiede auf, die mit einer Irrtumswahrscheinlichkeit von $\alpha < 0{,}1\%$ behaftet sind. Das dürfte durch das steigende spezifische Gewicht der Formol-Puffer-Lösungen bedingt sein, das in den einzelnen Verdünnungen folgende Werte annahm: 1 + 4 = 1,0224, 1 + 3 = 1,0306 und 1 + 2 = 1,0364. Die sich nach der Dehydrierung ergebenden Gewichte, Volumina und spezifischen Gewichte weisen zwischen den einzelnen Formolkonzentrationen keine signifikanten Unterschiede auf. Nach der Aufhellung in Benzol sind die Gewichts- und Volumenwerte zwischen Formol 1 + 4 und 1 + 2 sowie zwischen 1 + 3 und 1 + 2 bei $\alpha < 1\%$ echt, während sich die Differenzen zwischen Formol 1 + 4 und 1 + 3 als zufällig erwiesen. Die Unterschiede der spezifischen Gewichte nach der Aufhellung der Hirne sind zwischen allen 3 Formolkonzentrationen bei $\alpha < 1\%$ echt.

Um zu prüfen, ob die *Fixierungsweise* einen Einfluß auf das Hirnvolumen und das spezifische Gewicht ausübt, wurde die Immersions- mit der Perfusionsfixierung verglichen (Tab. 4). Es zeigte sich, daß die Gewebequellung nach Perfusion stärker ausgeprägt war als nach optimaler Immersion. Dabei muß berücksichtigt werden, daß die Quellung nach Perfusion nur z. T. erfaßt werden kann, da die Frischwerte bei diesem Fixierverfahren nicht feststellbar sind. Obwohl bei der außergewöhnlich starken Wertestreuung der mit Formol 1 + 4 perfundierten Gehirne n zu klein war, um signifikante Unterschiede nach der Fixierung aufzuzeigen, erwiesen sich die nach der Dehydrierung und Aufhellung vorhandenen Unterschiede zwischen beiden Fixierverfahren als echt. Die spezifischen Gewichte ließen erwartungsgemäß keine

[5]) die uns Frau Dr. rer. nat. WERNER freundlicherweise zur Verfügung gestellt hat.

Tabelle 2. Prozentuale Veränderung von Gewicht, Volumen und spezifischem Gewicht bei Ratten unterschiedlichen Alters nach Fixierung, Dehydrierung und Aufhellung

Alter der Ratten (*d*)	Zahl der Gehirne (*n*)	Frisch-werte	nach Fixierung Fo 1 + 4, 0–4 °C, 5^d $\bar{x}$	$\pm s_{\bar{x}}$	nach Dehydrierung $\bar{x}$	$\pm s_{\bar{x}}$	nach Aufhellung $\bar{x}$	$\pm s_{\bar{x}}$
Gewicht								
12	1	100,00	104,59		40,37		44,04	
19	1	100,00	105,28		46,34		46,75	
108	1	100,00	106,65		51,44		52,31	
120	6	100,00	101,90	0,55				
330	2	100,00	100,99	0,21	45,60	0,52	47,97	0,82
691	4	100,00	101,81	0,51	46,90	0,31	49,31	0,17
Volumen								
12	1	100,00	105,04		50,21		47,16	
19	1	100,00	104,18		56,37		51,46	
108	1	100,00	105,85		61,39		57,74	
120	6	100,00	101,05	0,56				
330	2	100,00	100,86	0,26	53,64	1,19	51,33	0,95
691	4	100,00	101,57	0,50	55,39	0,66	53,01	0,18
Spez. Gew.								
12	1	100,00	99,56		80,39		93,37	
19	1	100,00	101,06		82,21		90,85	
108	1	100,00	100,76		82,86		90,60	
120	6	100,00	100,83	0,09				
330	2	100,00	100,13	0,04	85,05	0,90	93,45	0,13
691	4	100,00	100,23	0,06	84,68	0,46	93,02	0,30

Tabelle 3. Prozentuale Veränderung von Gewicht, Volumen und spezifischem Gewicht bei Rattenhirnen nach Fixierung in unterschiedlichen Formolkonzentrationen

Formolkonzentration	1 + 4 0–4 °C		1 + 3 0–4 °C		1 + 2 0–4 °C	
Alter der Tiere (*d*)	691		691		691	
Anzahl der Gehirne	4		4		4	
	$\bar{x}$	$\pm s_{\bar{x}}$	$\bar{x}$	$\pm s_{\bar{x}}$	$\bar{x}$	$\pm s_{\bar{x}}$
Frischgewicht	100,0		100,0		100,0	
Nach Fixierung	101,8	0,5	101,0	0,5	100,2	0,5
Nach Dehydrierung	46,9	0,3	46,9	0,1	47,1	0,4
Nach Benzol	49,3	0,2	49,1	0,2	48,5	0,3
Frischvolumen	100,0		100,0		100,0	
Nach Fixierung	101,6	0,5	99,6	0,5	98,3	0,5
Nach Dehydrierung	55,4	0,7	55,4	0,3	55,7	0,6
Nach Benzol	53,0	0,2	52,4	0,3	52,6	0,2
Spez. Gew. d. fr. Geh.	100,0		100,0		100,0	
Nach Fixierung	100,2	0,1	101,4	0,1	102,0	0,1
Nach Dehydrierung	84,7	0,4	84,7	0,2	84,6	0,2
Nach Benzol	93,0	0,3	93,8	0,3	92,3	0,1

Tabelle 4. Prozentuale Veränderung von Gewicht, Volumen und spezifischem Gewicht bei gleichalten Tieren nach Immersions- und Perfusionsfixierung

	Formol 1 + 4				t-Test einseitig	Formol 1 + 3				t-Test einseitig
	Immers. (n = 2)		Perfus. (n = 2)			Immers. (n = 3)		Perfus. (n = 3)		
	$\bar{x}$	$\pm s_{\bar{x}}$	$\bar{x}$	$\pm s_{\bar{x}}$		$\bar{x}$	$\pm s_{\bar{x}}$	$\bar{x}$	$\pm s_{\bar{x}}$	
Gew. frisch bzw. nach Perfusion	100,00		100,00			100,00		100,00		
nach Fixierung	100,72	0,49	104,24	2,04	–	100,64	0,56	102,39	0,22	×
nach Dehydrierung	46,24	0,11	45,25	0,22	×	46,30	0,16	44,64	0,56	×
nach Benzol	48,86	0,07	46,78	0,08	××	47,84	0,40	45,81	0,27	××
Vol. frisch bzw. nach Perfusion	100,00		100,00			100,00		100,00		
nach Fixierung	100,58	0,53	104,25	2,04	–	99,19	0,65	100,99	0,37	×
nach Dehydrierung	54,39	0,44	53,52	0,35	×	54,70	0,01	53,09	0,68	×
nach Benzol	52,43	0,14	50,25	0,22	××	51,04	0,21	49,81	0,16	××
Spez. Gew. frisch bzw. nach Perfusion	100,00		100,00			100,00		100,00		
nach Fixierung	100,13	0,04	99,99	0,00	–	101,50	0,07	101,39	0,16	–
nach Dehydrierung	85,03	0,88	84,53	0,14	–	84,64	0,32	84,09	0,07	–
nach Benzol	93,20	0,11	93,09	0,25	–	93,73	0,48	91,98	0,83	×

Differenzen nach der unterschiedlichen Behandlung erkennen.

Der *Einfluß der Fixierdauer* wurde an 5 Gehirnen 120 Tage alter männlicher Rattengeschwister in Formol 1 + 4 bei 1—4 °C geprüft. Nach 5, 10, 15, 45 und 100 Tagen wurden Gewicht, Volumen und spezifisches Gewicht der Hirne ermittelt (Tab. 5). Nach anfänglicher Quellung zeigte sich eine kontinuierliche Gewichts- und Volumenabnahme, die bis zum 15. Tag besonders ausgeprägt war und zu signifikanten Differenzen führte. Bemerkenswert ist, daß beide Meßgrößen die Ausgangswerte unterschritten. STEVENSON (1923), KATÔ (1939), BAHR, BLOOM und FRIBERG (1957) sowie FRONTERA (1958) beobachteten an Hirnen von Mäusen, Ratten, Meerschweinchen, Kaninchen, Katzen, Hunden und Affen, daß bei sehr langer Fixierdauer in Formol nach zunächst ausgelöster Quellung zwar eine kontinuierliche Gewichtsabnahme erfolgte, aber das Ausgangsgewicht nicht wieder erreicht wurde. Die Frage, ob eine lange Formolfixierung mit einer Schrumpfung oder

Tabelle 5. Prozentuale Veränderung von Gewicht, Volumen und spezifischem Gewicht von Rattengehirnen während der verlängerten Fixierung

	Gewicht %	Volumen %	Spezifisches Gewicht %	
Frisches Gehirn	1840 ± 123 mg 100,00	1754 ± 117 mm³ 100,00	1,0490 ± 0,0025 100,00	
Fixierdauer (d)	××	–	×××	
5	101,50 ± 0,88	100,63 ± 0,87	100,86 ± 0,21	100,86
	××	××	–	
10	99,91 ± 0,43	99,21 ± 0,38	100,71 ± 0,23	
	××	××	–	
15	98,83 ± 0,69	98,03 ± 0,67	100,81 ± 0,15	×
	–	–	–	
45	98,75 ± 0,63	98,08 ± 0,63	100,67 ± 0,16	
	–	–	–	
100	98,11 ± 0,53	97,54 ± 0,55	100,58 ± 0,06	100,58
n	5	5	5	

Tabelle 6. Prozentuale Veränderung des Hirngewichts nach Fixierung in Formalin (0–4°C), Dehydrierung und Aufhellung bei Geschwisterratten (330–691 Tage) unterschiedlichen Geschlechts

	Männliche Tiere			Weibliche Tiere			t-Test einseitig
	$\bar{x}$	$\pm s$	n	$\bar{x}$	$\pm s$	n	
Frischgewicht	100,000		5	100,000		12	
nach Fixierung	100,118	1,06	5	101,286	0,89	12	+
nach Dehydrierung	46,206	0,29	5	46,867	0,77	12	+
nach Aufhellung	48,372	0,60	5	48,691	0,93	12	–

Quellung des Gewebes endet, hängt im wesentlichen von der verwendeten Formolkonzentration und der Fixierungstemperatur ab. Je geringer erstere und je höher letztere ist, desto stärker ist die Initialquellung des Gewebes und desto geringer die Wahrscheinlichkeit, daß das Ausgangsvolumen bzw. -gewicht innerhalb eines sinnvollen Behandlungszeitraumes wieder erreicht wird.

Das spezifische Gewicht nimmt erwartungsgemäß nur am Beginn der Fixierung zu. Die Werte zwischen den folgenden Zeitintervallen liegen im Bereich des Zufalls, obgleich sich eine abnehmende Tendenz mit Verlängerung der Fixierdauer erkennen läßt. Die nach 5 und 100 Tagen gewonnenen Werte unterscheiden sich bei $\alpha < 5\%$.

Die am frischen Gehirn aufgezeigten signifikanten *Unterschiede zwischen männlichen und weiblichen Ratten* (Tab. 1b) sind nach Fixierung und Dehydrierung noch erkennbar (Tab. 6), nur nach der Aufhellung fehlt ihre Signifikanz. Die Volumenwerte verhalten sich wie die Gewichte.

Nach KATÔ (1939) besteht auch ein *Einfluß der artspezifischen Hirngröße* auf die Formolfixierung. Die größeren Tiergehirne sollen eine geringere Gewichtszunahme erfahren als die kleineren. Wir prüften diese Angabe an den systematisch eng verwandten Ratten und Mäusen nach und konnten sie bestätigen (Tab. 7). Bei den 3 geprüften Formolkonzentrationen bestanden signifikante Differenzen zwischen beiden Tierarten. Auch nach der Dehydrierung und Aufhellung zeigten sich hochsignifikante Unterschiede. Wie in den Hirngewichten unterscheiden sich beide Arten auch auf allen Behandlungsstufen in den Hirnvolumina.

Für den Fall, daß zur Volumenbestimmung nur in Formol bereits fixierte Hirne zur Verfügung stehen, war es notwendig, zu prüfen, *welche Stufe im Fixierungs- oder Einbettungsablauf Rückschlüsse auf das Frischvolumen zuläßt.* Die Fixierung selbst ist ungeeignet, da sich die Hirnvolumina mit der Fixierdauer verändern (Tab. 5). Relativ geringe Schwankungen, selbst nach unterschiedlicher Formolkonzentration (Tab. 3) und unterschiedlicher Fixierungsart (Tab. 4) zeigen die adulten Hirne am Ende der Dehydrierung. Diese Stufe scheint auch deshalb geeignet, weil die Dehydrierungszeiten relativ konstant gehalten werden müssen, um eine zu starke Härtung der Gewebe zu vermeiden. Wir hielten es daher für günstig, vom Hirngewicht nach der Behandlung in 100%igem Äthanol auf das

Tabelle 7. Die prozentuale Veränderung des Hirngewichts nach Fixierung, Dehydrierung und Aufhellung bei adulten Ratten und Mäusen

	Ratten 330 und 691 Tage			Mäuse 1,5 Jahre			t-Test einseitig
	$\bar{x}$	$\pm s$	n	$\bar{x}$	$\pm s$	n	
Frischgewicht	100,000			100,000			
Nach Fix. Fo 1 + 4,0 – 4°C (A)	101,536	0,94	6	104,491	2,29	12	××
Nach Fix. Fo 1 + 3,0 – 4°C (B)	101,245	1,01	6	103,415	2,42	6	×
Nach Fix. Fo 1 + 2,0 – 4°C (C)	100,066	1,03	5	102,756	1,72	6	××
Nach Dehydr. (A)	46,471	0,87	6	54,645	3,08	12	×××
Nach Dehydr. (B)	46,628	0,45	6	53,385	2,97	6	×××
Nach Dehydr. (C)	46,968	0,85	5	52,910	2,07	6	×××
Nach Aufhell. (A)	48,865	0,90	6	55,908	2,41	12	×××
Nach Aufhell. (B)	48,578	0,91	6	53,517	2,09	6	×××
Nach Aufhell. (C)	48,300	0,72	5	52,890	1,87	6	×××

Frischvolumen der Hirne zu schließen. Das ist möglich, weil beide Werte sehr stark miteinander korreliert sind (Tab. 1c) und demzufolge zuverlässige Regressionskoeffizienten abgeleitet werden können. Um festzustellen, ob eine Alters- oder Geschlechtsabhängigkeit besteht, wurden die Maßzahlen für 4 verschiedene Altersstufen sowie für gleichalte männliche und weibliche Tiere getrennt berechnet. Es zeigte sich, daß nur die Altersgruppen 108 und 691 Tage signifikant unterschiedliche Korrelations- und Regressionskoeffizienten aufweisen. Die übrigen Differenzen zwischen den einzelnen Koeffizienten sind zufälliger Art. Auch die der männlichen und weiblichen Tiere unterscheiden sich nicht signifikant.

Eine Prüfung des Regressionskoeffizienten am eigenen Material ergab, daß bei immersionsfixierten adulten Rattengehirnen von 120 Tagen an mit $b_x = 2{,}03$ aus dem Gewicht des dehydrierten Hirnes das Volumen des frischen Gehirns mit einem durchschnittlichen Fehler von $\pm <5\%$ berechnet werden kann. In diesem Fehler sind die durch unterschiedliches Alter und Geschlecht der Tiere, unterschiedliche Fixierungstemperatur sowie den Fehler des Regressionskoeffizienten hervorgerufenen Abweichungen enthalten. Nach Perfusion mit Formol beträgt $b_x = 2{,}12$ und der mittlere Fehler des damit berechneten Frischvolumens weniger als 3%. Der Regressionskoeffizient zwischen dem Gewicht des dehydrierten und dem Volumen des frischen Hirnes ist artspezifisch, wie aus unseren Befunden zu schließen ist, nach denen formolfixierte Gehirne mit artspezifischen Größenunterschieden nach der Dehydrierung noch hochsignifikante Volumenunterschiede aufweisen (Tab. 7). Eine Berechnung der durchschnittlichen b_x-Werte für Talpa europaea (2,00), Wistar-Ratte (2,03), Tupaia glis (1,91), Erinacaeus europaeus (1,69), Galago crassicaudatus (1,78) und Macaca mulatta (1,63) ergab eine negative Rangkorrelation ($r_s = -0{,}88$) zur Hirngröße. Daher muß der Regressionskoeffizient für jede Tierart gesondert ermittelt werden. Außerdem wird dieser Koeffizient von der Art des Fixiermittels stark beeinflußt. Für in Bouinscher Lösung fixierte juvenile Rattenhirne beträgt er etwa 1,50.

Schlußfolgerungen

Auf Grund des sehr hohen Wertes für den Korrelationskoeffizienten können die Volumenwerte des Rattenhirnes durch die einfacher zu ermittelnden Gewichtswerte ersetzt werden. Im adulten Hirn entspricht 1 mg Frischgewicht einem Volumen von 0,953 mm^3 bei einem mittleren Fehler von $\pm 0{,}2\%$, im juvenilen Hirn entspricht 1 mg einem Volumen von 0,958 mm^3 bei einem mittleren Fehler von $\pm 0{,}3\%$ (Tab. 1c). Diese Korrelation ist offenbar allgemeingültig, wie ihre Prüfung an 5 anderen Tierarten ergab.

Von praktischem Wert ist auch die enge Korrelation zwischen dem Gewicht für das dehydrierte Hirngewebe und dem Volumen des frischen Gehirns (Tab. 1c). 1 mg in Formol fixierten dehydrierten adulten Rattenhirns entspricht 2,03 mm^3 frischem Hirn bei einem mittleren Fehler von $\pm <5\%$. Damit besteht die Möglichkeit, bereits fixiertes Material für quantitative Untersuchungen nutzbar zu machen, wobei Fixierdauer, -weise und Formolkonzentration von untergeordneter Bedeutung sind im Gegensatz zu der Bestimmung des Hirnfrischgewichts von fixierten Material durch eine Exponentialfunktion der Zeit nach BAUCHOT (1967). Diese Regression ist artspezifisch und muß für jede Tierart gesondert ermittelt werden. Der Wert für den Regressionskoeffizienten steht dabei in negativer Korrelation zur Hirngröße. Außerdem wird dieser Koeffizient von der Art des Fixiermittels beeinflußt.

Die nach Formolfixierung unvermeidlichen Volumenveränderungen des Hirngewebes lassen sich auf ein Minimum reduzieren, wenn die Formolkonzentration mindestens 8% (1 + 4) beträgt, die Fixierung bei niedrigen Temperaturen (1—4 °C), gleicher Dauer pro Volumeneinheit Gewebe und nach der gleichen Weise erfolgt, die Hirne von adulten Tieren und nur einem Geschlecht stammen.

Vergleichende volumetrische und quantitative morphologische Untersuchungen, die das Volumen des Hirnes oder seiner Anteile mit einbeziehen, führen innerhalb einer Tierart zu optimalen Ergebnissen, wenn die genannten Variablen einschließlich des Puffers für die Fixierlösung gleichgehalten werden, soweit es die Fragestellung erlaubt. Bei interspezifischen Volumenvergleichen muß außerdem noch die artspezifische Hirngröße berücksichtigt werden. Diese nimmt wesentlichen Einfluß auf die Volumenalterationen während des Fixierungs- und Einbettungsprozesses, so daß die erforderlichen Korrelationen zwischen der Behandlung und der Volumenänderung für jede Spezies gesondert berechnet werden müssen. Bei Kenntnis der Werte für eine größere Anzahl von Tierarten läßt sich wahrscheinlich der Faktor „Hirngröße“ auf rechnerischem Wege eliminieren.

Zusammenfassung

1. Von Wistar-Ratten wurden die Durchschnittswerte für Gewicht, Volumen und spezifisches Gewicht der unbehandelten Hirne auf 7 Altersstufen zwischen 12 und 691 Tagen ermittelt. Männliche und weibliche Tiere weisen signifikante Differenzen auf.

2. Gewicht und Volumen des frischen Rattenhirns zeigen auf allen Altersstufen eine lineare Korrelation von $r = 0{,}999$ sowie eine Regression von $b_y = 0{,}958$ für juvenile und 0,953 für adulte Hirne. Die Volumenwerte können aus den einfacher zu ermittelnden Gewichtswerten bei einem mittleren Fehler von $\pm \leq 3\%$ berechnet werden. Diese Korrelation gilt auch für die Hirne 5 anderer Tierarten und ist offenbar für Säugetiere allgemeingültig.

3. Die quellende Wirkung des Formols ist wesentlich vermindert bei adulten Hirnen, bei höheren Formolkonzentrationen, bei optimaler Immersions- gegenüber Perfusionsfixierung, bei Hirnen männlicher Tiere und bei artspezifisch größeren Gehirnen.

4. Am Ende der Aufhellung besteht noch eine echte Volumendifferenz der Hirne nach Fixierung in unterschiedlichen Formolkonzentrationen, nach Immersions- und Perfusionsfixierung sowie bei artspezifisch unterschiedlich großen Gehirnen.

5. Das spezifische Gewicht des Hirngewebes wird durch unterschiedliche Formolkonzentrationen sowie durch Dehydrierungs- und Aufhellungsmedien beeinflußt.

6. Die zwischen dem Gewicht des dehydrierten und dem Volumen des unbehandelten Gehirns bestehende starke lineare Korrelation von $r = 0{,}989$ kann praktisch genutzt werden für die Berechnung des Frischvolumens aus dem Gewicht des dehydrierten Hirnes, wenn bereits fixiertes Material genutzt werden muß. Der Regressionskoeffizient beträgt für adulte immersionsfixierte Rattenhirne 2,03 bei einem durchschnittlichen Fehler von $\pm < 5\%$.

Summary

1. The averages of weight volume and specific weight of the untreated brains of Wistar rats on 7 stages of life from 12 to 691 days have been found out. Male and femal animals showed significant differences.

2. On all stages of life weights and volumes of the fresh rat brains exhibit a linear correlation of $r = 0{,}999$ and a regression of $b_y = 0{,}958$ for juvenil and of 0,953 for adult brains. With a mean error of $\pm \leq 3\%$ the values of volume can be calculated from those of the weight received more simply. This correlation is also valid for the brains of 5 other species and probably for all mammalians.

3. The swelling effect of formalin is diminished essentially in adult brains, in higher concentrations of formalin, in optimal immersion opposite to perfusion fixation, in brains of male animals and in the species specific larger brains.

4. In the end of clearing the brains still show a real difference of their volumes after fixing them in different concentrations of formalin, after immersion and perfusion fixations and in brains differing in the species specific size.

5. The specific weight of the brain tissue is influenced by different formalin concentrations and, by both dehydration and clearing substances.

6. The high linear correlation of $r = 0{,}989$ between the weight of the dehydrated and the volume of the fresh brain can be used practically for the calculation of the fresh volume from the weight of the dehydrated brain if there is already fixed material to be taken. For adult immersion fixed rat brains the regression coefficient is 2,03 with a mean error of $\pm < 5\%$.

Literatur

Bahr, G. F., G. Bloom and U. Friberg: Volume changes of tissues in physiological fluids during the fixation in osmium tetroxide or formaldehyde and during subsequent treatment. Exp. Cell Res. **12**, 342—355 (1957).

Bauchot, R.: Les modifications du poids encéphalique au cours de la fixation. J. Hirnforsch. **9**, 253—283 (1967).

Behrens, W. U.: Mathematische Methoden für Versuchsansteller auf den Gebieten der Naturwissenschaften, Landwirtschaft und Medizin. Ulmer-Verlag, Stuttgart, 1933.

Feneis, H.: Eine Methode zur laufenden Bestimmung von Schrumpfung und Eindringungsdauer bei histologischen Einbettungen. Z. wiss. Mikrosk. **62**, 237—240 (1954/56).

Frontera, J. G.: Evaluation of the immediate effects of some fixatives upon the measurements of the brains of macaques. J. comp. Neurol. **109**, 417—438 (1958).

Katô, H.: Über den Einfluß der Fixierung auf das Hirngewicht. Okajimas Folia anat. japon. **17**, 237—295 (1939).

Leibnitz, L.: Die Veränderung von Gewicht, Volumen und spezifischem Gewicht des Rattengehirnes nach Fixierung, Dehydrierung und Aufhellung. J. Hirnforsch. **9**, 97—104 (1967).

Scheufler, H.: Erbliche Neugeborenengelbsucht — eine neue Mutante der Hausmaus (Mus musculus domesticus Rutty 1772). Z. Versuchstierk. **3**, 27—29 (1963).

Stevenson, G. S.: Stabilizing brain tissue during fixation. Arch. Neurol. Psych. **9**, 763—768 (1923).

Weber, E.: Grundriß der biologischen Statistik. 6. Aufl. VEB Fischer, Jena 1967.

Anschrift des Autors:

Dr. rer. nat. Lieselotte Leibnitz
Hirnforschungsinstitut der KMU
701 Leipzig 1
Emilienstr. 14

From the Department of Anatomy, Wayne State University
School of Medicine, Detroit, Michigan, U.S.A.

Observations on the oligodendroglia in the primate striatum. Are they Ramón y Cajal's "dwarf" or "neurogliaform" neurons?

By

Clement A. Fox and José A. Rafols

With 11 figures

Introduction

Ramón y Cajal (1911) described "dwarf" or "neurogliaform" nerve cells in the striatum as follows: "These elements have been pointed out by my brother and by Cl. Sala in the basal ganglia of lower vertebrates. We ourselves have observed them in man. They are petit cells, 6 to 10 microns, spherical in form, and their appearance, at first glance, recalls that of a neuroglial corpuscle with short processes. Examination, made by means of a high power apochromatic objective, dissipates all uncertainty. Indeed, one can see some short, very varicose dendrites and, above all, an extremely slender axis cylinder which breaks up as soon as it arises into a very bushy arborization. The meshes of the arborization, formed by the ever so delicate small branches, lodge the ordinary cells with short axons." Others (Marchi, 1887; Kölliker, 1896; Déjérine, 1901; Pilleri, 1962) studying the striatum with the Golgi technique have neither described nor illustrated "dwarf" neurons such as Ramón y Cajal (D, E, Fig. 325, 1911) describes and illustrates. The various neurons in his figure must be from the putamen. The legend states: "Some cellular types from the striate nucleus taken in the region adjacent to the claustrum; brain of an infant. Method of Golgi." Incidentally, (F) in this figure is not mentioned in the legend.

In our opinion, the small cell drawn by Kemp (Fig. 1, d, 1968) does not resemble those drawn by Ramón y Cajal. However, Kemp describing neurons in the cat caudate nucleus says: "The fourth, and least common, is small and seems to be of the type described by Ramón y Cajal as 'cellule neurogliforme'. The dendrites are short and spineless, and the axon is also short with some collaterals."

The "dwarf" neurons of Ramón y Cajal have been a problem to us and we suspect they may have been a problem to Ramón y Cajal. Why the dodge terminology "neurogliaform" neuron?

In many of our Golgi preparations of the adult monkey and particularly in one series, we have found many cells impregnated that resemble precisely the "dwarf" or "neurogliaform" neuron in Ramón y Cajal's drawing (E, Fig. 325, 1911), but we have not been able to conclude that they are neurons. Fortunately in a number of the preparations revealing these cells, random medullated fibers are also impregnated and the relationship of these cells to medullated fibers convinces us that they are type I oligodendroglia of del Río-Hortega (1928). Most of the myelinated fibers in the striatum are of fine caliber. Verhaart (1950) in a study of the fiber systems of the basal ganglia of the gibbon found that ninety-nine percent of the striatal system consists of poorly myelinated fibers not exceeding one micron in diameter. Adinolfi and Pappas (1968) measured 150 myelinated fibers in electron micrographs of the cat caudate nucleus and found they ranged from 0.3 microns to 1.6 microns in size with the majority 0.6 microns in diameter. Perhaps the thinness of these fibers was the factor that rendered some of them susceptible to the silver chromate reaction.

While preparing this manuscript we read

Supported by Grant NS-06925-5 from the National Institute of Neurological Diseases and Stroke, Public Health Service.

thoroughly the classical paper of DEL RÍO-HORTEGA (1928). It deepened our respect for this great pioneer and his remarkable prescience. In the discussion we feel obliged to quote him directly.

Material and methods

The Golgi and electron microscopic material used in this study was prepared by the same procedures previously described by Fox et al. (in press).

Observations

Fig. 1 shows a microscopic field of the cells in question magnified 300 times. Note the randomly impregnated nerve fibers. Their caliber corresponds to that indicated by VERHAART (1950), ADINOLFI and PAPPAS (1968) and that which we can see in our own electron micrographs. They must be myelinated fibers. It will be seen that their impregnation along with these cells is most fortunate. Similar impregnations in field after field and in section after section can be observed throughout the caudate nucleus and putamen in one of our series, MG 43. The reader is asked to compare the cells (Fig. 1) with RAMÓN Y CAJAL's drawing (E, 325, 1911). The latter in our opinion is reproduced at a lower magnification than our photomicrograph.

Photomicrographs, with their limited depth of field, show inadequately the luxurious ramifications issuing from these cells. The branching pattern of the processes varies from cell to cell. Usually, four to six (we have counted as high as seven) short processes emerge from the cell body; each process gives rise to several or more branches, which in turn give rise to further branches. In most instances the terminal branches are extremely delicate. Occasionally a very delicate branch arises directly from the cell body or a relatively thick branch, arising from the cell body, is more extensive than all the other branches. Thus the branch (Fig. 2) could be traced for 130 microns before it was cut off in section. Regularly, the terminal branches extend to points 60 to 79 microns from the cell body. At the ends of the terminal branches and along the branches there are elongated beaded swellings (Figs. 1, 3, 4, 5 and 9). Our interpretation is that they are the gliosomes of DEL RÍO-HORTEGA (1928). In places, particularly at the points of bifurcations of the thicker processes, these swellings are relatively thick (Fig. 9).

Figs. 3 and 4 (53 x oil immersion obj.) show one cell at different depths of focus. In the first of these figures the shadowy outlines of four unimpregnated nerve cell bodies (UN) are visible. One of these cell bodies is adjacent to the impregnated cell body, so that the latter can be regarded as a satellite of the former. In Fig. 4 a thin process (OP) of a bifurcation comes into intimate apposition with a myelinated nerve fiber (NF). The out of focus companion process which proceeds from the same point of bifurcation also is in continuity with the same nerve fiber. Fig. 6 (100 x oil immersion obj.) shows a bifurcating process of one of these cells at a magnification of $\times 2100$. Note the process on the right (OP); where it comes into intimate relationship with the myelin sheath (MY), the sheath appears thickened. The companion process, out of focus, also contacts this same nerve fiber. Thus it appears that more than one process from these cells, which we consider oligodendroglia, can be in intimate contact with the same nerve fiber.

Fig. 5 (53 x oil immersion obj.) reveals another interesting aspect of these cells. It is a most fortunate impregnation and indicates clearly that the processes of one cell must be intimately related to a number of myelinated nerve fibers. Our interpretation is that it is an interfascicular oligodendrocyte situated in one of WILSON's (1913—14) pencils, i.e. one of the small bundles of myelinated fibers (radial fibers) that abound in the striatum and give this structure its distinctive appearance. Here (Fig. 5) only a few of the fibers in this bundle are impregnated. Luckily some of them are the specific fibers in relationship with certain processes of this cell; otherwise these observations would not be possible. Note (Fig. 5, OP) the

→

Fig. 1. Photomicrograph of cells in the putamen of the monkey (*Macaca mulatta*) which resemble the "dwarf" or "neurogliaform" neurons of Ramón y Cajal. Interpreted here as type I oligodendroglia cells of del Río-Hortega. Golgi preparation; $\times 300$.

Fig. 2. Photomicrograph of an oligodendrocyte with a long process (closed block arrow); Putamen; *Macaca mulatta*; Golgi preparation; (53 x, oil immersion obj.); $\times 700$.

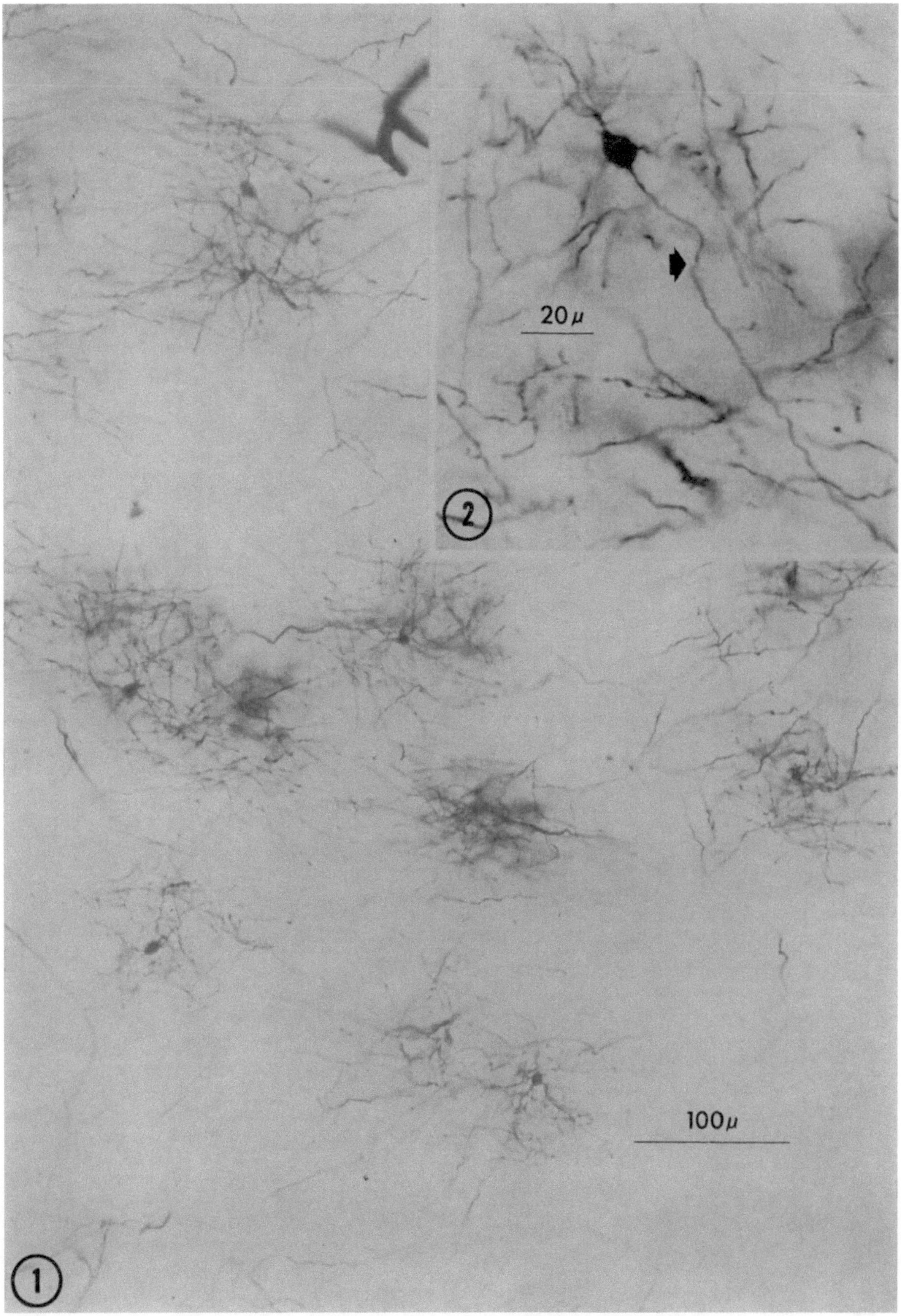
20 μ
2
100 μ
1

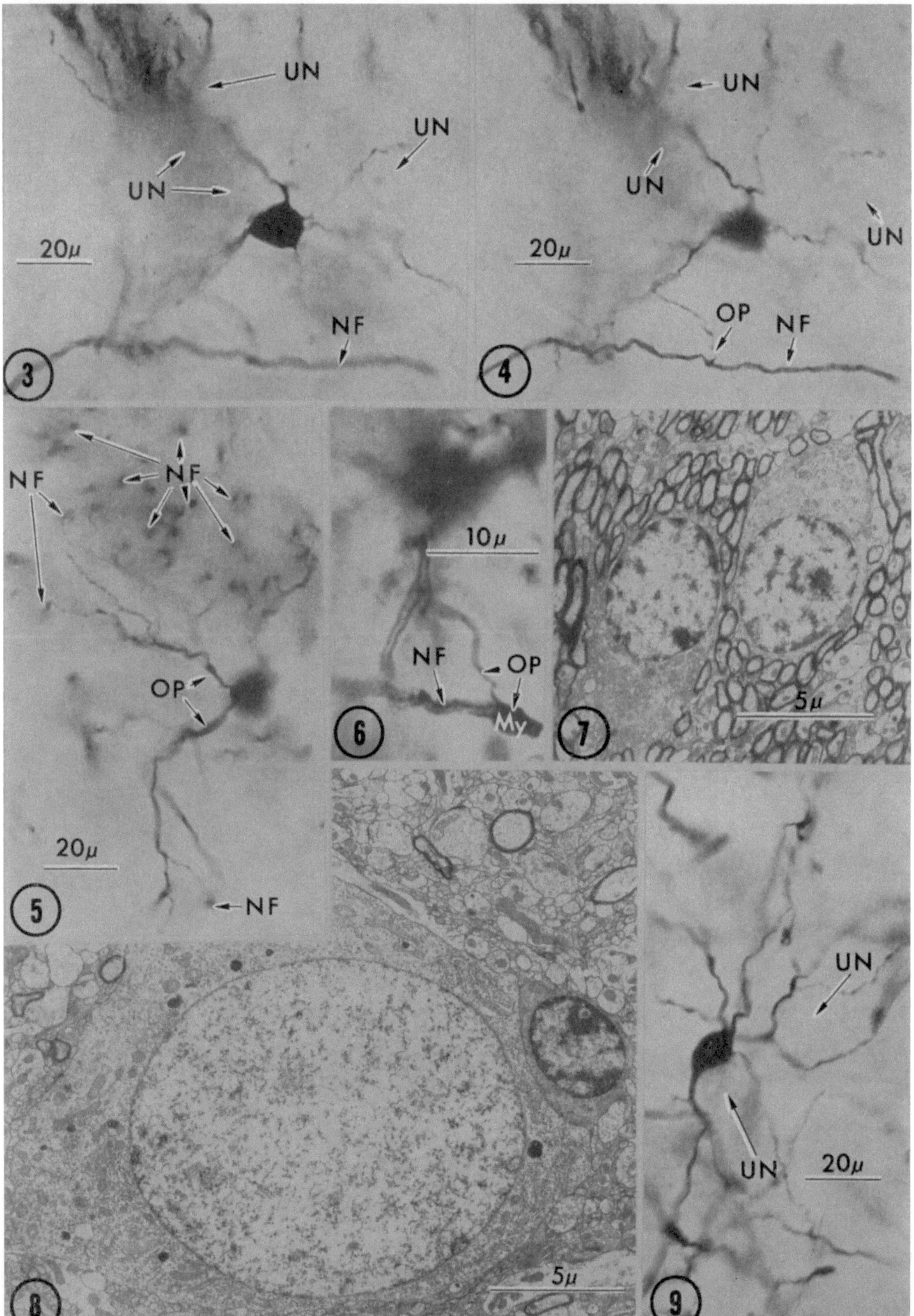
3
UN
UN
UN
UN
20μ
NF
4
UN
UN
UN
20μ
OP
NF
5
NF
NF
OP
20μ
NF
6
10μ
NF
OP
My
7
5μ
8
5μ
9
UN
UN
20μ

ascending and descending processes arising from the left hand side of the cell body. The ascending process gives rise to several branches, two of which are clearly in focus and can be followed to the points where they are in continuity with nerve fibers (NF). In the same region of this microscopic field, just to the right of the upper-most thin process in focus, there are two more nerve fibers with the tag ends of oligodendroglia processes in focus. A thin branch from the lower process (Fig. 5, OP) also can be followed to the point of its continuity with a nerve fiber (NF). In this same photomicrograph the process (out of focus), arising from the right upper side of the cell body, has three processes that contact nerve fibers. Thus this cell has processes that contact eight different impregnated nerve fibers. It is our opinion that in reality none of the ultimate processes of these cells end freely; all of them must come into intimate union with segments of myelin sheaths. This was also the opinion of DEL RÍO-HORTEGA (1928).

The low power electron micrograph (Fig. 7) shows two interfascicular oligodendrocytes within a radial bundle in the caudate nucleus of the monkey (*Macaca mulatta*). It will be noted that the medullated fibers in this bundle range between 0.6 to 0.3 microns.

The low power electron micrograph (Fig. 8) taken from the caudate nucleus of the monkey (*Macaca mulatta*) shows an oligodendrocyte indenting and in close apposition with a neuron, which we interpret as being a MORI (1966) type I neuron. In our terminology (1971/72) this is one of the aspiny neurons. Incidentally, the cross-cut myelinated fiber in the upper right hand corner of this electron micrograph is 1.1 microns in diameter. Adjacent to this illustration is a Golgi impregnation of a fusiform shaped oligodendroglia cell which is a satellite to the adjacent unimpregnated nerve cell (UN). This oligodendroglia cell compares in shape with the profile of the oligodendroglial cell in the electron micrograph (Fig. 11, putamen, *Saimiri sciureus*). The oligodendroglia's cell body is cradled next to the narrow part of a neuron where the dendrite (D) emerges with one process extending along the dendrite and the other extending along the cell body. Note in the region between the open block arrows that the serrated surface of the neuron and the serrated surface of the oligodendroglia dove-tail. The neuron here is a MORI (1966) type I neuron.

The electron micrograph (Fig. 10, putamen, *Saimiri sciureus*) shows some of the cytoplasm of an oligodendrocyte in apposition with the cytoplasm of a large neuron (a large aspiny neuron; a Mori type II neuron). The densities (closed block arrows) are due, no doubt, to sectioning the cell membranes obliquely in these regions. The cytoplasm of the oligodendrocyte displays well developed cisternae of rough endoplasmic reticulum. Incidentally, in this study we have found satellite cells adjacent to all the types of neurons in the striatum.

At this time it is only proper to mention that the cells described here, which we think are oligodendroglia and which resemble RAMÓN Y

←

Fig. 3. Photomicrograph of an oligodendrocyte in the putamen of the monkey (*Macaca mulatta*). NF, myelinated nerve fiber; UN, unimpregnated nerve cell. Golgi preparation; (53 x, oil immersion obj.); × 700.

Fig. 4. Photomicrograph of the same cell shown in Fig. 3 taken at a different focus. Note the oligodendroglial process (OP) in intimate contact with a myelinated nerve fiber (NF). The process not in clear focus contacts this same nerve fiber. UN, unimpregnated nerve cell; (53 x, oil immersion obj.).

Fig. 5. An interfascicular oligodendrocyte within a radial bundle of thin myelinated fibers (NF). Fortunately a few of these fibers are impregnated and fortunately some of them are the specific fibers related to processes of this cell. Putamen; *Macaca mulatta*; OP, oligodendroglial process; Golgi preparation; (53 x, oil immersion obj.); × 700.

Fig. 6. Bifurcating processes of an oligodendrocyte in continuity with the same nerve fiber (NF) in two regions. One of them is in focus (OP). Note the thickening of the myelin (MY) at the place of union. Putamen; *Macaca mulatta*; Golgi preparation; (100 x, oil immersion obj.); × 2100.

Fig. 7. A low power electron miorograph showing two interfascicular oligodendrocytes in a radial bundle. The myelinated fibers here range between 0.6 to 0.3 microns. Caudate nucleus; *Macaca mulatta*; × 5000.

Fig. 8. A low power electron micrograph showing an oligodendrocyte in apposition with a nerve cell. Caudate nucleus; *Macaca mulatta*. Note the myelinated nerve fibers in the neuropil. × 5000.

Fig. 9. An oligodendrocyte in the caudate nucleus of the monkey (*Macaca mulatta*). Note the unimpregnated nerve cells (UN). Golgi preparation; (53 x, oil immersion obj.); × 700.

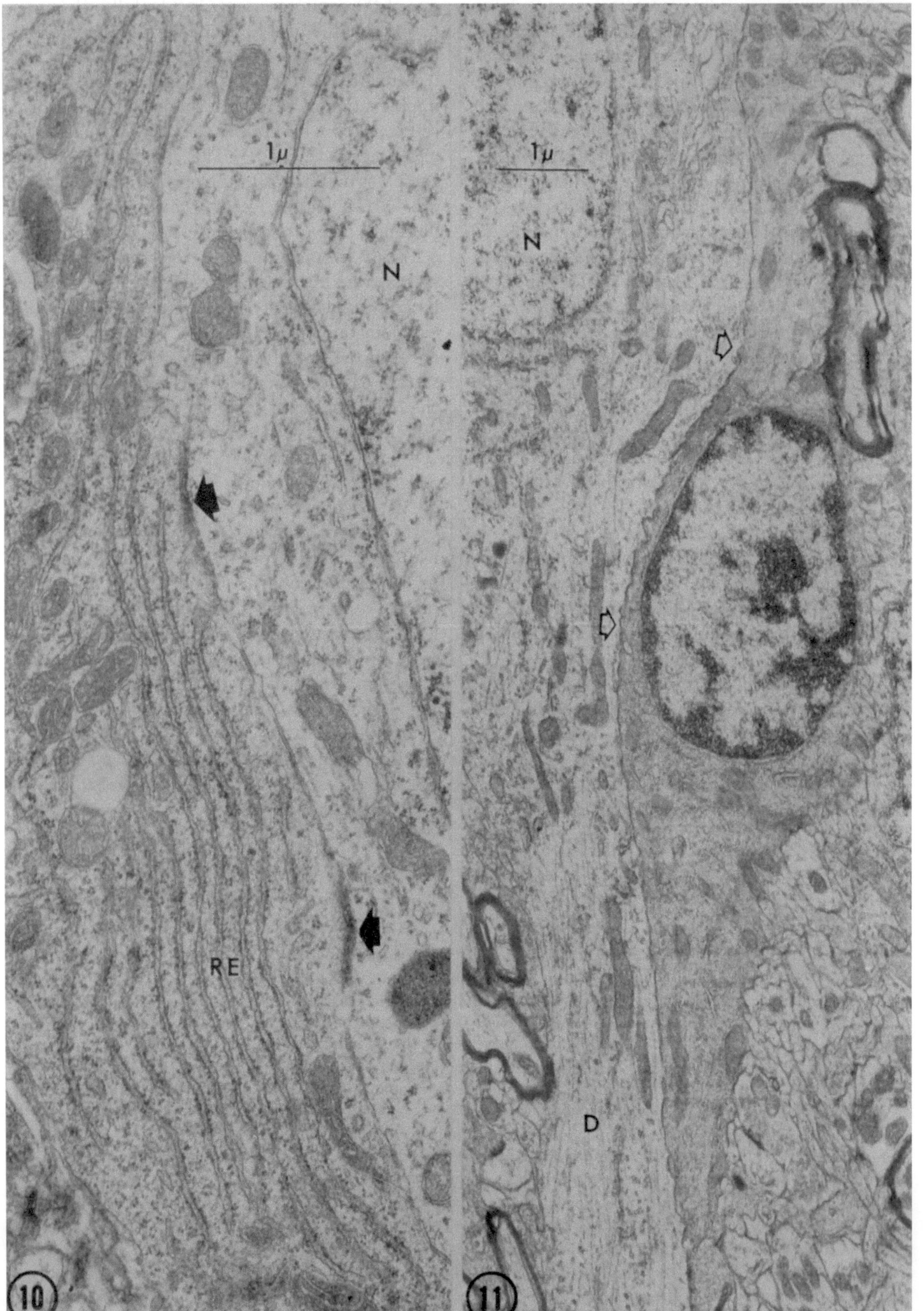
1μ
N
RE
10
1μ
N
D
11

CAJAL'S "dwarf" or "neurogliaform" neurons, are not unique to the striatum; we have found them in the globus pallidus and in the cerebral cortex.

Discussion

The small cells described here are clearly related to myelinated fibers and must be regarded as oligodendroglia. The present observations reveal that more than one process from the same cell can be in intimate relationship with different parts of the same axon and that a single cell can send processes to a number of different axons. But the word oligodendroglia conjures up, at least to us, the image of a cell with few processes. How can the cells presently under consideration be put in this category? Such is the tyranny of words! It was a relief, then, to learn that DEL RÍO-HORTEGA, himself, (1928), seven years after the event, had second thoughts about his coinage, "oligodendrocyte". But let him speak in our awkward English translation: "In our initial work on the glia with scarce radiations, when, not knowing of ROBERTSON'S discovery of a neuroglial type with two, three or more short processes, termed mesoglia-cells, it was necessary to create a meaningful term, we found none more adequate than that of oligodendroglia, which suited exactly the reality of that moment. The reality of today, after pursuing it assiduously for seven years, now is that neither ROBERTSON'S cells nor the name proposed by us takes in all those in the category oligodendroglia, because it is actually evident that oligodendrocytes have a greater number of processes than their designation indicates" (DEL RÍO-HORTEGA, 1928, p. 9).

The "third element" or "adendritic" cell of RAMÓN Y CAJAL (1913) was classified by DEL RÍO-HORTEGA as a particular type in a heterogeneous population of oligodendrocytes which he generally described as "... elements of variable size, of spherical, rounded or piriform shape ... and which possess a round nucleus surrounded by scanty cytoplasm and from which a number of long, soberly divided processes originate" (DEL RÍO-HORTEGA, 1928, p. 40).

DEL RÍO-HORTEGA distinguished four types of oligodendrocytes varying in size, number of processes, relationship to the thickness of nerve fibers and their relative position in the central nervous system. His type I oligodendrocyte, for example, has as many as 20 processes while his type III (or "true" oligodendrocyte) presents one to four main processes issuing from the perikaryon. It is not surprising, therefore, that confronted with elements which varied so much in the number and complexity of their branches, DEL RÍO-HORTEGA himself took exception to the term oligodendroglia (DEL RÍO-HORTEGA, 1928, p. 9), a term he coined in an earlier work (DEL RÍO-HORTEGA, 1921).

There is to us a morphological similarity between DEL RÍO-HORTEGA'S type I oligodendrocyte and the cell described in the present study. The main branches of this small striatal oligodendrocyte dichotomize three to four times into delicate processes radiating in all directions. The ultimate branches come into relationship with the small myelinated striatal fibers and, presuming that all the processes are related to myelinated axons, the ensuing arrangement so formed must be complex. DEL RÍO-HORTEGA believed that "... oligodendrocytes lack freely ending processes and ... that all of their processes terminate in the myelinic surface of nerve fibers" (DEL RÍO-HORTEGA, 1928, p. 45).

The relations of myelin forming cells to the formation and maintenance of the myelin sheath have been investigated in both the peripheral and central nervous systems. Early electron microscopic studies demonstrated the role of the Schwann cell in the formation of the concentric lamellae of myelin of peripheral nerves (GEREN, 1954; ROBERTSON, 1955). Myelinogenesis in the peripheral nervous system is envisaged as being formed by the spiral rotation of the closely apposed Schwann cell around the axon.

Although the spiral or helical arrangement of the myelin lamellae of the central sheath is

←

Fig. 10. An electron micrograph showing the cytoplasm of an oligodendrocyte in apposition with the cytoplasm of a large neuron in the putamen. Note the well organized rough endoplasmic reticulum (RE) in the former. The densities (closed block arrows) are interpreted as tangential sections through appos edcell membranes. N, nucleus of neuron. Squirrel monkey (*Saimiri sciureus*); ×35,000.

Fig. 11. An electron micrograph showing an oligodendrocyte in apposition with a neuron in the putamen. Note (between open block arrows) the dove-tailing of the serrated surfaces. D, dendrite; N, nucleus of neuron. Squirrel monkey (*Saimiri sciureus*); ×17,500.

similar to that found in the peripheral system (PETERS, 1960a, 1960b, 1962; MATURANA, 1960; BUNGE et al., 1961; BUNGE, 1968), the problem of the formation of myelin in the central nervous system has been difficult to visualize.

Myelin formation in the central nervous system was variously described as the result of a plication of the membranes of many glial processes (LUSE, 1956) or as a coalescence and fusion of vesicles and membranes within the oligo cytoplasm (DE ROBERTIS et al., 1958). The tridimensional problems posed by myelin forming cells with multiple processes spiraling around several axons is to many a baffling phenomenon.

Electron microscopic studies have shown the presence of an incomplete loop or outer tongue of cytoplasm continuous with the concentric myelin lamellae of the central sheath (MATURAMA, 1960; PETERS, 1960b; BUNGE et al., 1961; METUZALS, 1963). Since the Schwann cell cytoplasm envelops almost entirely the peripheral sheaths, one of the basic differences between peripheral and central sheaths is the amount of cytoplasm on the outside of the sheath. In ultra thin preparations, however, the continuity between the outer tongues of cytoplasm of the central sheath and the long, thin processes of the myelin forming cells are difficult to find. In spite of this difficulty some investigators have presented evidence of continuity between glial processes and the myelin lamellae in the central nervous system of young developing animals. Remarkably, in electron micrographs, the longest of the processes measured is 10.2 microns in rat optic nerve (PETERS, 1964) and 12.3 microns in kitten spinal cord (BUNGE et al., 1962). Short processes connecting glial cells to central myelin lamellae were also reported in the neocortex of adult normal rat by KRUGER and MAXWELL (1966) and at the border of a cystic space in the white matter of the adult rat cerebrum (HIRANO, 1968).

This evidence suggests, in fact, that the central sheath in the adult normal condition is connected by thin, tortuous processes of cells with perikarya lying at some distance from the myelin sheaths themselves. Central myelin sheaths, therefore, maintain long and tenuous relationships with their relatively distant trophic centers. The present study provides strong light microscopic evidence supporting this claim. The slender processes of the oligodendrocytes shown here extend for long distances before coming into relation with myelinated nerve fibers.

From our Golgi impregnations it is also obvious that these small cells are oligodendrocytes. This substantiates the claims of earlier investigators on the role of oligodendroglia in central myelinogenesis (DEL RÍO-HORTEGA, 1928; MORRISON, 1931). Criteria for the electron microscopic identification of oligodendrocytes were given in earlier studies by HARTMANN (1953); FARQUHAR and HARTMANN (1957); SCHULTZ et al. (1957); and more recently by SCHULTZ (1964); MUGNAINI and WALBERG (1964); KRUGER and MAXWELL (1966); and PETERS et al. (1970). Cells with these characteristics are the ones seen occasionally in continuity with developing myelin sheaths (BUNGE et al., 1962; PETERS, 1964; BUNGE and GLASS, 1965), although BUNGE et al. (1961) reported that in a case of experimental demyelination the myelin forming cell was found to be a primitive spongioblast.

From the evidence accumulated to date it is not unreasonable to agree with the hypothesis ventured by DEL RÍO-HORTEGA (1928) on the main functions of the oligodendrocytes: a passive role of protection and insulation and an active one in the formation and maintenance of the central myelin sheath.

Recently, in an analysis of the optic nerve in the adult rat PETERS and PROSKAUER (unpublished) were puzzled by finding 40—50 times as many myelin segments as there are oligodendrocytes. We know nothing about the situation in the optic nerve. But could the answer be in the number of processes each oligodendrocyte has?

Living internodal segments of myelin are ubiquitous in the central nervous system. So, too, are the oligodendrocytes; in the fiber tracts and in the neuropil. It would seem to us that the maintenance of myelin is a continuously demanding full-time occupation assigned to the oligodendroglial cell bodies, these trophic centers with their delicate processes extending tiny, tenuous lifelines to units of central myelin. Indeed, thinking anthropocentrically, the realization that the life of central myelin hangs by such delicate threads is a bit frightening. Herein may lie, in part at least, the explanation for the central nervous system's special susceptibility to demyelinating diseases or even to subtle degenerative changes.

Summary

In some of our Golgi preparations of the caudate nucleus and putamen of the adult monkey (*Macaca mulatta*) there are a large number of small cells with rich ramifications. These cells resemble RAMÓN Y CAJAL'S

(1911) "dwarf" or "neurogliaform" neuron, particularly the neuron drawn in his figure (E, 325; 1911). Fortunately, in our preparations simultaneous impregnation of some of the fine medullated fibers in the striatum made possible the observation that the delicate distal prolongations of these cells are intimately related to myelinated fibers and the conclusion that they must be type I oligodendroglia of DEL RÍO-HORTEGA (1928).

The observation was also made that more than one process from these cells may be related to the same myelinated fiber and that the processes from a single cell are related to a number of myelinated fibers.

These cells are not unique to the striatum; they are also found in the globus pallidus and the cerebral cortex.

Invariably the term "oligodendroglia" introduced by DEL RÍO-HORTEGA (1921), conjures up the image of a cell with few processes. HOWEVER, DEL RÍO-HORTEGA (1928), himself, after long study, realized that the term he coined was inadequate to cover all cases. This is discussed in the text.

Acknowledgement

The authors are grateful to Mrs. CLEMENT A. FOX for her invaluable aid in the preparation of this manuscript.

Literature

ADINOLFI, A. M., and G. D. PAPPAS: The fine structure of the caudate nucleus of the cat. J. Comp. Neur. **133**, 167–184 (1968).

BUNGE, M. B., R. P. BUNGE and G. D. PAPPAS: Electron microscope demonstration of connections between glial and myelin sheaths in the developing mammalian nervous system. J. Cell Biol. **12**, 448–453 (1962).

BUNGE, M. B., R. P. BUNGE and H. RIS: Ultrastructural study of remyelination in an experimental lesion in adult cat spinal cord. J. Biophys. Biochem. Cyt. **10**, 67–94 (1961).

BUNGE, R. P.: Glial cells and the central myelin sheath. Physiol. Rev. **48**, 197–251 (1968).

BUNGE, R. P., and P. M. GLASS: Some observations on myelin-glial relationships and on the etiology of the cerebrospinal fluid exchange lesion. Ann. N. Y. Acad. Sci. **122**, 15–28 (1965).

DÉJÉRINE, J.: Anatomie des centres nerveux. Tome 2. Reuff, Paris (1901).

DE ROBERTIS, E., H. M. GERSCHENFELD and F. WALD: Cellular mechanism of myelination in the central nervous system. J. Biophys. Biochem. Cyt. **4**, 651–658 (1958).

FARQUHAR, M. G., and J. F. HARTMANN: Neuroglial structure and relationships as revealed by electron microscopy. J. Neuropath. **16**, 18–39 (1957).

FOX, C. A., A. N. ANDRADE, D. E. HILLMAN and R. C. SCHWYN: The spiny neurons in the primate striatum: A Golgi and electron microscopic study. J. für Hirnforschung 13, 181–201 (1971/72).

GEREN, B. B.: The formation from the Schwann cell surface of myelin in the peripheral nerves of chick embryos. Exptl. Cell Research **7**, 558–562 (1954).

HARTMANN, J. F.: An electron optical study of sections of central nervous system. J. Comp. Neur. **99**, 201–249 (1953).

HIRANO, A.: A confirmation of the oligodendroglial origin of myelin in the adult rat. J. Cell Biol. **38**, 637–640 (1968).

KEMP, J. M.: Observations on the caudate nucleus of the cat impregnated with the Golgi method. Brain Research **11**, 467–470 (1968).

KÖLLIKER, A. VON: Handbuch der Gewebelehre des Menschen. Bd. 2, Aufl. 6, Engelmann, Leipzig (1896).

KRUGER, L., and D. S. MAXWELL: Electron microscopy of oligodendrocytes in normal rat cerebrum. Am. J. Anat. **118**, 411–435 (1966).

LUSE, S. A.: Formation of myelin in the central nervous system of mice and rats as studied with the electron microscope. J. Biophys. Biochem. Cyt. **2**, 777–784 (1956).

MARCHI, V.: Sulla fine struttura dei corpi striati e dei talami ottici. Riv. Sperimentale di Freniatria, Reggio-Emilia **12**, 285–306, 6 Tavole (1887).

MATURANA, H. R.: The fine anatomy of the optic nerve of Anurans—An electron microscope study. J. Biophys. Biochem. Cyt. **7**, 107–120 (1960).

METUZALS, J.: Ultrastructure of myelinated nerve fibers in the central nervous system of the frog. J. Ultrastruct. Res. **8**, 30–47 (1963).

MORI, S.: Some observations on the fine structure of the corpus striatum of the rat·brain. Z. Zellforsch. **70**, 461–488 (1966).

MORRISON, L. R.: The role of oligodendroglia in myelinogenesis. Trans. Am. Neurol. Assoc. **57**, 444–450 (1931).

MUGNAINI, E., and F. WALBERG: Ultrastructure of neurologia. Ergebn. Anat. Entwicklungsges. **37**, 194–236 (1964).

PETERS, A.: The structure of myelin sheaths in the central nervous system of Xenopus Laevis (Daudin). J. Biophys. Biochem. Cyt. **7**, 121–126 (1960a).

PETERS, A.: The formation and structure of myelin sheaths in the central nervous system. J. Biophys. Biochem. Cyt. **8**, 431–446 (1960b).

PETERS, A.: Plasma membrane contacts in the central nervous system. J. Anat. (Lond.) **96**, 237–248 (1962).

PETERS, A.: Observations on the connexions between myelin sheaths and glial cells in the optic nerves of young rats. J. Anat. (Lond.) **98**, 125–134 (1964).

PETERS, A., S. L. PALAY and H. F. WEBSTER: The Fine Structure of the Nervous System: The Cells and Their Processes. Harper and Row, New York (1970).

PETERS, A., and C. C. PROSKAUER, unpublished. Quoted from PETERS, A., S. L. PALAY and H. F. WEBSTER: The Fine Structure of the Nervous System: The Cells and Their Processes. Harper and Row, New York, p. 94 (1970).

PILLERI, G. VON: Zur feineren Struktur und vergleichenden Anatomie des Corpus Striatum primitiver Beutel- und Nagetiere. Acta anat. **48**, 347–367 (1962).

RAMÓN Y CAJAL, S.: Histologie du système nerveux de l'homme et des vertébrés. Trans. by L. Azoulay. Vol. II, Maloine, Paris (1911).

RAMÓN Y CAJAL, S.: Contribución al conocimiento de la neuroglia del cerebro humano. Trab. Lab. Inv. Biol. **9**,

255–315 (1913). (Quoted from DEL Río-HORTEGA, 1928.)

Río-HORTEGA, P. DEL: Estudios sobre la neuroglia. La glia de escasas radiaciones (oligodendroglia). Bol. Real Soc. Esp. Hist. Nat. **21**, 63–92 (1921).

Río-HORTEGA, P. DEL: Tercera aportación al conocimiento morfológico e interpretación funcional de la oligodendroglia. Mem. Real Soc. Esp. Hist. Nat. **14**, 5–122 (1928).

ROBERTSON, J. D.: The ultrastructure of adult vertebrate peripheral myelinated nerve fibers in relation to myelinogenesis. J. Biophys. Biochem. Cyt. **1**, 271–278 (1955).

SCHULTZ, R. L.: Macroglial identification in electron micrographs. J. Comp. Neur. **122**, 281–295 (1964).

SCHULTZ, R. L., E. A. MAYNARD and D. C. PEASE: Electron microscopy of neurons and neuroglia of cerebral cortex and corpus callosum. Am. J. Anat. **100**, 369–407 (1957).

VERHAART, W. J. C.: Fiber analysis of the basal ganglia. J. Comp. Neur. **93**, 425–440 (1950).

WILSON, S. A. K.: An experimental research into the anatomy and physiology of the corpus striatum. Brain **36**, 427–492 (1913–14).

The anthors' adress:

CLEMENT A. FOX, Ph. D.
Dr. JOSÉ A. RAFOLS
Wayne State University
School of Medicine
Dept. of Anatomy
540 East Canfield Ave.
Detroit, Michigan 48201

From the Department of Anatomy, Wayne State University
School of Medicine, Detroit, Michigan, U.S.A.

The aspiny neurons and the glia in the primate striatum: A Golgi and electron microscopic study

By

C. A. Fox, A. N. Andrade, R. C. Schwyn and J. A. Rafols

With 25 figures

Introduction

The present contribution deals with the aspiny neurons in the striatum; i.e., the neurons lacking dendritic spines. The spiny neurons were described previously (Fox et al., 1971/72) and it was revealed that they are enormous in number, densely packed in the striatum, and are the small achromatic neurons of the cytoarchitectonists and are Golgi type II neurons. It was learned from the literature that these small neurons outnumber the large neurons significantly. Thus, Foix and Nicolesco (1925) estimated this ratio as 20 : 1 in favor of the small neurons and Namba (1957) gave even higher estimates, more than doubling and tripling this ratio, when he considered the different cyto-architectonic fields delimited by Brockhaus (1942) in the human striatum.

In agreement with previous investigators (Mori, 1966; Adinolfi and Pappas, 1968; Kemp, 1968) it was found (Fox et al., 1971/72) that there are two types of synaptic endings in the striatum: (1) endings with small synaptic vesicles; (2) endings with large synaptic vesicles. More recently Rafols and Fox (1971/72), reporting further observations on the spiny neurons, disclosed that the striatum also has synaptic endings with medium size synaptic vesicles. Furthermore, these authors reported the first results of computer measurements of the vesicles in a synaptic ending with small vesicles and in an ending with large vesicles. Area measurements, rather than diameter measurements were obtained. It was suggested that area measurements more accurately reflect the true dimensions of synaptic vesicles, since the vesicles in any ending vary in size and shape and are far from being perfect circles. Also computer measurements are considerably less subject to errors of human judgment. In this presentation the results obtained from computer measurements of the vesicles in one of the endings shown (asterisk, MSV, Fig. 15) are given. It is an ending with medium size synaptic vesicles.

Some of the aspiny neurons are the large somatochromatic neurons of the cytoarchitec-tonists. They are the large neurons Mori (1966, his

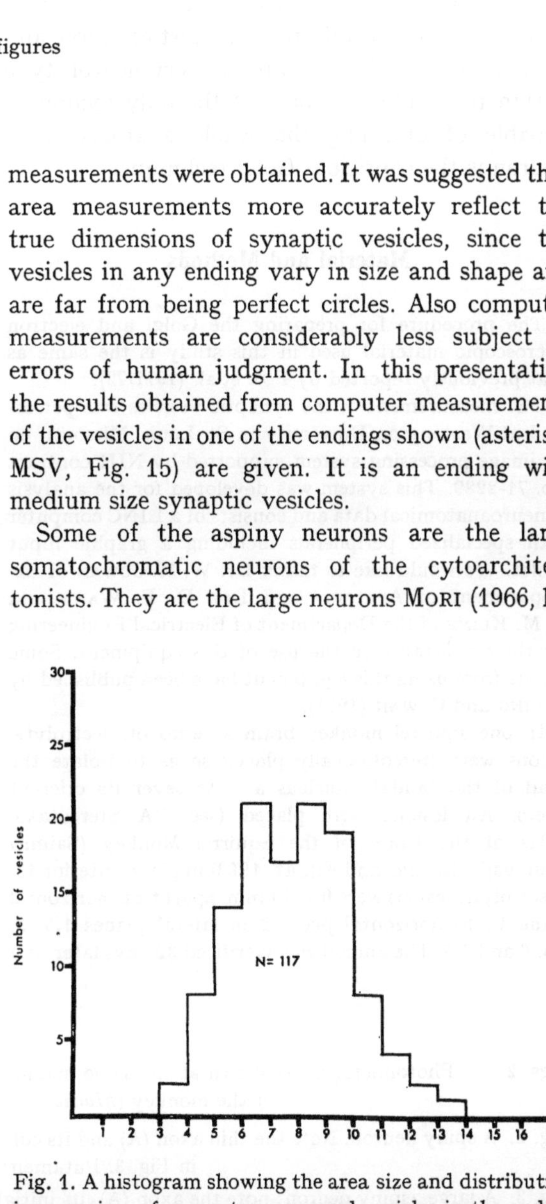

Fig. 1. A histogram showing the area size and distribution in area sizes of computer-measured vesicles in the ending (asterisk, Fig. 15) with medium size synaptic vesicles. The mean size of the vesicles is 779.219 NM² (standard deviation, ±202.077). The bin sizes are graduated in increments of 100 NM².

Supported by Grant NS-06 925-5 from the National Institute of Neurological Diseases and Stroke, Public Health Service.

type II) and ADINOLFI and PAPPAS (1968) described in electron microscopic preparations. Others are achromatic neurons that will be referred to as "spidery" neurons. The objective pursued in this presentation is the same as that previously pursued (FOX et al., 1971/72); namely, to match Golgi preparations with electron microscopic preparations. Electron microscopy is capable of revelations in a dimension undreamed of a few years ago. But unless this information is related to the most complete information light microscopy can offer, its full significance will not be realized. To be meaningful, in the case of a central nervous system center, this information must converge and focus on the whole anatomy of every neuron type within the center. At present the only technique capable of outlining the whole anatomy of a neuron is the capricious Golgi technique.

Material and Methods

The procedure for preparing the Golgi and electron microscopic material used in this study is the same as that previously reported by FOX et al. (1971/72).

The measurement of the synaptic vesicles was performed at Washington University in St. Louis, Missouri, on an image processing system supported by NIH contract No. 71-2289. This system was developed for the analysis of neuroanatomical data and consists of a LINC computer with specialized peripherals including a graphic input tablet. We would like to thank Dr. W. M. COWAN of the Department of Anatomy and Drs. D. F. WANN and R. M. KLINE of the Department of Electrical Engineering for their assistance in the use of this equipment. Some results from using this equipment have been published by ALVING and COWAN (1971).

In one squirrel monkey brain a series of electrolytic lesions were stereotaxically placed so as to isolate the head of the caudate nucleus and to sever its efferent fibers. All lesions were placed (see, "A Stereotaxic Atlas of the Brain of the Squirrel Monkey (Saimiri sciureus)" EMMERS and AKERT, 1963) in plane anterior 13. Electrolytic lesions were fused 1 mm. apart from horizontal plane 12 to horizontal plane 2 in lateral planes 1.5, 3, 4.5, 6 and 7.5. The animal was sacrificed 32 days later and the brain was perfused and fixed with 10% neutral formalin. Subsequently it was embedded in paraffin and sectioned. Serial sections of the whole brain were mounted and stained with cresyl fast violet.

Observations

Golgi preparations of neuron types in the striatum. Grouped together on one plate (Figs. 2—5) are specially selected photomicrographs of Golgi preparations displaying the different neuron types in the macaque monkey striatum. They were photographed with a 12.5x objective, printed at magnification ×300, and juxtaposed here to render their distinguishing characteristics apparent at a glance.

Fig. 2 shows a spiny neuron in a frontal section of the putamen. This illustrates the type of neuron previously described (FOX et al., 1971/72). Its axon (A) is clearly that of a Golgi type II neuron.

The neurons (Figs. 3 and 4), taken from an oblique sagittal section through the head of the caudate nucleus and a frontal section of the putamen, respectively, are aspiny neurons. Judging from the sizes of their elongated and bulbous cell bodies, as seen in Golgi preparations (see also, Fig. 8), they are the large neurons of the cytoarchitectonists.

The neuron (Fig. 5) has a more or less rounded cell body and its dendrites have arching curvatures which begin almost immediately as they emerge from the cell body. Due to the shape and size of their cell bodies and their extended curved and spindly dendrites, these neurons have a fanciful resemblance to spiders; hence, they are referred to as "spidery" neurons. Where they fit, if they do, in the schema of the cytoarchitectonists, we do not know. They are achromatic neurons. We have never observed their axons in our Golgi impregnations. Their cell bodies are definitely larger than

→

Figs. 2—5. Photomicrographs shown at the same magnification of Golgi preparations of neuron types in the striatum of the monkey (*Macaca mulatta*) to facilitate comparisons.

Fig. 2. A spiny neuron. Note the thin axon (A) and its collaterals (C). Compare the axon of this short axon cell with that in Fig. 3. Putamen; frontal section. ×300.

Fig. 3. A large aspiny neuron; note the axon (A), its initial segment of myelin (My) and its collateral (C). This neuron is in the ventral quadrant of the caudate nucleus. Oblique sagittal section. SN, spiny neurons. ×300.

Fig. 4. A large aspiny neuron in the putamen. Note the size variation in the dendrites arising from the cell body. Frontal section. ×300.

Fig. 5. A spidery aspiny neuron in the putamen. ×300.

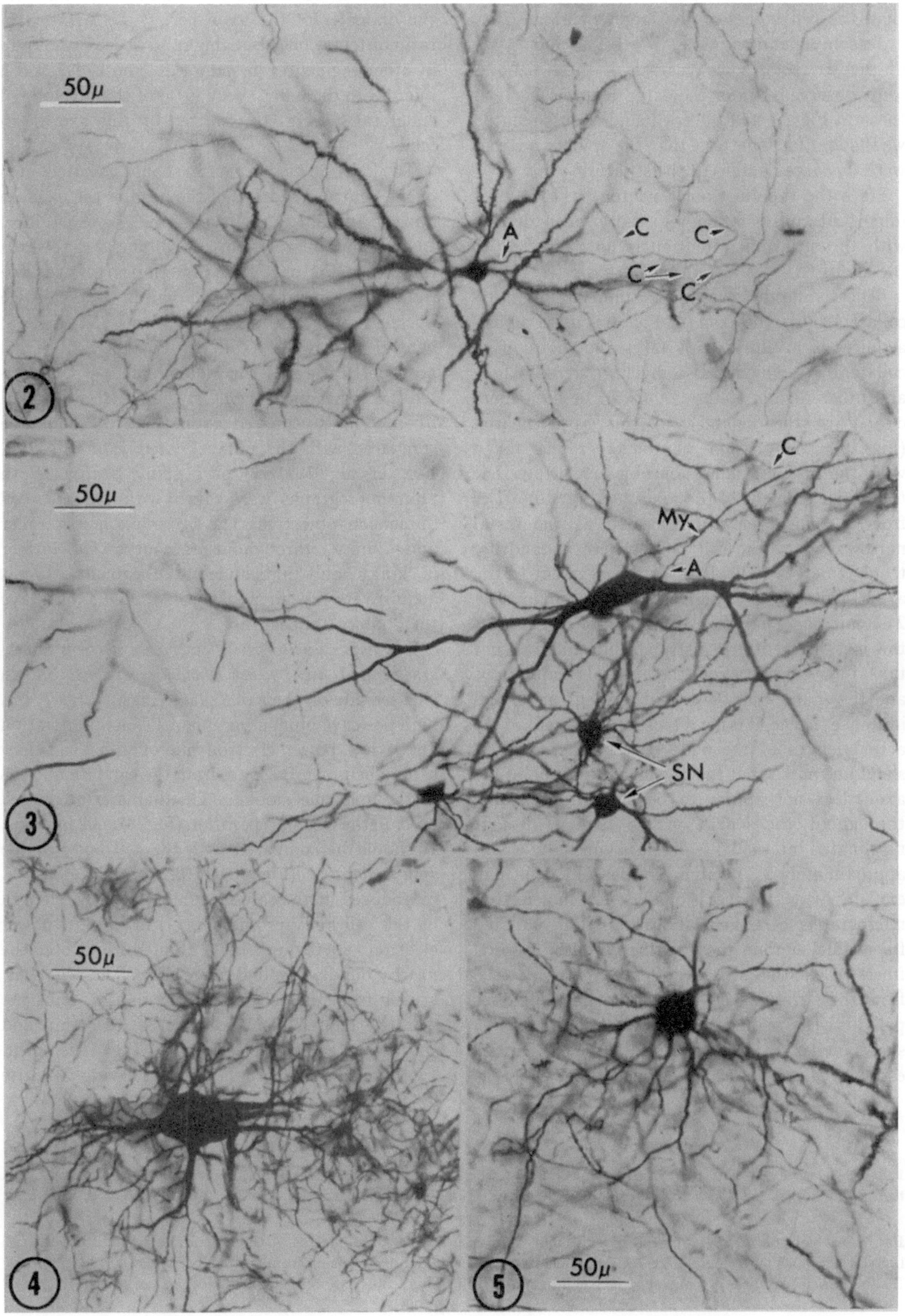
50μ
A
C
C
C
C
2
50μ
C
My
A
SN
3
50μ
4
5
50μ

the cell bodies of the spiny neurons and smaller than the cell bodies of the larger neurons. They are aspiny neurons. When we began our study of the striatum, some years ago, these neurons were observed before the large neurons such as those in Figs. 3 and 4 were found. Consequently, we thought for some time that the spidery neurons were the large neurons in the striatum.

Since the type of axon a neuron has is a most important consideration, especially when dealing with the striatum, attention is now directed to the axons (A, Figs. 2 and 3). The axon (A, Fig. 2) is delicate and dissolves almost immediately in its collaterals (C). The axon (A, Fig. 3) is more robust, acquires a myelin sheath (My) and gives off a collateral (C) which is also myelin covered. These and other details of this axon can be seen more clearly in the montage of this same neuron (Fig. 16), made from photomicrographs taken with the 53 x oil immersion objective. Note that the initial segment of the axon (A, Fig. 16) arises from a conical elevation located at the distal narrow end of the cell body where a dendritic trunk emerges. The bare initial segment of the axon acquires a myelin sheath approximately 24.7 microns away from its point of origin. But this measurement is in a straight line and does not take into consideration the several undulations and the sharp kink the initial segment undergoes in course; hence, it is not a true measurement of the actual length of the nude part of the axon. It should be noted that the myelinated portion of the axon does not appear to be of uniform caliber throughout the length visible here. The first myelinated internodal segment is unusually thick: approximately 2.7 microns. Incidentally, this may explain why we occasionally see in electron micrographs of the striatal neuropil myelinated fibers thicker than those in the bundles of radial fibers; i.e., the striatal efferents which issue from the striatum and funnel through the globus pallidus. The axon under consideration definitely shows nodes of Ranvier (NR, Fig. 16). Interestingly, the internodal segment (between the arrows marked NR) is 11 microns in length and the diameter of the axon here is 1.1 microns; a ratio of ten to one. But this ratio does not hold up in other segments; in some the axon is 1.7 and 2 microns in diameter. Very little of the myelinated collateral (C, Fig. 16) emitted by this axon is in focus.

The location of this neuron should be noted. It is in the ventral quadrant of the head of the caudate nucleus anterior to the level of the globus pallidus. In the photomicrograph (Fig. 3) dorsal is towards the top of the page and posterior is towards the right. This neuron is well within the caudate nucleus; note the spiny neurons (SN, Fig. 16) ventral to it. The axon (A, Fig. 16) is directed posteriorly towards the globus pallidus. Undoubtedly it is heading for one of the bundles of radial fibers. The myelinated axon (Fig. 16) should be compared with the unmyelinated axon (Fig. 23, Fox et al., 1971/72) of a spiny neuron. Both photomicrographs were taken with the 53 x oil immersion objective. The latter axon is thinner and "kinky" throughout its course. The former is "kinky" only in its nude initial segment before it acquires its myelin sheath. Only nude axons have this "kinky" appearance.

The aspiny neurons in low power electron micrographs and high power photomicrographs. Shown side by side on the same plate (Figs. 6 and 7) is a high power photomicrograph of a Golgi preparation and a low power electron micrograph of spidery aspiny neurons. Both are from the caudate nucleus of the macaque monkey. The diameter of the cell body in the Golgi preparation (Fig. 6) is 22 microns. It should be compared with the cell body of the spiny neuron (Fig. 10, Fox et al., 1971/72), reproduced at the same magnification. The length of the cell body profile (Fig. 7) in the low power electron micrograph is 22 microns. Note the nearby bundle of radial fibers (RB). The dendrites, arising from the cell body, vary in size. Thus the dendrite (closed block arrow, Fig. 6) is thin and the dendrite (open block arrow, Fig. 6) is thick. In the electron micrograph, the curving dendrite

→

Fig. 6. An aspiny spidery neuron in the putamen. A thick dendrite arising from the cell body (open block arrow); a thin dendrite (closed block arrow); a thick dendritic trunk (unlabeled arrow). Frontal section; Golgi preparation; (*Macaca mulatta*). ×700.

Fig. 7. An electron micrograph of a spidery aspiny neuron in the caudate nucleus. A thick dendrite arising from the cell body (open block arrow), compare with unlabeled arrow; a thin dendrite arising from the cell body (closed block arrow); DT, dendritic tubules; N, nucleus; Nt, neurotubules; Nuc, nucleolus; O, oligodendrocyte; RB, a bundle of radial fibers. ×5000.

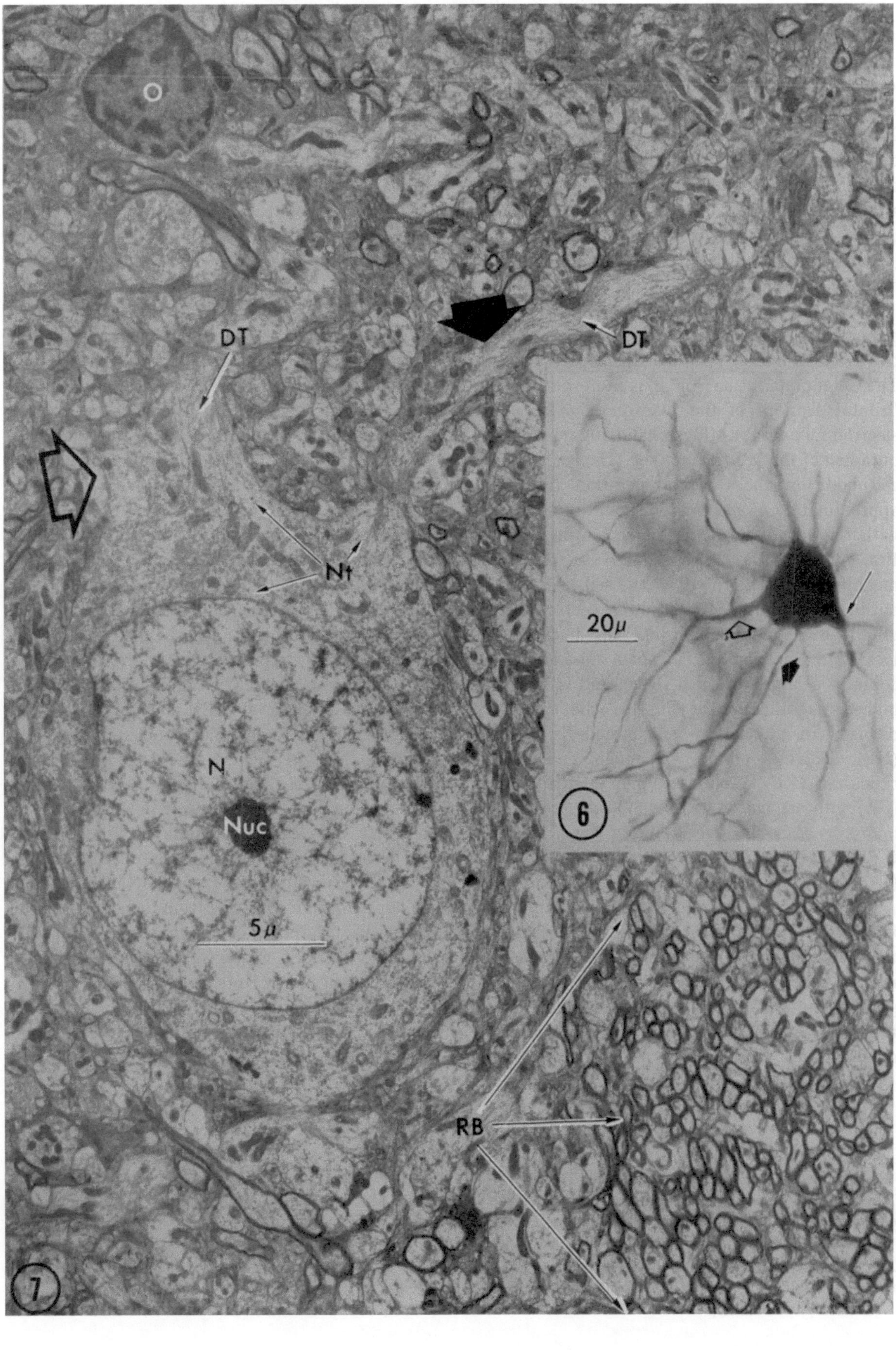
O
DT
DT
Nt
N
Nuc
5μ
RB
20μ
6
7

(closed block arrow, Fig. 7) may possibly be thin, while the dendrite (open block arrow, Fig. 7) is thick. Actually, the latter is 5.2 microns in breadth and is thicker than the dendrite (open block arrow, Fig. 6) in the Golgi preparation, which is 2.5 microns. Most likely, since it is emerging from the cell body, it is comparable to the dendritic trunk region in the Golgi preparation marked with an unlabeled arrow (Fig. 6). In the cytoplasm of these neurons there are many neurotubules (Nt, Fig. 7) and in their dendrites many dendritic tubules (DT, Fig. 7).

Shown on the same plate (Figs. 8—10) is a high power photomicrograph (Golgi preparation) and two electron micrographs of large aspiny neurons. The Golgi preparation (Fig. 8) is from the putamen (frontal section) of the macaque monkey. The electron micrographs (Figs. 9 and 10) are from the putamen of the squirrel monkey. The length of the cell body in the Golgi preparation (Fig. 8) is approximately 44 microns. It should be compared with the cell body of the spiny neuron (Fig. 10, Fox et al., 1971/72) reproduced at the same magnification. The length of the cell body profile outlined in ink in the low power electron micrograph (Fig. 9) is 38 microns. The nucleus (N), located eccentrically, is much enfolded and contains a large nucleolus (Nuc), and is shown at higher magnification in Fig. 10. The cytoplasm displays, in addition to well formed Nissl bodies (NB), isolated profiles of rough endoplasmic reticulum (RE), profiles of the Golgi apparatus (GA) with associated vesicles (V) and, frequently, many dense bodies (DB) some of which resemble the lipofuscin granules described by SCHWYN et al. (1970) in neurons of the red nucleus.

Cell bodies of the aspiny neurons in electron micrographs. Some of the cytoplasmic features of the spidery aspiny neuron and the large aspiny neuron can be compared in the electron micrographs (Figs. 11 and 12). Both are from the putamen of the squirrel monkey and are printed at magnification, × 20,000. In the cytoplasm of the spidery aspiny neurons there are many neurotubules (Nt, Fig. 11). Numerous rosettes (R) of RNP give this neuron a speckled appearance; rough endoplasmic reticulum (RE, Fig. 11) is sparse. Profiles of the Golgi apparatus (GA) with many associated vesicles (V) are prominent. The nucleus (N, Figs. 7 and 11) is usually round. In places the nuclear membrane in this electron micrograph (Fig. 11) is sectioned tangentially and nuclear pores (unlabled) are visible.

In addition to the eccentrically located, enfolded nucleus (N, Figs. 9, 10 and 12) and many dense bodies (DB, Fig. 9), already mentioned, the perikarya of the large aspiny neurons contain NISSL substance (NB, Figs. 9 and 10) that deserves special consideration. In toluidine blue preparations the Nissl substance in the large neurons of the striatum frequently appear as large amorphous masses in one or both ends of the perikaryon. The Nissl mass (NM, Fig. 17), seen in the upper end of a large neuron from the caudate nucleus of the macaque monkey is 20 microns in breadth; that in the lower end of this same neuron is 7 microns in breadth. Incidentally, BIELSCHOWSKY (1919) noted that the Nissl substance in the large neurons with eccentric nuclei in the human striatum tended to be in one end of the perikaryon. Formerly, it may have been thought that the large amorphous masses of Nissl substance in these neurons was due to post mortem changes and poor fixation, but we believe they have an ultrastructural basis. An ultrathin section cutting through the distal end of one of these large cells is shown in the electron micrograph (Fig. 18). Note the dense bodies (DB), the Golgi apparatus (GA) and that the large Nissl mass (NM) measuring 9.5 microns from top to bottom displays a unique organization. Arrays of rough endoplasmic reticulum are orderly arranged in whorls resembling the whorls in fingerprints.

The dendrites of the aspiny neurons. The curving dendrites that emanate from the rounded cell bodies of the spidery aspiny neurons project in all

→

Fig. 8. A large aspiny neuron. Note the size variation in the dendrites arising from the cell body. Putamen; frontal section; Golgi preparation; (*Macaca mulatta*). × 700.

Fig. 9. An electron micrograph showing a profile of the perikaryon of a large aspiny neuron, outlined in ink. This profile extends for 38 microns. Note the large number of dense bodies (DB). GA, Golgi apparatus; N, nucleus; NB, Nissl body; Nuc, nucleolus; putamen; squirrel monkey (*Saimiri sciureus*). × 5 000.

Fig. 10. A portion of the profile of the neuron (Fig. 9) shown at higher magnification. Note the dense bodies (DB), the much enfolded nucleus (N), the prominent nucleolus (Nuc), the Nissl body (NB), the rough endoplasmic reticulum (RE), and the Golgi apparatus (GA) with associated vesicles (V). Squirrel monkey (*Saimiri sciureus*). × 12,000.

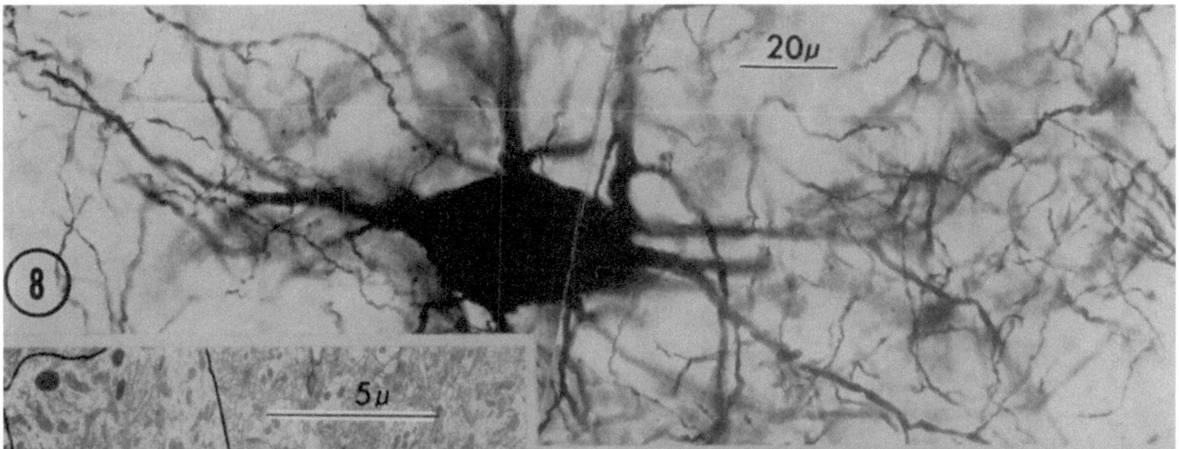
20μ
8

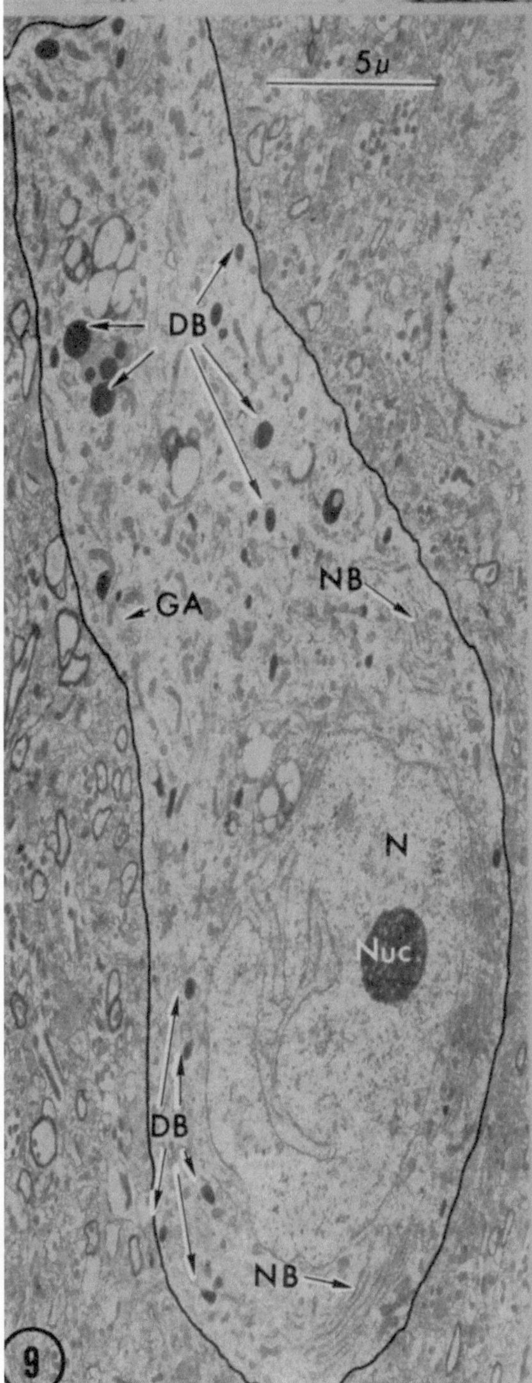
5μ
DB
GA
NB
N
Nuc
DB
NB
9

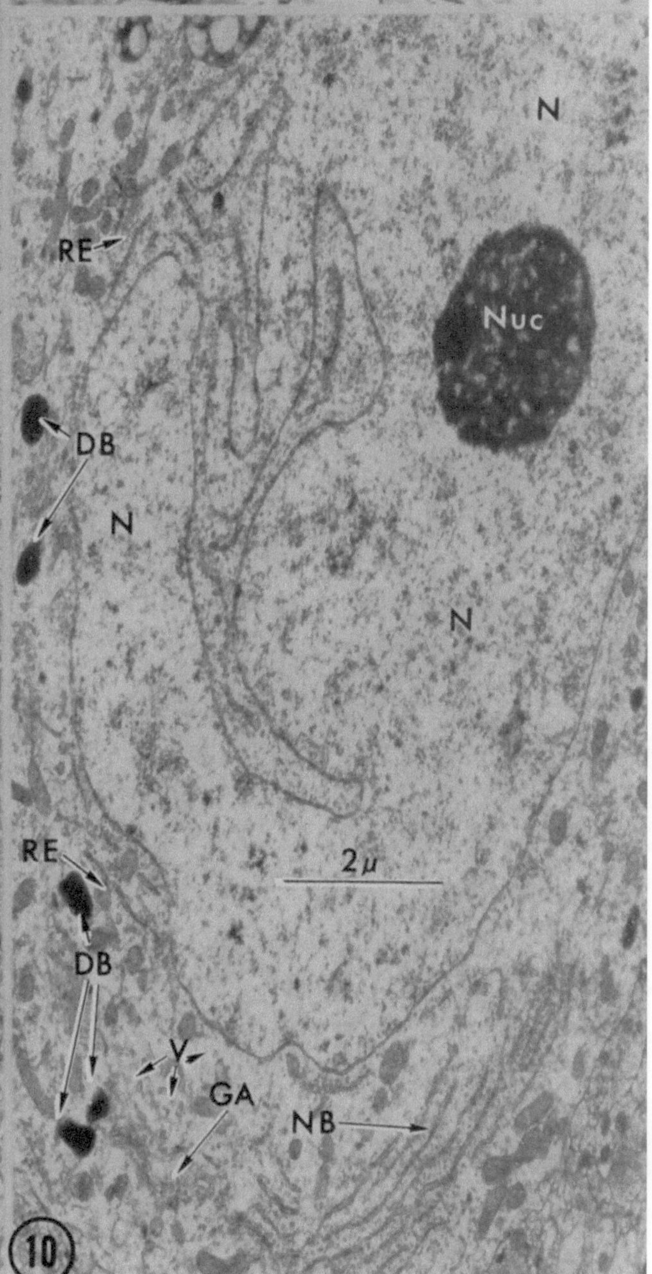
N
RE
Nuc
DB
N
N
RE
2μ
DB
V
GA
NB
10

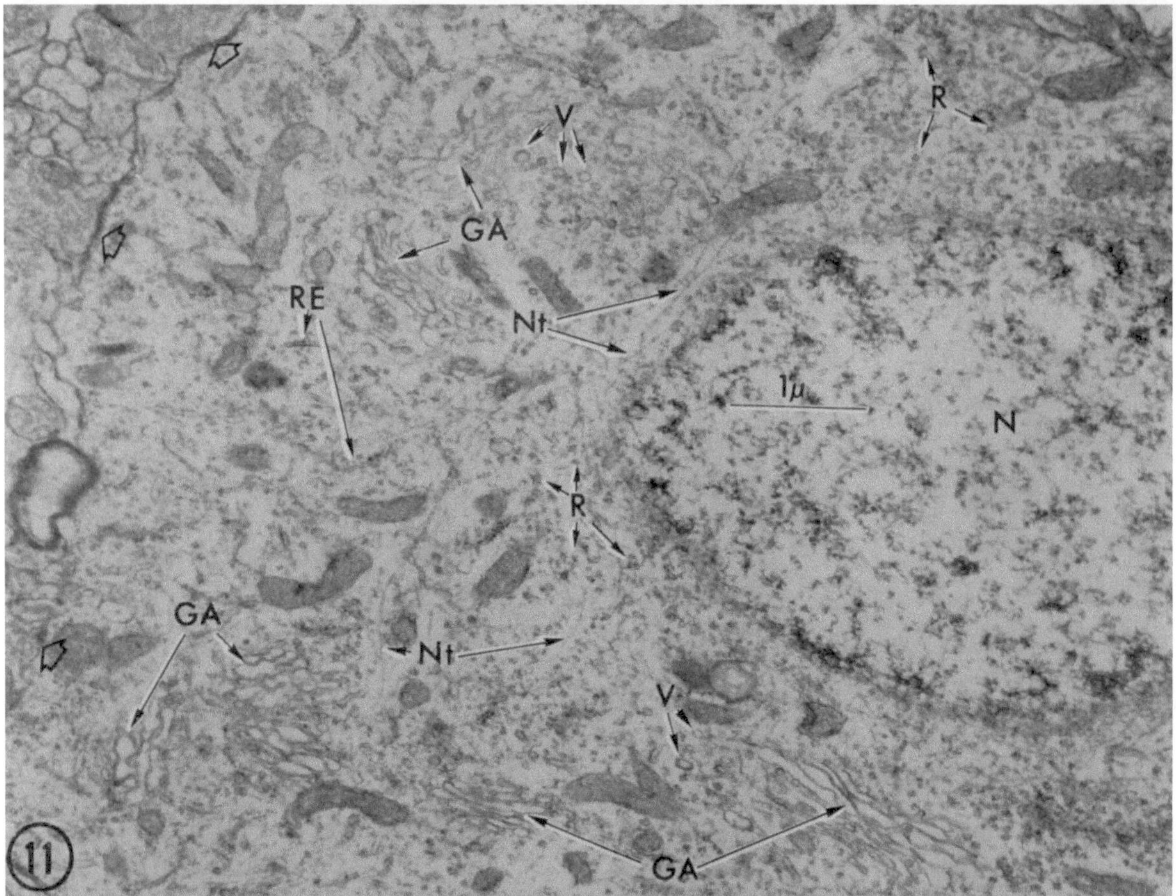
V
R
GA
RE
Nt
1μ
N
R
GA
Nt
V
GA
11

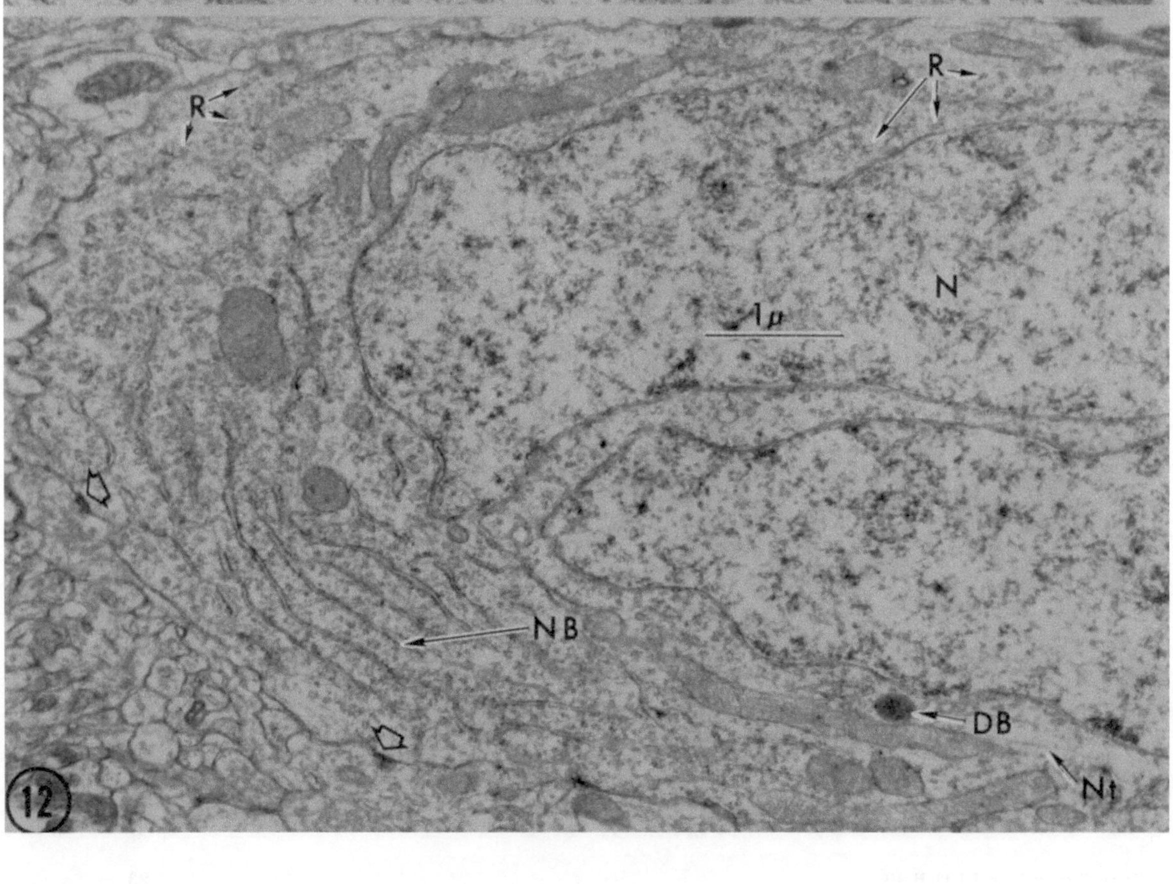
R
R
N
1μ
NB
DB
Nt
12

directions forming a spherical dendritic field with a radius of approximately 150 microns.

Our impregnations have not been ideal for observing the dendritic fields of the large aspiny neurons. Ideally one hopes and searches for completely impregnated neurons standing out on a clear background uncomplicated by other impregnation. The large aspiny neurons, which are less in number than the spiny neurons, are rarely impregnated in our Golgi preparations. In most instances when they are found in our material, impregnation of other elements, neuronal and glial, complicates the background. Nonetheless, from the few fragmentary observations we have been able to make, it is safe to conclude that the dendrites of these neurons extend in elongated dendritic fields that are considerably greater than that of the spiny neurons and that of the spidery aspiny neurons. Some measurements might be helpful. The dendritic branching emanating from the posterior end of the large neuron (Fig. 3) is cut off in section, 360 microns away from the cell body. In the montage (Fig. 13) open block arrows point to dendrites emerging from the large neuron (LN) so that the reader can quickly distinguish them from other background impregnation. The arrow heads indicate the points to which these dendrites can be traced. The arrow head at the top of the montage is 260 microns from the point where the dendrite arose, and the arrow head at the right in the middle of the montage is 240 microns away from where the dendrite arose. The above measurements were made in a straight line and do not take into consideration the curvatures and changes in direction these dendrites undergo as they spread in the striatum; hence, they are not a true measure of the length of the dendrites. One feature should be noted: these dendrites taper and become thinner as they terminate.

In electron microscopic preparations it is not possible to identify in every instance dendritic profiles as belonging to spiny or aspiny neurons, and if they are dendritic profiles of neurons, to determine whether they are dendrites of spidery aspiny neurons or large aspiny neurons. However, it is possible in some instances to be absolutely certain and in some others to make reasonably good guesses. There can be no doubt, for example, that the longitudinally sectioned dendritic profile (D, Figs. 17 and 19, Fox et al., 1971/72) are those of spiny neurons; the spines emerging from them are in direct continuity with the dendritic profiles. Furthermore, the cross-sectioned dendritic profile (D, Fig. 16, Fox et al., 1971/72), it is reasonable to assume, is that of an aspiny neuron. It is slightly more than 0.6 microns in diameter and is thus too small to be a cross-cut spiny dendrite. The aspiny dendrites vary considerably in size and they taper. Also, this dendrite is contacted by a synaptic ending with large synaptic vesicles and its cross-cut dendritic tubules are clearly defined and evenly distributed.

It is impossible to tell the true diameter of a dendrite by observing a longitudinally sectioned profile in an ultrathin section. The longitudinally sectioned dendritic profile (Fig. 14) is that of an aspiny neuron and our guess is that it belongs to a large aspiny neuron. It not only has well defined dendritic tubules (DT) and rosettes (R) of RNP but also rough endoplasmic reticulum (RE). In one place (Y, Fig. 14) rough endoplasmic reticulum is in direct continuity with smooth endoplasmic reticulum. Incidentally, the proximal portions of the dendrites of the large neurons in the red nucleus display Nissl granules in cell stained preparations and stacks of rough endoplasmic reticulum in electron micrographs (King et al., 1971). The large aspiny neurons contain large

←

Figs. 11 and 12. The cytoplasmic details of the two types of aspiny neurons are compared in electron micrographs reproduced at the same magnification.

Fig. 11. An electron micrograph of a portion of the perikaryon of an aspiny neuron. The cytoplasm of these neurons contains many neurotubules (Nt) and an extensive Golgi apparatus (GA) with many associated vesicles (V). Rough endoplasmic reticulum (RE) is scant and poorly organized but there is an abundance of RNP particles in the form of rosettes (R) dispersed throughout the cytoplasm, giving it a speckled appearance. Open block arrows point to axosomatic endings with large synaptic vesicles. Putamen; squirrel monkey (Saimiri sciureus). ×20,000.

Fig. 12. An electron micrograph of a portion of the perikaryon of a large aspiny neuron. In addition to being considerably larger than the other neurons in the striatum, these neurons have extremely well organized Nissl bodies (NB). (See NM in Figs. 17 and 18.) They also contain some scattered rosettes (R) of RNP. Neurotubules (Nt) are few in number. The nucleus (N) is enfolded. DB, dense body. Open block arrows point to axosomatic endings with large synaptic vesicles. Putamen; squirrel monkey (Saimiri sciureus). ×20,000.

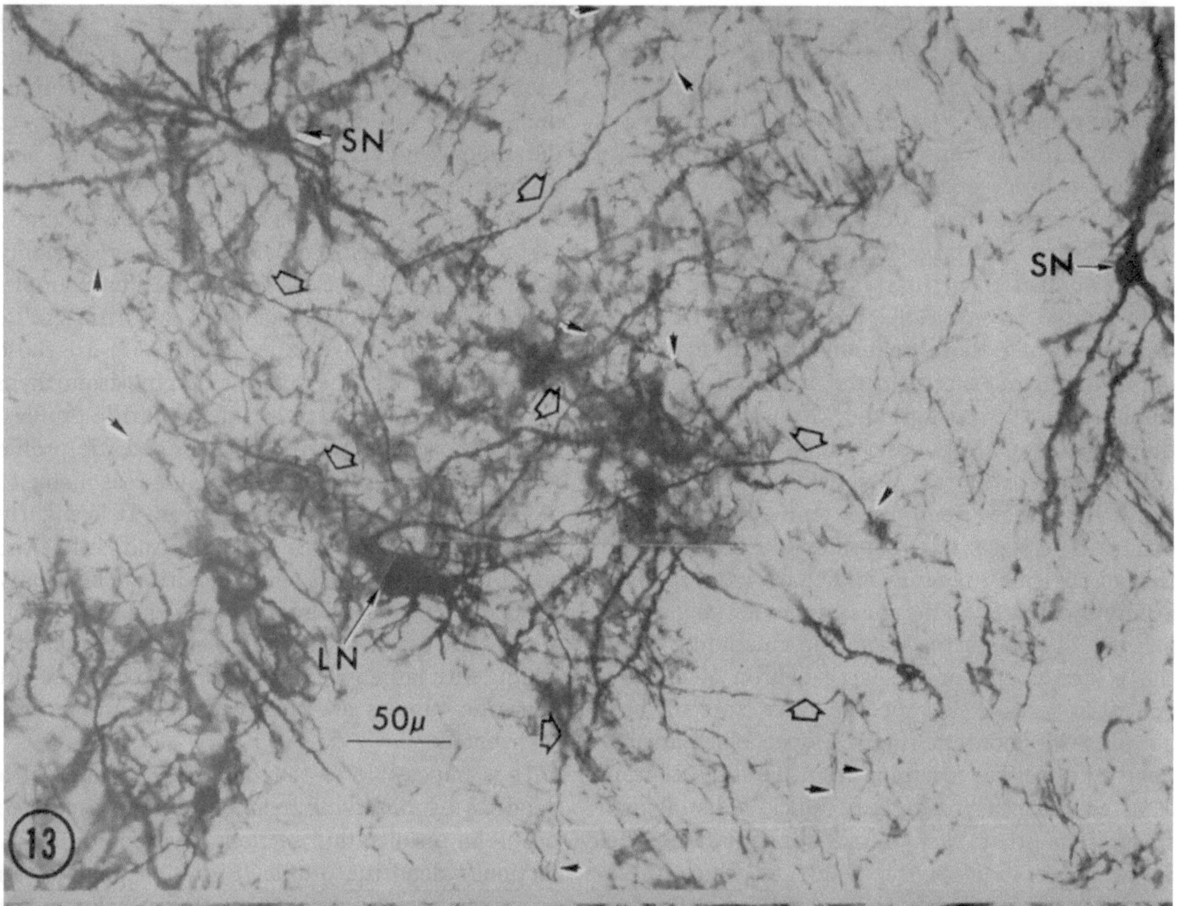
SN
SN
LN
50μ
13

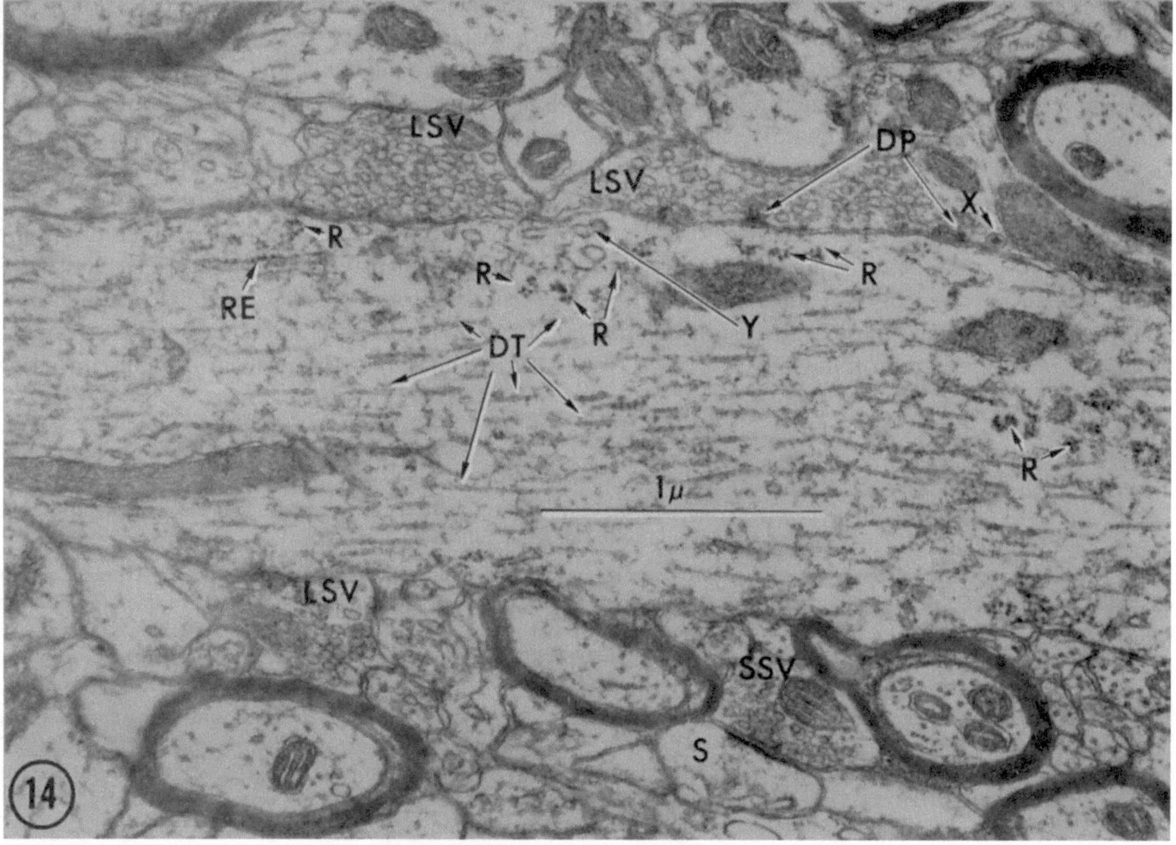
LSV
LSV
DP
X
R
R
R
RE
R
Y
DT
R
R
1μ
LSV
SSV
S
14

masses of Nissl substance (NM, Fig. 17) that are unique (NM, Fig. 18) and especially well organized. This dendrite is contacted by axodendritic endings with large synaptic vesicles (LSV, Fig. 14) which contain dense core vesicles (X) and have dense projections (DP) on their presynaptic membranes. The large synaptic vesicles can be compared with the small synaptic vesicles (SSV, Fig. 14) contacting the spine (S) nearby.

The longitudinally sectioned dendritic profile (Fig. 15) is that of an aspiny neuron and our guess is that it belongs to an aspiny spidery neuron. It displays dendritic tubules (DT), rosettes (R) of RNP and profiles of the Golgi apparatus (GA). Because of the presence of this last organelle it must be a proximal dendrite. It is contacted by axodendritic endings containing large synaptic vesicles (LSV) and axodendritic endings with medium sized synaptic vesicles (MSV).

Computer measured synaptic vesicles. Fortunately, the synaptic ending (asterisk, MSV, Fig. 15) is one of the few synaptic endings in the basal ganglia in which we had the opportunity to measure the synaptic vesicles with the special computer facility at Washington University in St. Louis, Missouri.

The measurements were made on electron micrographs, photographically enlarged to a magnification of × 100,000. As mentioned previously (RAFOLS and FOX, 1971/72) when the operator moves a stylus around the perimeter of each synaptic vesicle, the computer types out the measurement in square nanometers. When all the vesicles in the ending are measured, the computer indicates the total counted and the number in each bin size. The bin sizes were graduated in increments of 100 square nanometers. The results are displayed in the histogram (text, Fig. 1). The number of vesicles counted and measured is 117. The mean size for the vesicles in this ending is 779.219 NM^2. The standard deviation is ± 202.077. The smallest vesicle is 363.129 NM^2 and the largest vesicle is 1355.681 NM^2. Profiles of synaptic vesicles are not perfect circles; nonetheless, investigators are accustomed to thinking of synaptic vesicle size in terms of their diameters in Ångstroms. Circles with the areas given above, namely, 363.129 NM^2, 779.219 NM^2 and 1355.681 NM^2 have diameters of approximately 215 Å, 315Å and 415 Å, respectively.

Neuroglia in the striatum. No special study was made of the neuroglia in the striatum but photomicrographs and electron micrographs of neuroglia are included in order to have illustrations of all the cellular elements in the striatum together in one paper.

The Golgi preparation of the oligodendroglia (Fig. 19) from the putamen is shown at the same magnification (× 250) as the Golgi preparations of the astrocytes (Figs. 20 and 21) which are taken from horizontal sections through the head of the caudate nucleus. The cells (Fig. 19) resemble the "dwarf" or "neurogliaform" neurons in RAMÓN Y CAJAL'S drawing (E, Fig. 325, 1911) but their relationship to myelinated fibers is obvious in our Golgi impregnations of the striatum (FOX and RAFOLS, 1971/72). Unequivocally they are oligodendrocytes. It is clear that more than one process from these cells may be related to the same myelinated fiber and that processes from a single cell are related to a number of myelinated fibers.

Both protoplasmic (PAs, Fig. 20) and fibrous (FAs, Fig. 20) astrocytes are found in the striatum. The long thin processes of the latter are extensive. The process emanating from the fibrous astrocyte (FAs, Fig. 20) diagonaling to the right extends for 320 microns. Protoplasmic astrocytes (PAs, Fig. 21) are aligned on or near capillaries (Cap, Fig. 21). The reader should realize that the impregnation is only partial in Fig. 21. If all the astrocytes were impregnated the capillaries here would be hidden from view. The protoplasmic endfeet (PE, Fig. 22) borne on processes emerging from the protoplasmic astrocytes (PAs, Fig. 22) wrap themselves on capillaries (Cap). The low power electron micrograph (Fig. 23) shows an astrocyte (As)

←

Fig. 13. A Golgi preparation showing a large aspiny neuron (LN) and the long, curved, meandering course of its dendrites. Block arrows indicate some of the dendrites of this neuron at points distant from their origin and small arrows indicate points to which they eventually could be traced. SN, spiny neuron. Putamen; *Macaca mulatta.* × 700.

Fig. 14. An electron micrograph of a dendrite considered here to be that of an aspiny neuron. It contains mitochondria, well defined dendritic tubules (DT), rosettes of RNP particles (R), rough endoplasmic reticulum (RE) and indications of rough endoplasmic reticulum in continuity with smooth endoplasmic reticulum (Y). Contacting it are axodendritic endings with large synaptic vesicles (LSV). DP, dense projections; S, dendritic spine; SSV, small synaptic vesicles; X, dense core vesicle. Putamen; squirrel monkey (*Saimiri sciureus*). × 40,000.

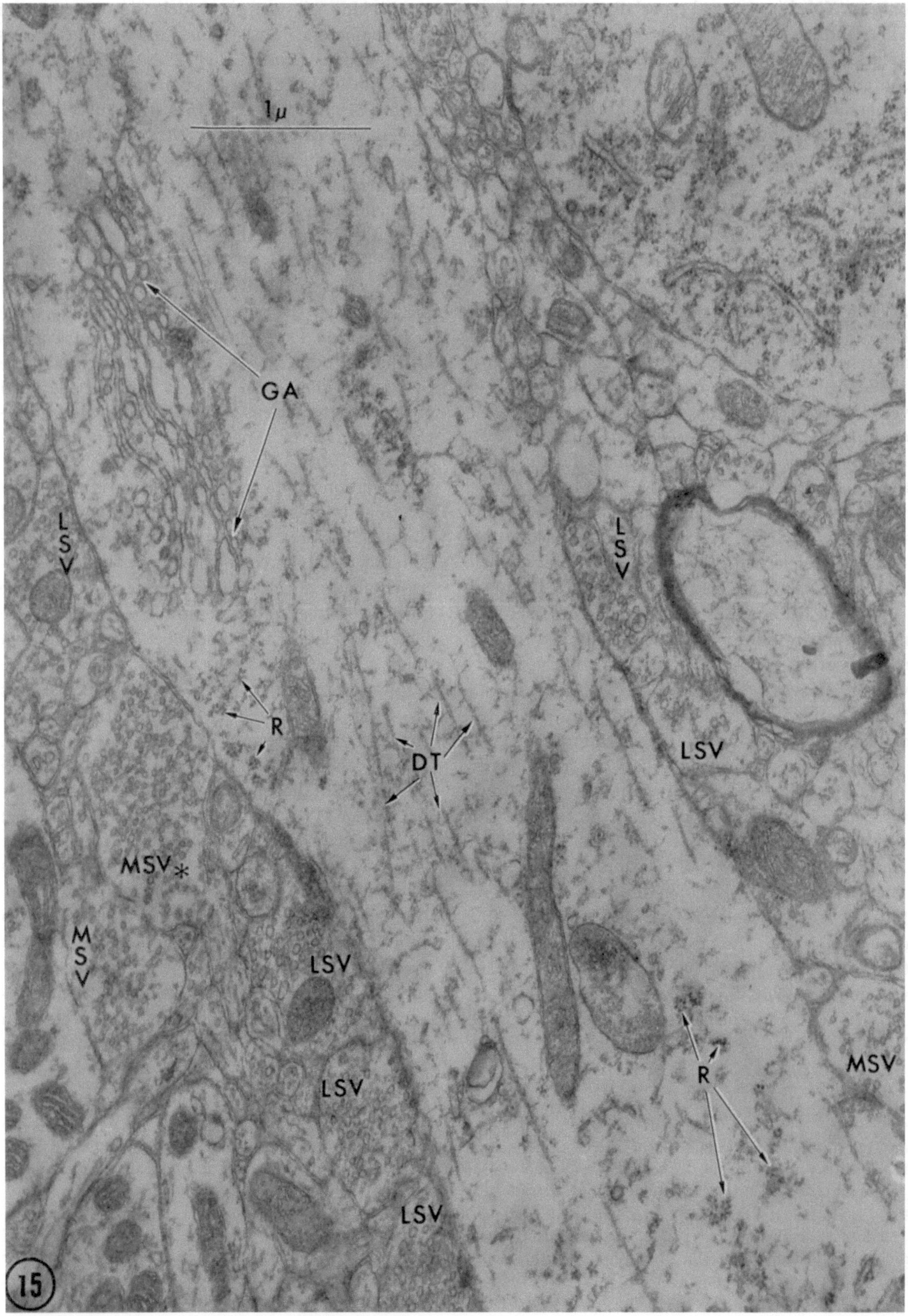
1µ
GA
LSV
R
DT
MSV*
MSV
LSV
LSV
LSV
LSV
LSV
LSV
R
MSV
15

adjacent to a capillary (Cap) and protoplasmic endfeet (PF) on this capillary. The protoplasmic astrocytes have an incredible number of fine feathery processes radiating in the neuropil. It is difficult to show the details of the protoplasmic astrocytes in photomicrographs; their processes are too numerous. The present authors searched for a long time to find a field such as that in Fig. 24 in order to photograph with the 100 x oil immersion objective some of the delicate processes of protoplasmic astrocytes. The low power electron micrograph (Fig. 25) shows an astrocyte sending processes into the neuropil.

Experimental material. In the squirrel monkey brain in which a series of stereotactic, electrolytic lesions were made in a single frontal plane to sever the head of the caudate nucleus and interrupt its efferent fibers, study of the sections anterior to the plane of the lesion failed to reveal signs of retrograde degeneration. The neurons in the caudate nucleus on the operated side appeared as healthy as those on the normal side of the brain. Our interpretation is that the striatal efferent neurons have a number of collaterals that terminate in the striatum.

Discussion

The literature on the striatum dealing with data obtained by the Golgi technique is most confusing. This is understandable; the problem involves the anatomy of axons. Naturally, most investigators seemed compelled to identify the neurons with short axons and the neurons with long axons; it is crucial for understanding any center.

Neurons are relatively large three dimensional structures and the trajectories of the long axons do not follow the conventional planes, frontal, sagittal and horizontal, in which brains are sectioned. The axons can be mutilated, cut off in section, even in thick (100 microns) Golgi sections. Also, impregnations of axons can show varying degrees of completeness.

It is our opinion—or prejudice if you will—that, in the literature that has been available to us, the most concise and least confusing account is DÉJÉRINE'S (1901) description, illustrated by Golgi impregnations from the adult rabbit striatum. He indicates that the neurons (we referred to as spiny neurons) are small and medium size; occasionally some are even large size ("veritables cellules geantes", see his Fig. 278), but all of them have short axons. In his Fig. 279 he shows a large aspiny neuron with an axon that gives off eight arborizing collaterals, which come off almost at right angles. The axon continues on and joins a bundle of fibers, which is obviously one of the radial bundles in the striatum. DÉJÉRINE (1901, p. 306) speaking of the axon gives this warning: "On account of its oblique, flexuous and curved path and its numerous collaterals, it is not always easy to follow the axis cylinder throughout its length, and these cells can easily be confused with giant type II cells of Golgi."

In our opinion it is through confusion like this that the giant Golgi type II cells came into the literature in the first place. Thus, KÖLLIKER (1896, Fig. 714) shows what is obviously a large aspiny neuron in the lenticular nucleus of the kitten, and considered it a good example of a Golgi type II neuron. However, since he could not find this type of neuron in the adult cat he regarded it as a juvenile form. BIELSCHOWSKY (1919) described, in Golgi preparations of the striatum, but did not illustrate them, large neurons with short axons and large neurons with long axons. Could he have been influenced by KÖLLIKER? We pointed out some time ago (FOX et al., 1966) that the "radiating cells" KÖLLIKER (1896) found in Golgi preparations of the human lenticular nucleus really belonged to the globus pallidus and were erroneously located by him in the putamen. But this conclusion was not originally ours. BIELSCHOWSKY (1919), who studied the human globus pallidus in material prepared by his well-known technique, came to this same conclusion. To use his words, "...the great anatomist of Wurzburg was slightly mistaken." BIELSCHOWSKY reasoned that this error is under-

←

Fig. 15. An electron micrograph of a dendrite of an aspiny neuron, considered here to be that of a large aspiny neuron (see text), containing profiles of a Golgi apparatus (GA); mitochondria; dendritic tubules (DT), and rosettes (R) of RNP. It is contacted by axodendritic endings with large synaptic vesicles (LSV) and by endings with medium size synaptic vesicles. The synaptic vesicles in the ending marked with an asterisk were computer measured. 117 vesicles were counted. Their mean size is 779.219 square nanometers. Putamen; squirrel monkey (*Saimiri sciureus*). ×34,030.

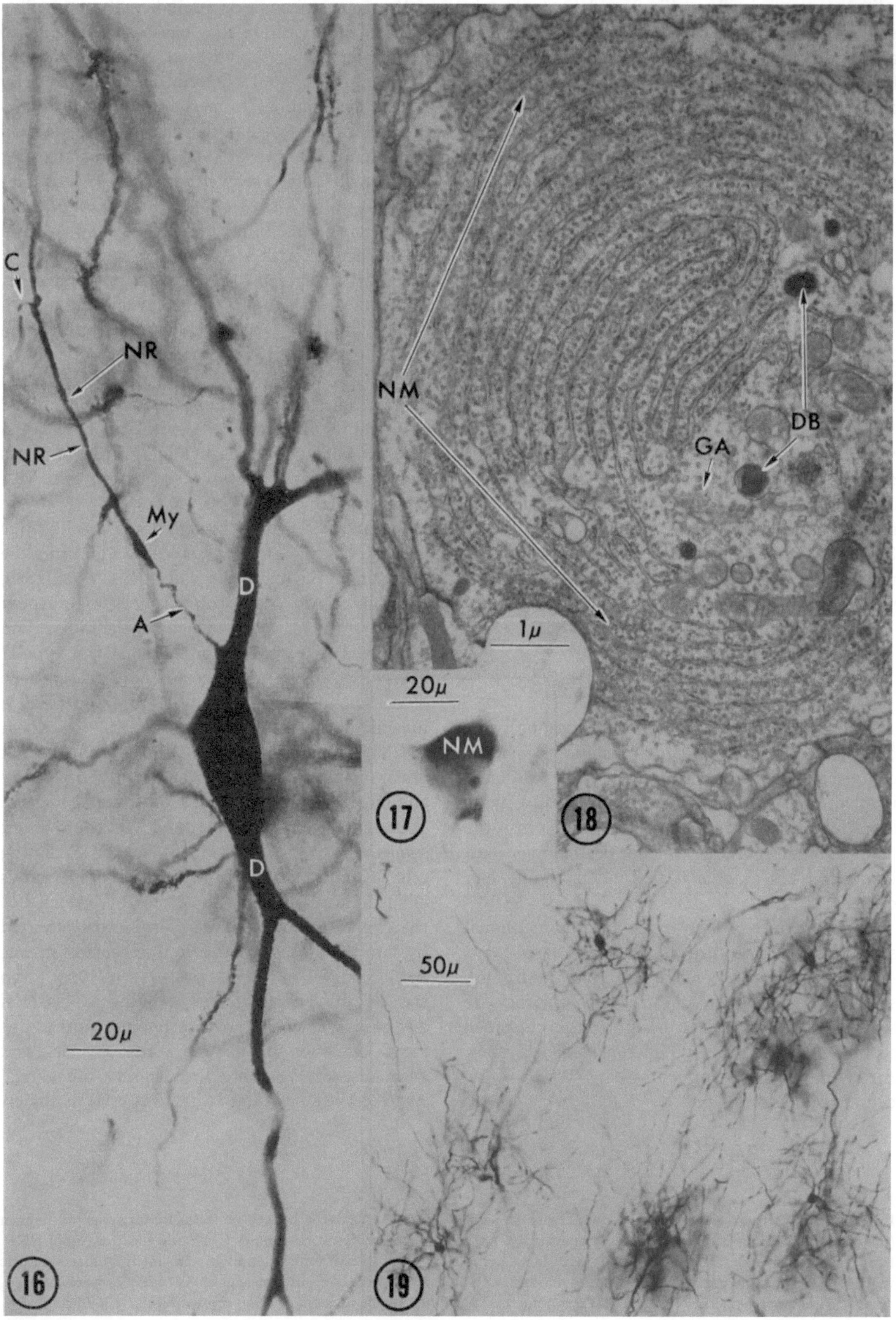
C
NR
NR
My
A
D
D
20μ
16
NM
DB
GA
1μ
20μ
NM
17
18
50μ
19

standable to anyone familiar with the difficulties of orienting exactly the small embryonic objects Golgi investigators are forced to use. We know, then, that BIELSCHOWSKY was thoroughly familiar with KÖLLIKER'S Golgi work on the striatum, familiar enough to spot an error. MORI (1966) in an electron microscopic study of the rat striatum found two types of large cells. He quotes BIELSCHOWSKY extensively. The question that occurs is: Was MORI'S reading of BIELSCHOWSKY a factor in his finding two types of large neurons in electron microscopic preparations?

RAMÓN Y CAJAL (1911) found no large aspiny neurons. It must be noted that the long axon neurons he illustrates are from the putamen of an infant (his figure, C, 325) and the caudate nucleus of a new born mouse (his figure, A, 327). The dendrites of these neurons have spines. But is this the adult condition? Neurons in other centers are known to have many spines in earlier stages of development only to lose them when they become fully mature. Thus MIRTO (1896) found the dendrites and cell bodies of the large neurons in the substantia nigra of the human infant bristling with filiform processes (spines). In the adult monkey (*Macaca mulatta*) the long dendrites of these neurons have smooth dendrites (SCHWYN and FOX, 1969). In electron micrographs of the adult squirrel monkey (*Saimiri sciureus*) Schwyn (in preparation) occasionally finds dendritic spines in the substantia nigra. RINVIK and GROFOVÁ (1970) find spines on the dendrites of these neurons in Golgi preparations of the six weeks old kittens and in their electron microscopic observation of the substantia nigra in the adult cat, these authors state: "It is not uncommon to see short and thin protrusions from the dendritic surface." Incidentally, MIRTO (1896) reported that the large neurons of the globus pallidus in the human infant look exactly like the neurons in the substantia nigra. In the adult monkey (*Macaca mulatta*) these same neurons have smooth dendrites (FOX et al., 1966). Thus, there is evidence in the literature that neurons with spines in earlier stages of development may lose them, in part or in whole, as development proceeds. Other examples of this could be cited. So it is not unlikely that the spines RAMÓN Y CAJAL (1911) observed on the large neurons with long axons in the immature striatum may be transitory.

The caudate nucleus and the putamen project on the globus pallidus and the substantia nigra. This has been established by a series of experimental studies (JOHNSON and CLEMENTE, 1959; VONEIDA, 1960; SZABO, 1962, 1967 and 1970; COWAN and POWELL, 1966; NAUTA and MEHLER, 1966; OLIVIER et al. 1970), and had been indicated by prior studies (RIESE, 1924a and 1924b; RUNDLES and PAPEZ, 1937; PAPEZ, 1942; and others). The literature listed here is incomplete; for an informative and comprehensive review the excellent paper by NAUTA and MEHLER (1966) should be consulted.

The striatal efferent fibers run in the bundles of radial fibers (WILSON'S "pencils", 1914) which project radially 'like the spokes of a wheel' (PAPEZ, 1942) in the globus pallidus and continue via the 'comb system' into the substantia nigra. The radial fibers in the striatum are thin myelinated fibers and they must arise from neurons in the striatum that have myelinated axons. In the gibbon VERHAART (1950) found that ninety-nine percent of the striatal system consists of poorly myelinated fibers not exceeding one micron in diameter. ADINOLFI and PAPPAS (1968) measured 150 myelinated fibers in electron micrographs of the cat caudate nucleus and found they ranged from 0.3 microns to 1.6 microns in size with the majority 0.6 microns in diameter.

The only neurons that we have observed in the striatum with myelinated axons are the large aspiny neurons (A, Figs. 3 and 16). The spiny neurons

←

Fig. 16. A high power montage of the large neuron in Fig. 3 photographed with the 53 x oil immersion lens to show details of the emerging axon. The initial segment of the axon has a kinky appearance and extends for 24.7 microns before acquiring a myelin sheath (My). Initially the myelin covered axon is 2.7 microns in diameter but it narrows shortly thereafter to 1.1 microns and later increases to 2 microns in diameter. A, axon; C, collateral; D, dendrite; My, myelin sheath; NR, node of Ranvier. × 700, caudate nucleus, *Macaca mulatta*.

Fig. 17. A large aspiny neuron. The upper Nissl mass (NM) is 20 microns in breadth; the lower is 7 microns in breadth. Compare with the Nissl mass (NM, Fig. 18). Caudate nucleus; *Macaca mulatta*; × 700.

Fig. 18. An electron micrograph showing the "fingerprint" whorl arrangement of the rough endoplasmic reticulum in a large Nissl mass (NM) in the distal end of a large aspiny neuron. Caudate nucleus; *Macaca mulatta*; × 14,000.

Fig. 19. Oligodendrocytes in the putamen. *Macaca mulatta*. × 250.

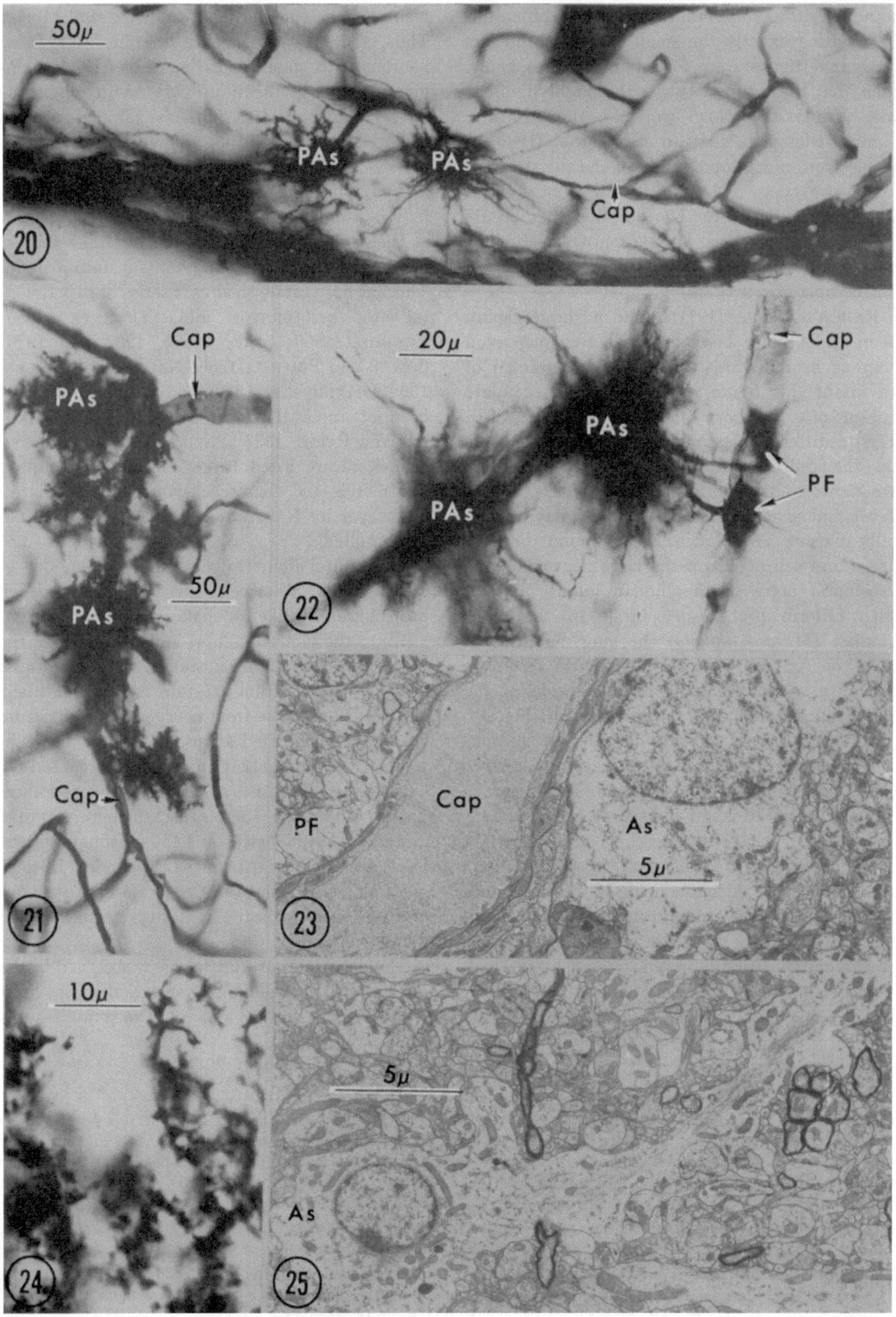
50μ
PAs
PAs
Cap
20
Cap
PAs
PAs
50μ
Cap
21
20μ
Cap
PAs
PAs
PF
22
Cap
PF
As
5μ
23
10μ
24
5μ
As
25

do not have myelinated axons. Compare the latter photomicrograph with the previously published photomicrograph (Fig. 23, Fox et al., 1971/72) showing an axon of a spiny neuron, taken with the same photographic set-up (53 x oil immersion objective) and reproduced at the same magnification (×700). The axon still displays the sharp kinky appearance, more than 140 microns away from its point of origin, that nude axis cylinders exhibit. If at this distance from its origin an axis cylinder in the adult brain has not acquired a myelin sheath, it never will.

The target neurons of the striatal efferents are the neurons in the lateral segment of the globus pallidus, the medial segment of the globus pallidus and the substantia nigra. The question arises: Are there enough large aspiny neurons in the striatum to account for the various connections demonstrated? The answer is: Yes, if the axons of the large aspiny neurons branch and collateralize extensively. Axon branching is well documented in peripheral nerves; COOPER (1929) observed such branching directly in teased osmic acid preparations. ECCLES and SHERRINGTON (1930) observed, in the deafferented nerve to the gastrocnemius medialis, an increase in the fiber count during 53 mm. of its distal course. RAMÓN Y CAJAL (1911) called attention to projection fibers arising from pyramidal cells in the cerebral cortex of the mouse which have collaterals that serve as association fibers and collaterals that serve as commissural fibers. See his schema (RAMÓN Y CAJAL, 1911, Fig. 547). In Golgi preparations we have observed (unpublished) that, as the radial fibers course in the globus pallidus, they emit collaterals which branch several or more times and eventually give rise to the long thin "bouton en passage" fibers ensheathing the long dendrites and forming the "longitudinal axodendritic" connections previously described (Fox et al., 1966). Another observation (unpublished) supporting the suggestion that the axons of the aspiny neurons branch extensively is: The striatal efferents are medullated in the medial border of the putamen before they enter the globus pallidus. But most of the striatal efferents, when they reach the 'comb system' are unmedullated, and most of them are slightly more than 0.1 microns in diameter. With axis cylinders of this caliber the 'comb system' packs an enormous number of fibers in a small space. It is obvious that something happens to the striatal efferents enroute.

Considering the cytology of the large aspiny neurons, it seems improbable to us that these neurons with their large masses (Fig. 17) of unusually well organized (Fig. 18) Nissl material, would have such massive mechanisms for protein synthesis only to support short axons. Surely they must be capable of sustaining an extensive axonic system. That is why we arranged the photomicrograph of the large aspiny neuron (Fig. 16), giving rise to a medullated fiber, on the same plate with the electron micrograph (Fig. 18) showing the large Nissl mass displaying its "fingerprint" whorl of rough endoplasmic reticulum.

Another feature of the large aspiny neurons should be noted: The large number of dense bodies their cytoplasm contain. Undoubtedly, some are lysosomes and others are lipofuscin granules. But most likely lipofuscin granules are a form of lysosome (see SCHWYN et al., 1970; PETERS et al., 1970). Observing the dense bodies (Figs. 9 and 10) in these neurons brings to mind the observations of BIELSCHOWSKY, (1919, p. 3) which might be of some interest to neuropathologists. "...the large ganglion cells already in young individuals contain large amounts of yellow lipoid pigment which is massed together in conglomerations of granules in the neighborhood of the nucleus filling the fine meshes of the achromatic plasm net work. The behaviour of the satellites is remarkable. Very

←

Fig. 20. A protoplasmic astrocyte (PAs) and a fibrous astrocyte (FAs); horizontal section; head of caudate nucleus; capillary (Cap); *Macaca mulatta.* ×250.

Fig. 21. Protoplasmic astrocytes (PAs) aligned along a capillary (Cap). Horizontal section; head of caudate nucleus; *Macaca mulatta.* ×250.

Fig. 22. Protoplasmic end feet (PF) borne on processes of protoplasmic astrocytes (PAs) and wrapping on a capillary (Cap). Head of caudate nucleus; *Macaca mulatta*; 53 x oil immersion objective. ×700.

Fig. 23. A low power electron micrograph showing an astrocyte (As) adjacent to a capillary (Cap) on which there are protoplasmic end feet (PF). Caudate nucleus; *Macaca mulatta.* ×5000.

Fig. 24. A photomicrograph showing the fine feathery distal processes of protoplasmic astrocytes. Caudate nucleus; *Macaca mulatta*; 100 x oil immersion objective.

Fig. 25. A low power electron micrograph showing an astrocyte extending its processes into the neuropil.

often the large cells are densely framed by satellite cell gliosis, and often under quite normal conditions, where there is not the slightest criterion for assuming that a disease of the striatum exists, one observed the phenomenon of 'neuronophagia'. The satellite cells then appear in several rows and are partly stamped into the indented borders of the ganglion cell body, in which case their (the satellite cells) perinuclear plasma gets more or less broadened and filled with fine granular lipoid substance. Here we have without doubt disintegration of these ganglion cells. The frequency of these observations in normal brains indicates that these ganglion cells are extremely labile, and that prior to death even a long extended agony or severe cachexia is enough to bring about necrobiosis."

The neuron type we know the least about is the spidery neuron but hints from other laboratories may provide clues for future investigation.

They are achromatic neurons and we believe, even though we have not impregnated their axons, that they are short-axon neurons. KEMP's drawing (Fig. 1a, 1968) of a spine-free neuron with a round cell body shows a process that bifurcates and gives rise to beaded branches. This process is unlabeled but it must be a short axon. Beaded branches coming off one of the branches emerge at right angles. This is one of the characteristics of axonic branching. Incidentally, the cell body of the spiny neuron in her drawing (Fig. 1b, 1968) seems rather large. Examining it closely one gets the impression that there are two cell bodies side by side.

In some respects the spidery neurons resemble MORI's (1966) type I large cell: They are larger than the spiny neurons and their cytoplasm contains many neurotubules. However, we find many profiles of the Golgi apparatus in these neurons which Mori did not find in his type I large cell.

At the recent meeting of the American Association of Anatomists LANGELIER, PARENT and POIRIER (1971) found a yellowish and granular fluorescence in numerous neurons of the caudate nucleus and putamen of the cat. This yellow fluorescence was only disclosed after ventromedial tegmental lesions, destroying the dopaminergic pathway between the substantia nigra and the striatum, eliminated the intense green fluorescence normally present in the caudate nucleus and putamen. We heard the presentation of these investigators and when we saw their lantern slides (photographed in color) we were impressed by the shape of the cell bodies with the yellowish fluorescence: It resembles that of the spidery neurons. These cell bodies were scattered and not adjacent to each other. The authors say: "The presence of serotonin-like granules in numerous cells of the neostriatum has not been previously reported."

The mean size of the computer measured vesicles in the terminal with medium size synaptic vesicles is 779.219 NM^2 (standard deviation, ± 202.077) which should be compared with computer measured vesicle sizes previously given (RAFOLS and FOX, 1971/72): in the terminal with small synaptic vesicles the mean size of the vesicles is 656.652 NM^2 (standard deviation ± 150.405); in the terminal with large synaptic vesicles the mean size is 1255.769 NM^2 (standard deviation ± 268.407). These data are limited but they are exact for the vesicles in specific terminals and they give the vesicle size distribution graded in bin increments of 100 square nanometers. But no computer analysis is necessary for the recognition of the different terminals when they are compared side by side (Figs. 3—6, RAFOLS and FOX, 1971/72).

As the present manuscript was nearing completion, a paper by KAWANA, AKERT and BRUPPACHER (1971) arrived reporting a third type of synaptic ending in the rat caudate nucleus. The categories of terminals, S_S-, S_L- and F-terminals, which these authors found by submitting to statistical analysis the measurements of thousands of synaptic vesicles, are defined on the basis of synaptic vesicle shape and size. Comparing our and their findings, their S_S-terminals correspond to our terminals with small synaptic vesicles, their S_L-terminals correspond to our terminals with medium size synaptic vesicles, and their F-terminals, which they do not illustrate, must correspond to our terminals with large synaptic vesicles.

The significance of three types of terminals in the striatum must be viewed in the light of the various afferents, intrinsic and extrinsic, contributing to these terminals. The intrinsic contributions are from: (1) myriads of the spiny neurons; (2) the spidery aspiny neurons; collaterals of the large aspiny neurons. The extrinsic contributions are from: (1) the entire mantle of the cerebral cortex (WEBSTER, 1961 and 1965; CARMAN et al., 1963; KEMP and POWELL, 1970); from intralaminar thalamic nuclei (POWELL and COWAN, 1956; MEHLER, 1966; PETRAS, 1965); (3) from the substantia nigra. The last projection has now been established by anterograde degeneration techniques: in the rat (HEDREEN, 1971); in the cat (LLAMAS and REINOSO-SUAREZ, 1969; MOORE, 1970; SZABO, 1971); in the adult macaque monkey (CARPENTER and PETER, in press).

The collaterals of the large aspiny neurons must contribute to the pool of endings with large synaptic vesicles because the striatal efferents terminating in the globus pallidus and the substantia nigra have endings with large synaptic vesicles (unpublished observation). Also the only endings that GROFOVÁ and RINVIK (1970) identify unequivocally as degenerating in the cat substantia nigra, following large lesions in the caudate nucleus and the putamen, are their type I endings which make up 90% of the endings in the substantia nigra (RINVIK and GROFOVÁ, 1970). Their type I ending is equivalent to the endings with large synaptic vesicles SCHWYN and FOX (1969) described in *Macaca mulatta* and *Saimiri sciureus*.

We know from the experimental work of KEMP (1970) and our own experimental work (unpublished) that the cortical and thalamic afferent fibers terminate on dendritic spines and we are rather certain that the afferents from the cortex and the thalamus terminate predominantly, if not exclusively, on the spiny neurons. Thus far only endings with small synaptic vesicles have been found on the dendritic spines (FOX et al., 1971/72). The endings with small synaptic vesicles are enormous in number and outnumber all other endings in the striatum significantly because the spine-laden, spiny neurons outnumber all other neurons. "In a limited sense, as far as neuronal elements are concerned, the caudate nucleus and the putamen might be regarded as large packages of small neurons with spiny branchlets" (FOX et al., 1971/72). KAWANA, AKERT and BRUPPACHER (1971) find the S_S-terminals (our endings with small vesicles) make up 80—90% of the caudate afferents. These authors find that vesicles in the S_S-terminals swell (an early sign of degeneration; see CUÉNOD et al., 1970) after cortical ablations in the rat, which agrees with our observations that the cortico-striate terminals have small synaptic vesicles.

As to the S_L-terminals (our endings with medium size synaptic vesicles) KAWANA, AKERT and BRUPPACHER (1971) reason as follows: "The significance of S_L-terminals remains to be further elucidated. Two observations indicate that dopaminergic endings from the substantia nigra may be involved: (i) These projections have been recently studied with the fluorescence method (ANDÉN et al., 1964, 1965), with biochemical method (POIRIER and SOURKES, 1965) and with electronmicroscopic techniques (HÖKFELT and UNGERSTEDT, 1969) and their percentage was found by HÖKFELT et al. (1970) to be approximately 10% (which is close to that of S_L-terminals), (ii) the same author (HÖKFELT, 1968) has found that dopaminergic terminals are characterized by somewhat larger vesicles than non-dopaminergic terminals."

We have another reason for suspecting that the nigro-striate, dopaminergic terminals in the striatum are the synaptic endings with medium size synaptic vesicles. There are in the substantia nigra three types of synaptic endings designated by RINVIK and GROFOVÁ (1970) as type I, type II and type III. In the substantia nigra SCHWYN (in preparation) also finds three types, two of which can be identified unequivocally.

Type I endings of RINVIK and GROFOVÁ (SCHWYN's endings with large synaptic vesicles) obviously are the terminals of the striatal efferents, i.e., the terminals generated by the axons of the large aspiny neurons.

Type III endings of RINVIK and GROFOVÁ (SCHWYN's large ending containing scattered pleomorphic vesicles) are clearly the endings of intrinsic short axon neurons. SCHWYN (in preparation) will show Golgi impregnation of these short axon neurons. Their axons have large beaded "bouton en passage" terminals, some of which are over 5 microns in length. Only sections through these endings can account for the large profiles of the type III terminals.

What is the source of the type II terminals (SCHWYN's endings with small synaptic vesicles)? MIRTO (1896) demonstrated in Golgi preparations of the human infant that the axons of the large neuron of the substantia nigra emit collaterals before they leave this nucleus. SCHWYN (in preparation) is of the opinion that his endings with small synaptic vesicles may be the terminals of these collaterals in which case they should resemble the endings with the medium size synaptic vesicles (the S_L-terminals of KAWANA et al., 1971). This they do. It is interesting to note that the designation in the terminology of KAWANA et al. stands for "spheric" and earlier GROFOVÁ and RINVIK (1970) observed: "...in normal material the type II bouton is seen to contain only spherical vesicles ..."

Thus far we have found only endings with large synaptic vesicles on the cell bodies of the large aspiny and the spidery aspiny neurons. It should be realized that since these aspiny neurons are much fewer in number than the spiny neurons, finding them in electron microscopic preparations and observing their axosomatic endings requires prolonged search.

The endings with medium size synaptic vesicles were recognized only recently (RAFOLS and FOX, 1971/72); consequently our observations on them are relatively few. To date we have found them on the cell bodies of spiny neurons and on dendrites which we believe to be those of spidery neurons. If this trend in our findings continues and if the endings with medium size vesicles eventually prove to be the terminals of the nigro-striate fibers, it would mean that the dopaminergic terminals end on interneurons in the striatum. But one observation to the contrary would totally discount this suggestion.

Summary

1. The neurons with aspiny dendrites in the striatum (i.e., caudate nucleus and putamen) have been studied in Golgi preparations of the monkey (*Macaca mulatta*) and in electron microscopic preparations of the monkeys (*Macaca mulatta* and *Saimiri sciureus*).

2. Two types of aspiny neurons are clearly recognizable in our Golgi preparation: (1) large aspiny neurons, which have elongated, bulbous cell bodies; (2) aspiny neurons with round cell bodies that are larger than the cell bodies of spiny neurons and smaller than the cell bodies of the large aspiny neurons. The former are the large somatochromatic neurons of the cytoarchitectonists. Their cytoplasm contains many dense bodies and large masses of Nissl substance which shows an unusual fingerprint, whorl arrangement of its rough endoplasmic reticulum. Their dendrites, which are robust at their origin and taper as they terminate, extend in a large elongated field; their axons are medullated and have collaterals that terminate in the striatum. The neurons with round cell bodies have spindly curved dendrites that extend in a spherical field. They are designated here as spidery aspiny neurons because of their overall appearance. They are achromatic neurons. Their cytoplasm is speckled with many rosettes of RNP and contains many neurotubules and the profiles of an extensive Golgi apparatus. We have not impregnated their axons but from evidence in the literature we suspect they are short axon neurons. It is suggested that these neurons may be the neurons LANGELIER et al. (1971) disclosed which show a yellowish and granular fluorescence (contain serotonin-like granules) after the normal green fluorescence of the striatum disappears following ventromedial tegmental lesions that interrupt the nigro-striate pathway.

3. Three types of synaptic endings have been found in the striatum: (1) endings with small synaptic vesicles; (2) endings with medium size synaptic vesicles; (3) endings with large synaptic vesicles. The mean size of the computer measured vesicles in a terminal with medium size synaptic vesicles is 779.219 square nanometers (standard deviation, ± 202.077). This was compared with computer measured vesicle sizes previously reported (Rafols and Fox, 1971/71) which were 656.652 nanometers square (standard deviation, ± 150.405) and 1255.769 nanometers square (standard deviation, ± 268.407) for an ending with small synaptic vesicles and an ending with large synaptic vesicles, respectively.

4. The evidence is good that the cortico-striate and thalamo-striate terminals have small synaptic vesicles. They are predominantly, if not exclusively, on the dendritic spines of the spiny neurons; thus far, only endings with small synaptic vesicles have been found on the spines. There is some indirect evidence to indicate that the endings with medium size synaptic vesicles are the terminals of the nigro-striate, dopaminergic fibers. There is also indirect evidence that some of the endings with large synaptic vesicles come from collaterals of the axons of the large aspiny neurons. Undoubtedly, the axons of the latter neurons are the striatal efferent fibers which travel in the radial fiber bundles (Wilson's pencils) that radiate inward in the globus pallidus 'like the spokes in a wheel' (PAPEZ, 1942).

Acknowledgement

The authors are grateful to Mrs. CLEMENT A. FOX for her invaluable aid in the preparation of this manuscript.

Abbreviations

A	axon
As	astrocyte
C	collateral
Cap	capillary
D	dendrite
DB	dense body
DP	dense projection
DT	dendritic tubule
FAs	fibrous astrocyte
GA	Golgi apparatus
LN	large aspiny neuron
LSV	large synaptic vesicles
MSV	medium size synaptic vesicles
My	myelin sheath
N	nucleus
Nt	neurotubules
Nuc	nucleolus
O	oligodendrocyte
PAs	protoplasmic astrocyte
R	rosettes of RNP
RB	bundle of radial fibers
RE	rough endoplasmic reticulum
S	spine
SSV	small synaptic vesicles
V	vesicles
X	dense core vesicle
Y	rough endoplasmic reticulum in continuity with smooth endoplasmic reticulum

Literature

ADINOLFI, A. M., and G. D. PAPPAS: The fine structure of the caudate nucleus of the cat. J. Comp. Neur. 133, 167–184 (1968).

ALVING, B. M., and W. M. COWAN: Some quantitative observations on the cochlear division of the eighth nerve in the squirrel monkey (Saimiri sciureus). Brain Research 25, 229–239 (1971).

ANDÉN, N.-E., A. DAHLSTRÖM, K. FUXE and K. LARSSON: Further evidence for the presence of nigro-neostriatal dopamine neurons in the rat. Am. J. Anat. 116, 329–333 (1965).

BIELSCHOWSKY, M.: Einige Bemerkungen zur normalen und pathologischen Histologie des Schweif- und Linsenkerns. J. Psychol. Neurol. 25, 1–11 (1919).

BROCKHAUS, H.: Zur feineren Anatomie des Septum und des Striatum. J. Psychol. Neurol. (Lpz.) 51, 1–56 (1942).

CARMAN, J. B., W. M. COWAN and T. P. S. POWELL: The organization of the cortico-striate connections in the rabbit. Brain 88, 525–562 (1963).

CARPENTER; M. B., and P. PETER: Nigrostriatal fibers in the rhesus monkey. J. Comp. Neur. 144, 93–116 (1972).

COOPER, S.: The relation of active to inactive fibers in fractional contraction of muscle. J. Physiol. 67, 1–13 (1929).

COWAN, W. M., and T. P. S. POWELL: Strio-pallidal projection in the monkey. J. Neurol. Neurosurg. Psychiat. 29, 426–439 (1966).

CUÉNOD, M., C. SANDRI and K. AKERT: Enlarged synaptic vesicles as an early sign of secondary degeneration in the optic nerve terminals of the pigeon. J. Cell Sci. 6, 605–613 (1970).

DÉJÉRINE, J.: Anatomie des centres nerveux. Tome 2. Reuff, Paris (1901).

ECCLES, J. C., and C. S. SHERRINGTON: Numbers and contraction-values of individual motor-units examined in some muscles of the limb. Proc. roy. Soc. 106 B, 326–357 (1930).

EMMERS, R., and K. AKERT: A Stereotaxic Atlas of the Squirrel Monkey (Saimiri Sciureus). University of Wisconsin Press, Madison (1963).

FOIX, C., and J. NICOLESCO: Les noyaux gris centraux et la region mesencephalo-sous-optique. Masson, Paris (1925).

FOX, C. A., A. N. ANDRADE, D. E. HILLMAN and R. C. SCHWYN: The spiny neurons in the primate striatum: A Golgi and electron microscopic study. J. Hirnforsch. 13, 181–201 (1971/72).

FOX, C. A., D. E. HILLMAN, K. A. SIEGESMUND and L. A. SETHER: The primate globus pallidus and its feline and avian homologues: A Golgi and electron microscopic study. In: Evolution of the Forebrain. R. HASSLER and H. STEPHAN, eds. Georg Thieme, Stuttgart. pp. 237–248 (1966).

FOX, C. A., and J. A. RAFOLS: Observations on the oligodendroglia in the primate striatum. Are they RAMÓN Y CAJAL's "dwarf" or "neurogliaform" neurons? J. Hirnforsch. 13, 329–338 (1971/72).

GROFOVÁ, I., and E. RINVIK: An experimental electron microscopic study on the striatonigral projection in the cat. Exp. Brain Res. 11, 249–262 (1970).

HEDREEN, J. C.: Separate demonstration of dopaminergic and non-dopaminergic projections of substantia nigra in the rat. Anat. Record 169, 338 (1971).

HÖKFELT, T.: In vitro studies on central and peripheral monoamine neurons at the ultrastructural level. Z. Zellforsch. 91, 1–74 (1968).

HÖKFELT, T., G. JONSSON and P. LIDBRINK: Electron microscopic identification of monoamine nerve ending particles in rat brain homogenates. Brain Research 22, 147–151 (1970).

HÖKFELT, T., and U. UNGERSTEDT: Electron and fluorescence microscopical studies on the nucleus caudatus putamen of the rat after unilateral lesions of ascending nigro-neostriatal dopamine neurons. Acta physiol. scand. 76, 415–426 (1969).

JOHNSON, T. N., and C. D. CLEMENTE: An experimental study of the fiber connections between the putamen, globus pallidus, ventral thalamus and midbrain tegmentum in cat. J. Comp. Neur. 113, 83–101 (1959).

KAWANA, E., K. AKERT and H. BRUPPACHER: Enlargement of synaptic vesicles as an early sign of terminal degeneration in the rat caudate nucleus. J. Comp. Neur. 142, 297–308 (1971).

KEMP, J. M.: Observations on the caudate nucleus of the cat impregnated with the Golgi method. Brain Research 11, 467–470 (1968).

KEMP, J. M.: The site of termination of afferent fibres on the neurones of the caudate nucleus. J. Physiol. 210, 17–18 P (1970).

KEMP, J. M., and T. P. S. POWELL: The cortico-striate projection in the monkey. Brain 93, 525–546 (1970).

KING, J. S., R. C. SCHWYN and C. A. FOX: The red nucleus in the monkey (Macaca mulatta): A Golgi and an electron microscopic study. J. Comp. Neur. 142, 75–108 (1971).

KÖLLIKER, A. VON: Handbuch der Gewebelehre des Menschen. Bd. 2, Aufl. 6, Engelmann, Leipzig (1896).

LANGELIER, P., A. PARENT and L. J. POIRIER: Histofluorescence study of the neostriatum in cats with unilateral ventromedial tegmental lesion. Anat. Record 169, 363 (1971).

LLAMAS, A., and F. REINOSO-SUAREZ: Projections of the substantia nigra and ventral tegmental mesencephalic area. In: III Symposium on Parkinson's Disease. F. J. GELLINGHAM and I. M. L. DONALDSON, eds. E. S. LIVINGSTON, Edinburgh, pp. 82–87 (1969).

MEHLER, W. R.: Further notes on the center median nucleus of Luys. In: The Thalamus. D. P. PURPURA and M. D. YAHR, eds. Columbia University Press, New York. pp. 109–127 (1966).

MIRTO, D.: Contributo alla fina anatomia della substantia nigra di Sömmering e del peduncolo cerebrale dell' uomo. Riv. Sper. Fren. Med. Legale 22, 13–28 (1896).

MOORE, R. Y.: The nigrostriatal pathway: demonstration by anterograde degeneration. In: L-Dopa and Parkinsonism. A. BARBEAU and F. H. McDOWELL, eds. F. A. Davis Company, Philadelphia. pp. 143–149 (1970).

MORI, S.: Some observations on the fine structure of the corpus striatum of the rat brain. Z. Zellforsch. Mikroskop. Anat. 70, 461–488 (1966).

NAMBA, M. v.: Cytoarchitektonische Untersuchungen am Striatum. J. Hirnforsch. 3, 24–48 (1957).

NAUTA, W. J. H., and W. R. MEHLER: Projections of the lentiform nucleus in the monkey. Brain Research **1**, 3–42 (1966).

OLIVIER, A., A. PARENT, H. SIMARD and L. J. POIRIER: Cholinesterasic striatopallidal and striatonigral efferents in the cat and the monkey. Brain Research **18**, 273–282 (1970).

PAPEZ, J. W.: A summary of fiber connections of the basal ganglia with each other and with other portions of the brain. Res. Publ. Ass. nerv. ment. Dis. **21**, 21–68 (1942).

PETERS, A., S. L. PALAY and H. F. WEBSTER: The Fine Structure of the Nervous System: The Cells and their Processes. HARPER and Row, New York (1970).

PETRAS, J. M.: Fiber degeneration in the basal ganglia and diencephalon following lesions in the precentral and postcentral cortex of the monkey (Macaca mulatta); with additional observations in the chimpanzee. VIII Intern. Congr. Anat. Wiesbaden (abstract). **95** (1965).

POIRIER, L. J., and T. L. SOURKES: Influence of the substantia nigra on the catecholamine content of the striatum. Brain **88**, 181–192 (1965).

POWELL, T. P. S., and W. M. COWAN: A study of thalamo-striate relations in the monkey. Brain **79**, 364–390 (1956).

RAFOLS, J. A., and C. A. FOX: Further observations on the spiny neurons and synaptic endings in the striatum of the monkey (Saimiri sciureus). J. Hirnforsch. **13**, 297–307 (1971/72)

RAMÓN Y CAJAL, S.: Histologie du système nerveux de l'homme et des vertébrés. Trans. by L. Azoulay. Vol. II, Maloine, Paris (1911).

RIESE, W.: Beiträge zur Faseranatomie der Stammganglien. J. Psychol. Neurol. **31**, 81–122 (1924a).

RIESE, W.: Zur vergleichenden Anatomie der striofugalen Faserung. Anat. Anz. **57**, 487–494 (1924b).

RINVIK, E., and I. GROFOVÁ: Observations on the fine structure of the substantia nigra in the cat. Exp. Brain Res. **11**, 229–248 (1970).

RUNDLES, R. W., and J. W. PAPEZ: Connections between the striatum and the substantia nigra in a human brain. Arch. Neurol. Psychiat. (Chic.) **38**, 550–563 (1937).

SCHWYN, R. C.: The primate substantia nigra: A Golgi and electron microscopic study. (In preparation.)

SCHWYN, R. C., and C. A. FOX: A Golgi and electron microscopic study of the substantia nigra in Macaca mulatta and Saimiri sciureus. Anat. Record **163**, 342 (1969).

SCHWYN, R. C., J. S. KING and C. A. FOX: Pigments in the red nucleus and substantia nigra in man and in representative old an new world monkeys. Bol. Estud. Méd. Biol., Méx. **26**, 139–160 (1970).

SZABO, J.: Topical distribution of the striatal efferents in the monkey. Exp. Neurol. **5**, 21–36 (1962).

SZABO, J.: The efferent projections of the putamen in the monkey. Exp. Neurol. **19**, 463–476 (1967).

SZABO, J.: Projections from the body of the caudate nucleus in the rhesus monkey. Exp. Neurol. **27**, 1–15 (1970).

SZABO, J.: A silver impregnation study of nigrostriate projections in the cat. Anat. Record **169**, 441 (1971).

VERHAART, W. J. C.: Fiber analysis of the basal ganglia. J. Comp. Neur. **93**, 425–440 (1950).

VONEIDA, T. J.: An experimental study of the course and destination of fibers arising in the head of the caudate nucleus in the cat and monkey. J. Comp. Neur. **115**, 75–87 (1960).

WEBSTER, K. E.: Cortico-striate interrelations in the albino rat. J. Anat. (Lond.) **95**, 532–544 (1961).

WEBSTER, K. E.: The cortico-striatal projection in the cat. J. Anat. (Lond.) **99**, 329–338 (1965).

WILSON, S. A. K.: An experimental research into the anatomy and physiology of the corpus striatum. Brain **36**, 427–492 (1913–14).

The authors' adresses:

Prof. Dr. CLEMENT A. FOX
Department of Anatomy
Wayne State University School of Medicine
Detroit, Michigan 48201, U.S.A.

Dr. ANDYR N. ANDRADE
Faculdade de Medicina da
Universidade Federal de Bahia
Salvador, Bahia, Brazil

Dr. ROBERT C. SCHWYN
Department of Anatomy
Wayne State University School of Medicine
Detroit, Michigan 48201, U.S.A.

Dr. JOSÉ A. RAFOLS
Department of Anatomy
Wayne State University School of Medicine
Detroit, Michigan 48201, U.S.A.

Aus dem Anatomischen Institut des Bereiches Medizin (Charité) der Humboldt-Universität zu Berlin
(Direktor: Prof. Dr. sc. med. W. Kirsche)

Die Matrixentwicklung in Tel- und Diencephalon von Lampetra planeri (Bloch) (Cyclostomata) im Verlaufe des Individualzyklus

Von

Claus Pfister

Mit 18 Abbildungen und 1 Tabelle

(Eingegangen am 10. 8. 1971)

Einleitung

Die Existenz postembryonaler Matrixzonen, als der ventrikulären Schicht aus indifferenten, pluripotenten Zellen, aus der alle spezifischen Zellelemente des Zentralnervensystems hervorgehen, kann für alle Vertebraten einschließlich des Menschen als erwiesen gelten (Kirsche 1967, Lit.).

Nachdem Spatz (1922) das Studium der Matrixzonen in die embryologische Forschung einführte, Feremutsch und Grünthal (1952) den Wert von Matrixstudien für morphogenetische Untersuchungen gezeigt haben und Bergquist und Källen (1953, 1954) und Bergquist (1964) auf die Bedeutung von „migrations areas" für Homologisierungsfragen hinwiesen, wurden durch das Studium der Matrixentwicklung in der Postembryonalperiode wertvolle Erkenntnisse im Hinblick auf die Bauplanlehre des Gehirns gewonnen (Kahle, 1956, 1958, 1969; Richter, 1965; Kirsche, 1967). Das Studium der postembryonalen Matrixentwicklung ist ferner zur Ermittlung von Kenntnissen über die normalen Entwicklungsabläufe im Zentralnervensystem von Mensch und Tier als Vergleichsgrundlage für seine Teratogenese von Bedeutung. Wenn festgestellt wurde, daß Hirnmißbildungen mit Störungen der Matrixdifferenzierung verbunden sein können (Kirsche, 1966), und, bezogen auf die mitotische Aktivität auch bei anderen Organen, sog. „teratogenetische Determinationsperioden" relativ exakt faßbar und praktisch bedeutsam sein können (Goertler, und Wegener, 1963), dürfte die Kenntnis der Matrix- und somit Hirnentwicklung und -differenzierung u. a. für das pharmakologische Experiment, z. B. mit Psychopharmaka, von Interesse sein.

Für die rezenten Cyclostomen, die als unmittelbare Deszendenten der Agnathen anzusehen sind und vom phylogenetischen Sachverhalt her den Landwirbeltieren nahestehen, fehlt eine Darstellung der Matrixentwicklung.

In Fortführung embryologischer Untersuchungen (Pfister, 1971 b) werden die an einem umfangreichen Tiermaterial ermittelten Ergebnisse über die Matrixentwicklung in Tel- und Diencephalon im Verlaufe des Individualzyklus (Harms, 1924) mitgeteilt.

Material und Methode

Zur Untersuchung gelangten 100 Exemplare von Lampetra planeri (Bloch, 1784), die nach Körpergröße in folgenden Gruppen zusammengefaßt wurden:

20 Amocoeten zwischen 27,0 und 45 mm Länge
15 Amocoeten zwischen 70,0 und 90 mm Länge
8 Amocoeten zwischen 90,0 und 100 mm Länge
16 Amocoeten zwischen 105,0 und 119 mm Länge
7 Amocoeten zwischen 121,0 und 128 mm Länge
7 Amocoeten zwischen 128,0 und 137 mm Länge
5 Amocoeten zwischen 135,0 und 156 mm Länge
5 Metamorphosetiere zwischen 128,0 und 140 mm Länge
7 adulte Tiere aus der Vorlaichzeit (3 ♂, 140, 154, 164 mm; 4 ♀, 140, 148, 158, 178 mm)

Alle untersuchten Tiere entstammen der Plane, einem Nebenfluß der Havel.[1])

Die Neunaugen wurden mit Äthylurethan narkotisiert und dekapitiert.

Fixierungsgemische:

HELD, HELLY, ZENKER, BOUIN, TELLESNICZKY und REGAUD

Einbettung:

Über Methylbenzoat direkt in Paraffin (Schmelzpunkt: 57—60 °C).

Schnittdicke:

8 μm, für die Fluoreszenzmikroskopie: 3—4 μm.[2])

Färbungen:

Hämalaun (MAYER)-Eosin, Eisenhämatoxylin (HEIDENHAIN), Gallozyanin in Kombination mit Kernechtrot oder Eosin, Orange-Eosin-Toluidinblau nach DOMINIC, Azan (ROMEIS, 1968).

Histochemische Reaktionen:

Neurosekretdarstellung nach STERBA (1961) und DNS-Nachweis nach STERBA (1963) zur Darstellung postembryonaler Matrixzonen (PFISTER, 1971a) mit NN'-Diäthylpseudoisozyaninchlorid (Fa. Harms, Leverkusen).

Für die Fluoreszenzmikroskopie wurde eine HELIOS-Leuchte mit Quecksilberhochdrucklampe HBO 200 verwendet; Filter- UG 1/1,5 und OG 1 bzw. GG 9.

Zur Anfertigung der Mikrophotographien wurde die Kleinbildkamera Exakta Varex, Modell IIb, der Ihagee Kamerawerke Dresden, benutzt. Filmmaterial: ORWO NP 15 und NP 20.

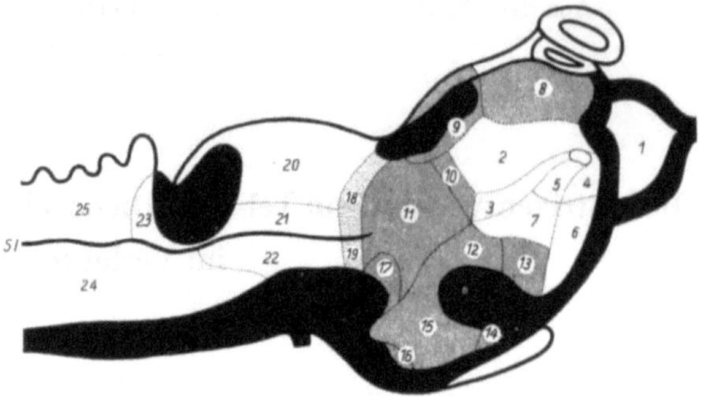

Abb. 1. Schematischer Paramedianschnitt durch das Gehirn von Lampetra planeri (BLOCH) mit Angabe der wichtigsten Kerngebiete (in Anlehnung an HEIER, 1948).

1 Nucleus bulbi olfactorii
2 Primordium hippocampi
3 Lobus subhippocampalis
4 Nucleus septi
5 Nucleus olfactorius anterior
6 Nucleus commissurae anterior
7 Corpus striatum
8 Saccus dorsalis
9 Ganglia habenulae
10 Eminentia thalami
11 Nucleus dorsalis et ventralis thalami
12 Nucleus commissurae postopticae
13 Nucleus praeopticus
14 Nucleus commissurae praeinfundibularis
15 Nucleus dorsalis et ventralis hypothalami
16 Nucleus commissurae postinfundibularis
17 Nucleus tuberculi posterioris
18 Nucleus commissurae posterioris
19 Nucleus fasciculi longitudinalis
20 Tectum opticum
21 Torus semicircularis
22 Tegmentum motoricum mesencephali
23 Cerebellum
24 Tegmentum motoricum rhombencephali
25 Area vestivulo-lateralis
S1 Sulcus limitans HIS

Befunde

Die in Abbildung 1 dargestellte Topographie der Kerngebiete folgt im wesentlichen den Arbeiten von HEIER (1948) und SCHOBER (1964)[3]).

Der gesamte Endhirnventrikel ist bei Amocoeten von 27—30 mm Länge von echter primärer Matrix umgeben, die dorsal stärker erscheint (Abb. 2). Im rostralen Telencephalon umschließt die Matrix das Ventrikellumen noch allseitig, eine zonale Untergliederung ist durch eine ventrale Zellanhäufung um die Lamina terminalis und eine dorsale Migrationszone mit hoher mitotischer Aktivität um die Commissura dorsalis gegeben; sie zeigt sich ferner im Gallozyanin-Kernechtrot-Präparat an einer stärkeren Basophilie der dorsalen und ventralen Abschnitte. Der Nucleus septi ist nicht differenziert. Weiter kaudal mit dem Anschnitt des Ventriculus lateralis anterior ist eine verstärkte vor allem dorsale mitotische Aktivität erkennbar (Abb. 3 und 4). Die Seitenventrikel werden ebenfalls von offensichtlich noch primärer Matrix ausgekleidet, obwohl hier Mitosen in der gesamten Entwicklungsreihe äußerst selten und dann nur in den lateralsten Aufzweigungen gefunden werden konnten. Es hat den Anschein, daß diese Seitenventrikelmatrix sich mit Beginn des Stadiums der fortgeschrittenen Migration bereits verdünnt, ein voller Anstieg nicht erreicht und das

[1]) Für die Unterstützung bei der Beschaffung des Tiermaterials danke ich den Kollegen des VEB Binnenfischerei Potsdam, Betriebsteil: Forellenzucht Werdermühle/Mark, sehr herzlich.

[2]) Unserer medizin.-techn. Assistentin, Frau KARIN ZIRKLER, bin ich für interessierte technische Mitarbeit und die exakte Ausführung der histologischen Schnittserien zu besonderem Dank verpflichtet.

[3]) Die Graphik für diese Abbildung fertigte unser Dipl.-wiss. Graphiker, Herr HORST LINK.

Zellmaterial für die Ausbildung der Hemisphären vornehmlich von den den Ventriculus medius telencephali umgebenden dorsalen und ventralen Matrixzonen geliefert wird. Etwa in der Mitte des Telencephalon imponieren das Primordium hippocampi als Zona germinativa dorsalis und das Gebiet des Nucleus commissurae anterior als Zona germinativa ventralis. Während die dorsale Matrixzone, die sich bis in den nach kaudal immer markanter werdenden Sulcus hippocampi fortsetzt, durch eine hohe mitotische Aktivität vor allem kaudal in den lateralen Zwickeln am Übergang zum Saccus dorsalis des Diencephalon auffällt, wird in der Zona germinativa ventralis dieser Schnittebene bereits eine fortgeschrittene bis volle Migration erreicht. Im kaudalen Abschnitt des Corpus striatum zeigt die Matrixzellpopulation eine beginnende Exhaustion. Ein voller Matrixanstieg ist für den Bereich des Lobus subhippocampalis charakteristisch. Bei 40—50 mm langen Amocoeten ist hier ein Stratum album periventrikulare sichtbar. Das Corpus striatum ist als erstes telencephales Kerngebiet durch ein deutliches Stratum album periventriculare vom Ventrikelependym getrennt. (Abb. 8 und 9). Erwähnt werden soll, daß bei Larven eine neurosekretorische Aktivität in einzelnen Zellen dieses früh differenzierten kaudalen Kernabschnittes, die bei Imagines fast alle Zellen erfaßt, nachweisbar ist (STERBA, 1961 b). Die offenbar bei der Differenzierung des Corpus triatum im Stratum album periventriculare und zwischen dem Ependym liegenbleibenden Zellen sind sekretorisch aktiv.

Mit Zunahme von Körpergröße und Alter der Tiere kommt es zu einem sukzessiven Schwund der genannten Matrixgebiete, wobei die bereits aus den an Embryonenhirnen ermittelten Mitoseindices ablesbare Tendenz (PFISTER, 1971 b) ihre Bestätigung finden: die dorsale Matrixzone bleibt stärker ausgebildet und länger erhalten als die ventrale. Die durch den kaudalen Bereich des Primordium hippocampi repräsentierte Zona germinativa dorsalis des Telencephalon ist bis zum Ende des zweiten Larvenjahres (Länge der Tiere bis etwa 110 mm) durch deutliche ventrikuläre Mitosen als primäre Matrix charakterisiert. Bei älteren Amocoeten sind keine Mitosen mehr erkennbar, eine zytologische Ausdifferenzierung diese Kerngebietes wird jedoch erst in der Metamorphose erreicht und das Primordium hippocampi durch

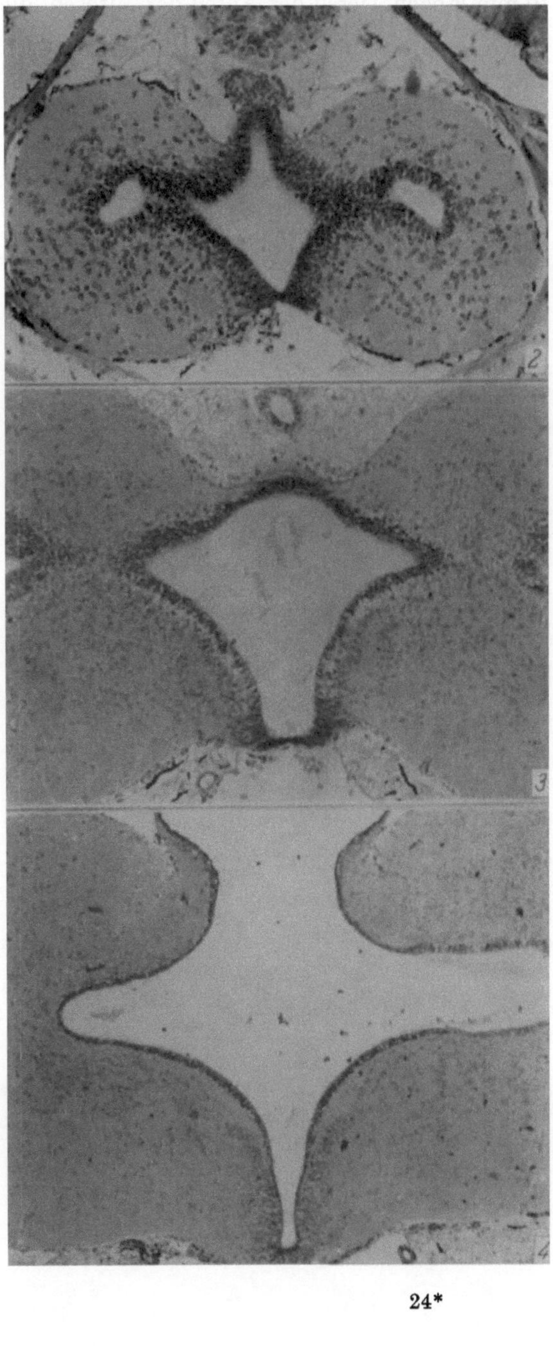

Abb. 2. Querschnitt durch das Telencephalon von Lampetra planeri; der gesamte Ventrikelraum ist von primärer Matrix umgeben. Amocoetes, 27 mm Körperlänge. Abbildungsmaßstab: 192 : 1.

Abb. 3. Querschnitt durch das Telencephalon von Lampetra planeri in der Ebene des Ventriculus lateralis anterior telencephali; Zona germinativa dorsalis et vetralis erhalten. Amocoetes, 110 mm Körperlänge. Abbildungsmaßstab: 150 : 1.

Abb. 4. Querschnitt durch das Telencephalon von Lampetra planeri. Definitives Ependym, Matrix völlig aufgebraucht. Adultes Tier ♀, 178 mm Körperlänge, Vorlaichzeit. Abbildungsmaßstab: 75 : 1.

ein dorsal unvollständiges Stratum album periventriculare vom definitiven Ependym getrennt. Bei der größten untersuchten Larve (156 mm) lockert sich die paarige Zellsäule des Primordium hippocampi ohne Trennung vom differenzierten Ependym im Sinne einer fortgeschrittenen Exhaustion auf (Abb. 5, 6 und 7). Die vorliegende Studie über die Matrix des Telencephalon hat die Sonderstellung des Primordium hippocampi deutlich gemacht. Stellt man die an vergleichbaren Tieren ermittelte mittlere mitotische Aktivität dieses Gebietes der mittleren Mitosezahl des Gesamthirns gegenüber, wird dieser Befund quantitativ erhärtet (Tab. 1). Es ergibt sich, daß bei 110 mm langen Tieren der Anteil der Mitosen, die im Bereich des Primordium hippocampi ablaufen, an der Gesamtmitosezahl über 40% beträgt. Eine Interpretation dieses Resultats ist der Diskussion vorbehalten. Hingewiesen sei jedoch darauf, daß das Primordium hippocampi als Vorläufer des Archipallium anzusehen ist (KAPPERS, HUBER, CROSBY, 1966). Als Zonen mit Matrixcharakter (sekundäre Matrix) sind bei den größten Larven zu nennen: im vorderen Endhirn ventral um die Lamina terminalis, und dorsal um die Commissura dorsalis, Reste in den lateralen Zwickeln am Übergang zum Saccus dorsalis, ventral um den Nucleus commissurae anterior. Die Auskleidung der Seitenventrikel wird im Sinne FLEISCHHAUERS (1957) als Matrixependym gewertet. Bei Imagines — dem Endpunkt der Untersuchung — ist im gesamten Telencephalon keinem Abschnitt mit Sicherheit mehr Matrixcharakter zuzusprechen.

Tabelle 1. Übersicht über das Verhältnis der mittleren Gesamtmitosezahl der einzelnen Hirnabschnitte zur mittleren Mitosezahl des Gesamthirns bei Amocoeten von 110 mm Körperlänge

Mitosezahl (Mittelwerte und Variationsbreite)	% der Gesamtmitosen
Telencephalon 15,25 (17 — 14)	53,04
Davon Primordium hippocampi 12,00 (17 — 10)	41,74
Diencephalon 5,25 (6 — 4)	18,26
Mes- und Rhombencephalon Mitosen nur im Tectum opticum 8,00 (11 — 5)	28,70

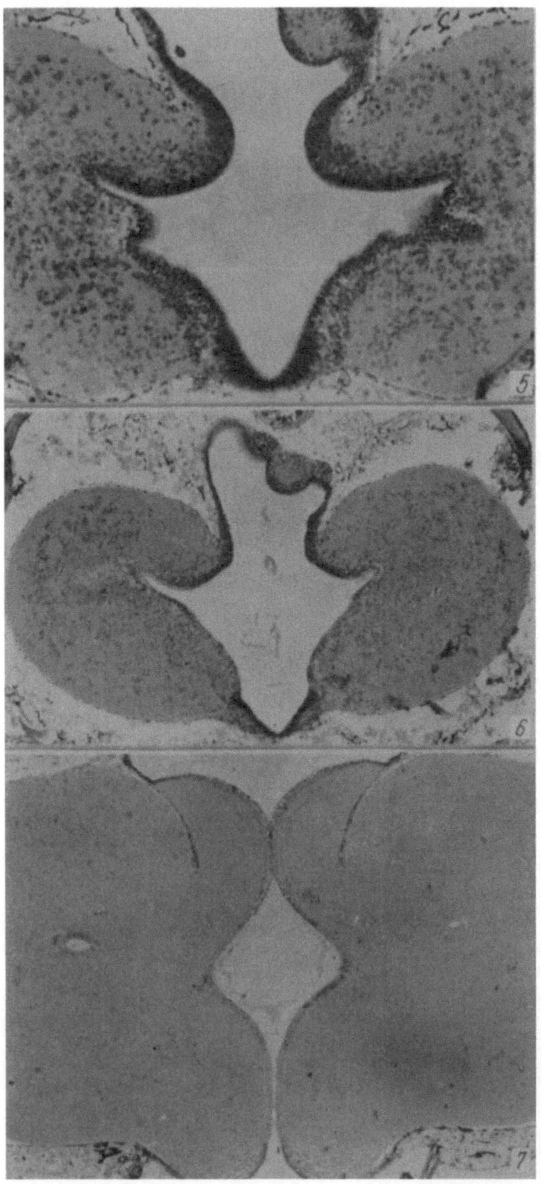

Abb. 5. Querschnitt durch den kaudalen Abschnitt des Telencephalon von Lampetra planeri. Deutliche Zona germinativa dorsalis (Primordium hippocampi) und Zona germinativa ventralis (Nucleus commissurae anterior). Amocoetes, 60 mm Körperlänge. Abbildungsmaßstab: 150 : 1.

Abb. 6. Gleiche Schnittebene wie Abb. 5; Zona germinativa dorsalis et ventralis als primäre Matrix erhalten. Amocoetes, 80 mm Körperlänge. Abbildungsmaßstab: 96 : 1.

Abb. 7. Querschnitt durch den kaudalen Teil des Telencephalon eines Metamorphosetieres von Lampetra planeri. Körperlänge: 133 mm, totaler Matrixaufbrauch. Abbildungsmaßstab: 75 : 1.

Die Matrixentwicklung im Diencephalon

Im Diencephalon ist eine frühzeitige an das Matrixgeschehen gebundene Differenzierung feststellbar. Der Gliederung des Zwischenhirns in Epithalamus, Thalamus und Hypothalamus entspricht ein divergierendes Matrixverhalten.

Der Epithalamus

Die bei den Petromyzonten ausgeprägte Asymmetrie der Ganglia habenulae drückt sich auch in einer unterschiedlichen Matrixentwicklung aus. Das rechte Ganglion habenulum wird ontogenetisch früher angelegt und behält, zumindest in seinem kaudalen Anschnitt im Bereich des späteren Nucleus ventralis habenulae, lange Zeit Matrixcharakter. Mitosen konnten in diesem Abschnitt noch bei Amocoeten von 80—90 mm Länge nachgewiesen werden. Das Ganglion habenulum sinister stellt zwar ebenfalls eine kompakte Zellanhäufung dar, zeigt jedoch selbst in den Embryonalstadien keine nennenswerte mitotische Aktivität. Sehr frühzeitig sind im Bereich des die Habenularganglien voneinander trennenden Sulcus interhabenularis, vor allem rostral, wo sich die beiden Ganglien unmittelbar berühren, und — besonders mächtig und bereits bei Embryonen zu erkennen — im paarigen Sulcus subhabenularis internus Matrixzonen erkennbar. Die Zone um den Sulcus subhabenularis internus behält außerordentlich lange den Charakter einer primären Matrix (Abb. 8 und 9). Mitosen sind hier noch bei Tieren von 105 bis 110 mm Länge zu finden. Selbst bei der größten untersuchten Larve (156 mm) imponiert dieser Bereich — im Gallozyaninkernechtrot-Präparat deutlich basophil tingiert — als sekundäre Matrix, während bei Metamorphosetieren und Imagines ein vollständiger Matrixaufbrauch festgestellt werden kann. Die Erwähnung dieser Matrixzone, die sich, beginnend vom ersten Anschnitt der Habenulae, über die Commissura posterior hinaus ein Stück

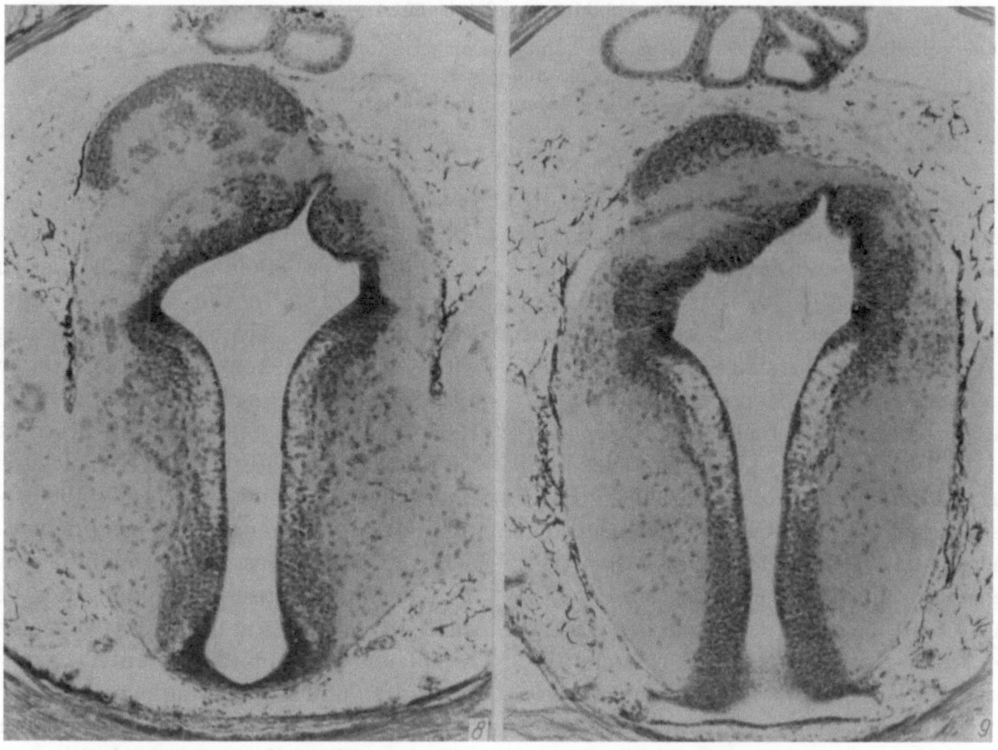

Abb. 8. Querschnitt durch das Diencephalon von Lampetra planeri. Dorsale Matrixzone im Sulcus subhabenularis internus: als ventrale Matrixzone imponiert der Nucleus praeopticus.
Amocoetes, 70 mm Körperlänge.
Abbildungsmaßstab: 150 : 1.

Abb. 9. Querschnitt durch das Diencephalon im Bereich des Recessus praeopticus.
Amocoetes, 70 mm Körperlänge.
Abbildungsmaßstab: 150 : 1.

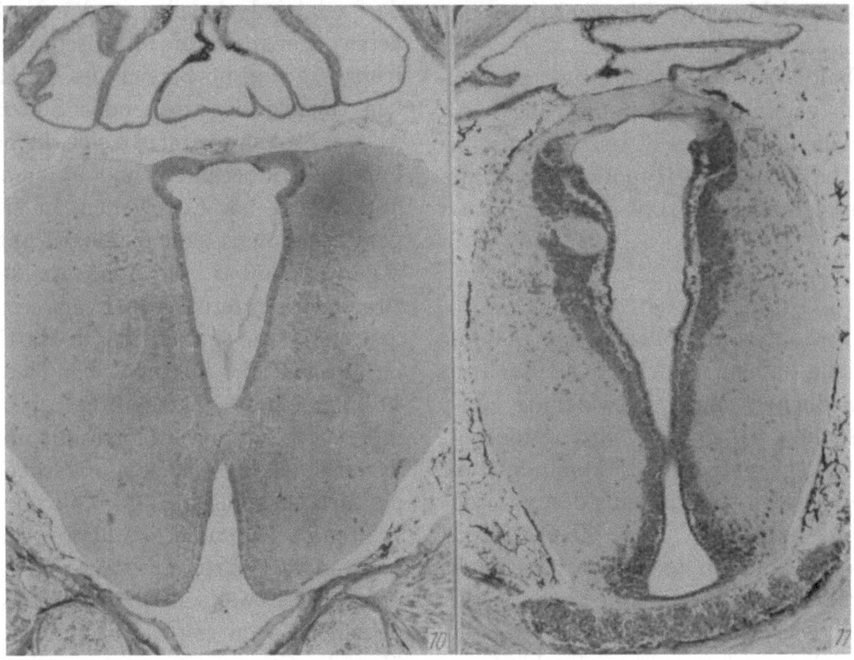

Abb. 10. Querschnitt durch das Diencephalon eines Metamorphosetieres von Lampetra planeri. Kaudaler Abschnitt des Subkommissuralorgans.
Metamorphosetier, 133 mm Körperlänge.
Abbildungsmaßstab: 60 : 1.

Abb. 11. Querschnitt durch das Diencephalon von Lampetra planeri. Zone germinativa dorsalis et ventralis erhalten.
Amocoetes, 100 mm Körperlänge.
Abbildungsmaßstab: 96 : 1.

in das Mesencephalon erstreckt, ist auch deshalb erforderlich, da sie zumindest in ihrem rostralen Anteil die ontogenetische Zuwachszone des Subkommussuralorgans (Abb. 10) darstellt (STERBA, 1962). Auf den Zusammenhang dieser, durch eine „dichte, stellenweise mehrreihige Anordnung der Zellen" charakterisierten Zone mit dem ontogenetischen Längenwachstums des SKO, hat STERBA (1962) bei Lampetra planeri erstmals hingewiesen. Mit der Zunahme der Zellzahl des Subkommissuralorgans in der Ontogeneses geht die Verminderung und letztlich die völlige Exhaustion der zugehörigen Matrixzone einher (Abb. 11). Die funktionelle Leistung dieses sekretorischen Organs setzt vor seiner morphologischen Ausdifferenzierung bereits bei Embryonen von 7 mm Länge, zuerst im rostralen Organabschnitt, ein (STERBA, PFISTER und NAUMANN, 1965).

Der Thalamus

Die erste volle Migration der Diencephalobmatrix wird im Thalamus im kaudalen Abschnitt des Nucleus ventralis thalami, direkt an der Grenze zum Hypothalamus erreicht. Bereits bei 24 mm langen Tieren ist in diesem Bereich eine beginnende Exhaustion zu erkennen, durch die eine dem Organon vasculosum hypothalami anderer Vertebraten vergleichbare Struktur angedeutet wird (ARIENS KAPPERS, 1920/21; CHARLTON, 1925, 1928; BAUMGARTEN und BRAAK, 1967; BRAAK, 1967, 1969 u. a.). Ohne daß an dieser Stelle auf die problematische Frage der Homologisierbarkeit eingegangen werden kann (HOFER, 1969), soll diese organartige Differenzierung beschrieben werden.

Das „Organon vasculosum hypothalami" (Ovh) imponiert als paarige Vorwölbung der Ventrikelwand, in die bereits in frühen Entwicklungsstadien Kapillaren bis unmittelbar unter das Ependym vordringen und sich hier aufknäueln (Abb. 12, 13). Es liegt vor, aber ohne eindeutigen Zusammenhang mit dem ebenfalls gut vascularisierten Tuberculum posterius (Abb. 14), begleitet vom Fasciculus retroflexus und reicht bei jungen Larven rostral bis in die Ebene des kaudalen Abschnittes des Subkommissuralorgans. Eingerahmt ist diese organartige Differenzierung, selbst bei völliger Exhaustion der Thalamusmatrix, dorsal von eine

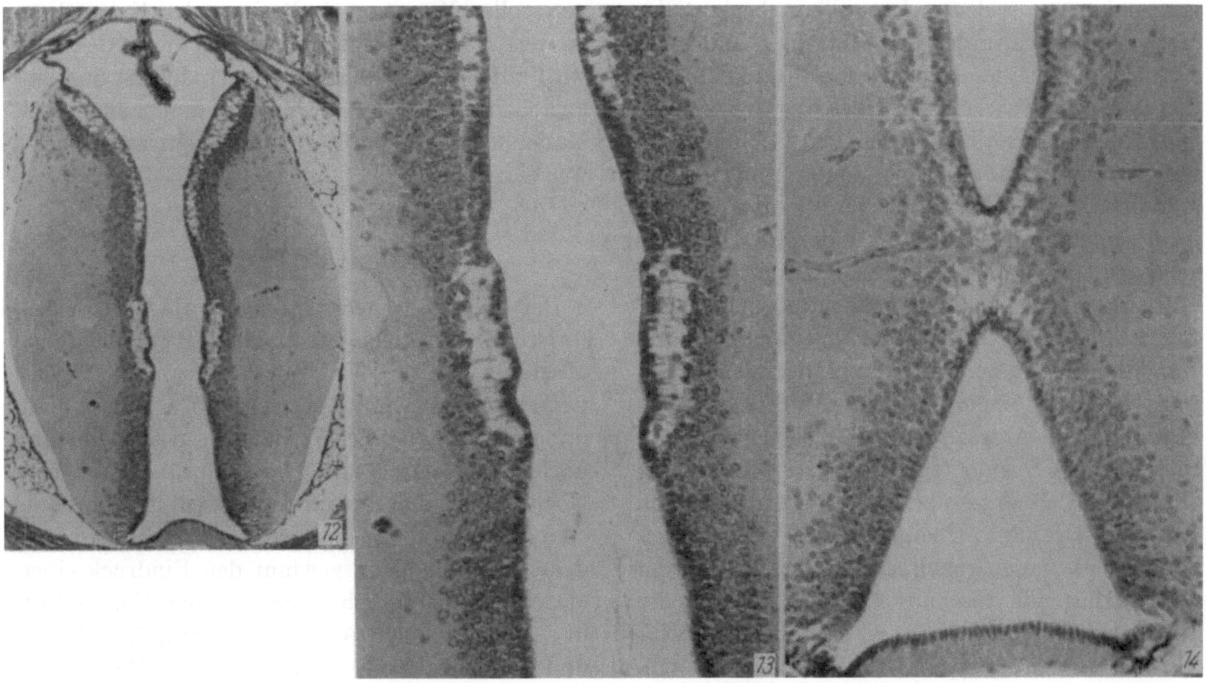

Abb. 12. Querschnitt durch das Diencephalon von Lampetra planeri. Angeschnitten das „Organon vasculosum hypothalami"; die Zona germinativa dorsalis ist nahezu völlig aufgebraucht.
Amocoetes, 70 mm Körperlänge.
Abbildungsmaßstab: 96 : 1.

Abb. 13. „Organon vasculosum hypothalami": dorsal ein Matrixrest, ventral der undifferenzierte Hypothalamus.
Gleiches Tier wie Abbildung 12.
Abbildungsmaßstab: 375 : 1.

Abb. 14. Querschnitt durch das reich vascularisierte Tuberculum posterius.
Amocoetes, 100 mm Körperlänge.
Abbildungsmaßstab: 240 : 1.

Anhäufung kleiner, dichtgelagerter, matrixähnlicher Zellen und ventral vom wenig differenzierten Hypothalamus (Abb. 13). Die lateralen Zellelemente des Ovh zeigen besonders bei jungen Amocoeten eine reihenförmige Anordnung. Bei älteren Tieren scheint diese Differenzierung an Bedeutung zu verlieren und ist hier auf eine kurze Strecke in der Ebene des Sulcus limitans HIS bis zwischen die beiden synencephalen Kerne, Nucleus commissurae posterioris et fasciculi longitudinalis (BERGQUIST, 1932) zu verfolgen. Bei Metamorphosetieren und Adulti erscheint dieser Ventrikelwandabschnitt vergleichsweise unauffällig. Diese als dem Organon vasculosum hypothalami vergleichbar betrachtete Struktur ist offenbar mit der von OZTAN und GORBMAN (1960a, b) besonders hervorgehobenen „postero-ventral Region" identisch. Auch STERBA (1961b) betont: „Besonders bemerkenswert ist ein Ependymbezirk unmittelbar vor dem Tuberculum posterius, etwa an der Grenze der eigentlichen Pars ventralis thalami und dem Nucleus tuberculi posterioris."

Die frühzeitig beginnende Differenzierung der Pars ventralis thalami als motorischem Koordinationszentrum, die zur Bildung des „Organon vasculosum hypothalami" führt, schreitet wie die Gesamtmatrixentwicklung in kaudo-rostraler Richtung fort. Bereits bei 27 mm langen Amocoeten zeigt der gesamte ventrale Thalamusabschnitt eine volle Migration seiner Matrix. Bei 90—100 mm langen Tieren ist ein deutliches Stratum album periventriculare ausgebildet, wenn auch in dem dadurch vom Ependym abgetrennten Kerngebiet noch eine Zellwanderung nach lateral erkennbar ist. Einzelne subependymal liegende und neurosekretorisch aktive Neurone sind auch bei Metamorphosetieren und Imagines, wo der gesamte ventrale Thalamus als matrixfrei angesprochen werden kann, vorhanden. Etwa gleichzeitig, wenn auch mit geringerer Intensität und erst bei 17 mm langen Larven eindeutig feststellbar, beginnt der Matrixaufbrauch in der Pars dorsalis thalami, im kaudalsten Teil des Nucleus dorsalis thalami, in den dorsalten Zwickeln am Übergang zum Plexus chorioideus mesencephali. Diese Entwicklung führt bei 70—80 mm langen Amocoeten zu einem vollständigen Fehlen der Zona germinativa dorsalis in diesem Bereich. Der gesamte dorsale Thalamus zeigt in diesem Entwicklungsstadium (27 mm Körperlänge) eine auffällig hohe mitotische Aktivität. Ein allerdings noch nicht vollständiges Stratum album periventriculare ist im dorsalen Thalamus bei 44—50 mm langen Amocoeten ausgebildet. Bei Anwendung der Pseudoisozyaninreaktion nach STERBA (1963) zur Matrixdarstellung (PFISTER, 1971a) ist ebenfalls der Aufbrauch in der dorsolateralen Übergangszone zum Plexus chorioideus mesencephali deutlich, während der darunterliegende Abschnitt auf Grund des aus der Intensität der Luminiszenz zu schließenden DNS-Verhaltens noch als proliferations- und differenzierungsfähige Matrixzone im Übergangsstadium von voller Migration zu beginnender Exhaustion zu werten ist. Die Matrixzone auch dieses Gebietes wird mit fortschreitendem Alter reduziert und ist, beginnend bei Larven von 110 mm Länge, bei Metamorphosetieren und Adulti nicht mehr nachweisbar.

Der Hypothalamus

Der Nucleus praeopticus wird als neurosekretorisches Kerngebiet als rostralster Hypothalamusabschnitt gewertet. Er ist in der gesamten Larvalperiode nicht vom Ependym abgegliedert und imponiert bis zu einer Tierlänge von 60—700 mm noch als primäre Matrix mit einzelnen Mitosen. Noch bei 140 mm langen Amocoeten liegt er ohne eine Stratum album periventriculare direkt unter dem Ependym. Man gewinnt den Eindruck einer Matrix im Aufbrauch, ohne daß der Kern selbst in seinem rostralen Anteil von Form, Anordnung und Anfärbbarkeit seiner Zellen als Matrix angesprochen werden könnte. Diese Matrixzone im

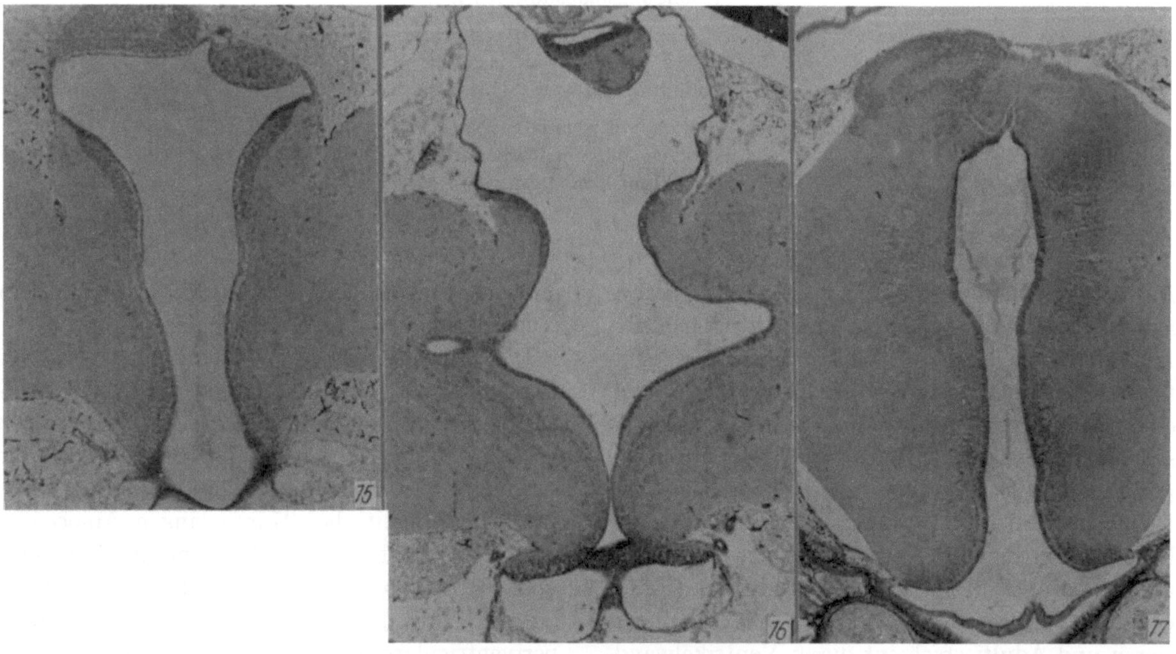

Abb. 15. Querschnitt durch das Diencephalon im Bereich des Recessus praeopticus mit deutlicher ventraler Matrixzone; als Zona germinative dorsalis ist in dieser Schnittebene ein Rest des Primordium hippocampi sichtbar. Amocoetes, 110 mm Körperlänge. Abbildungsmaßstab: 96 : 1.

Abb. 16. Matrixrest im Bereich des Recessus praeopticus. Adultes Tier (♀), 178 mm Körperlänge, Vorlaichzeit. Abbildungsmaßstyb: 60: 1.

Abb. 17. Querschnitt durch das Diencephalon in der Ebene des Recessus infundibuli. Metamorphosetier, 133 mm Körperlänge. Abbildungsmaßstab: 60 : 1.

Gebiet des Nucleus praeopticus nimmt nach kaudal im Bereich des Recessus praeopticus an Masse zu und bleibt hier zeitlebens, wenn auch vergleichsweise schwächer als bei jungen Individuen als solche erhalten (Abb. 15, 16); sie ist in den lateralen Übergängen zum Saccus praeopticus selbst bei geschlechtsreifen Neunaugen noch besonders deutlich (Abb. 16).

Auch die dorsokaudale Fortsetzung des Nucleus praeopticus, der Nucleus commissurae postopticae, imponiert noch bei 105—110 mm langen Tieren als starke undifferenzierte Matrixzone, die, übergehend in den Recessus praeopticus, nach kaudal abnimmt. Bei adulten Tieren ist der Nucleus praeopticus durch ein Stratum album periventriculare vom Ventrikelependym getrennt, eine subependymale Zellreihe bleibt erkennbar. Im Gesamtbereich des Chiasma opticum ist, beginnend in der Metamorphose, nur noch den ventrolateralen Teilen des Recessus praeopticus Matrixcharakter zuzusprechen.

Der gesamte „eigentliche Hypothalamus“ zeigt bei Lampetra planeri bis zu einer Tierlänge von 90—100 mm ein einheitlich undifferenziertes Aussehen mit kleinen uniform gestalteten unmittelbar an der Ventrikelwand liegenden Zellen. Bei Beachtung der Matrixentwicklung im Individualzyklus erweist sich die Feststellung SCHOBERS (1964), wonach es „bei Larven nicht möglich ist, auf Grund morphologischer Kriterien das einheitliche Zellgebiet ventral des Nucleus commissurae postopticae, des Nucleus ventralis thalami und Nucleus tuberculi posterioris noch zu unterteilen . . .“ und man „hier unmittelbar unter dem Ventrikelependym einen breiten Saum dichtgepackter, undifferenzierter, rundlicher Zellen findet, die den Nucleus hypothalami bilden“, als unrichtig. Ein Stratum album periventriculare, das den Nucleus ventralis hypothalami im Gegensatz zum dorsalen Kernabschnitt vom Ependym scheidet, ist im rostralen Abschnitt bereits bei 90—100 mm langen Larven erkennbar (Abb. 11). Zudem ist bei 44—50 mm langen Amocoeten im Bereich des ventralen Hypothalamus im Gebiet des Überganges zum Recessus infundibuli eine Zellwanderung nach lateral erkennbar, die im dorsalen Kernabschnitt fehlt. Bei Metamorphosetieren und Adulti ist der Nucleus ventralis hypothalami differenziert und eine kleine Matrixzone in den lateralen Zwickeln des Recessus infundibuli erhalten (Abb. 17); der Nucleus dorsalis hypothalami erscheint auch hier undifferenziert.

Da die periventrikuläre Lage der Zellen des dorsalen Hypothalamus bei Lampetra planeri zeitlebens erhalten bleibt und nach Zellbild und Anfärbbarkeit im Gallozyanin-Kernechtrot-Präparat sich nicht unbedingt mit anderen Matrixgebieten gleichsetzen läßt, wurde mit dem spezifischen DNS-Nachweis mit Pseudoisozyanin (STERBA, 1961a) versucht, die postembryonalen Matrixzonen elektiv darzustellen (PFISTER, 1971a).

Der gesamte lichtmikroskopisch als undifferenziert beschriebene Hypothalamus verhält sich nach PSC-Behandlung im UV-Licht nicht wie die übrigen Matrixgebiete; seine Zellkerne zeigen eine vergleichsweise schwache Sekundärfluoreszenz, nach kurzer UV-Einwirkung setzt die Depolymerisation ein (Abb. 18). Mit Ausnahme des auch mit dieser Methode eindeutig als Matrix zu charakterisierenden Gebietes in den lateralen Teilen des Recessus infundibuli, kann trotz deutlicher Undifferenziertheit dem Hypothalamus, in Sonderheit der Pars dorsalis hypothalami, kein Matrixcharakter zugesprochen werden. Betont werden soll an dieser Stelle, daß alle lichtmikroskopisch als Matrixzonen beschriebenen Gebiete in den anderen Hirnteilen mit der Pseudoisozyninreaktion ebenfalls als solche erkannt wurden.

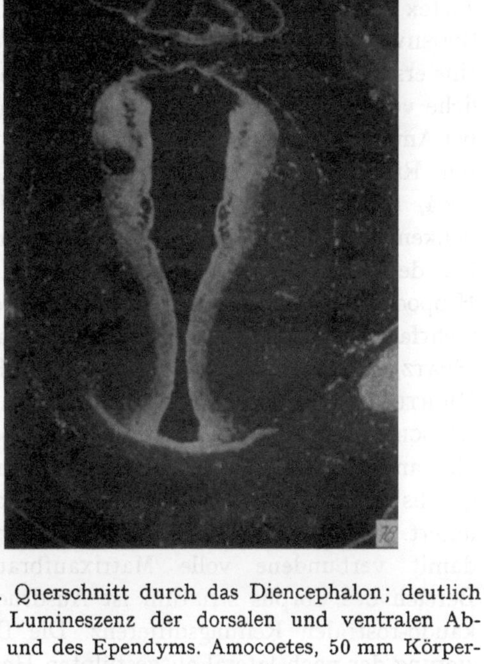

Abb. 18. Querschnitt durch das Diencephalon; deutlich stärkere Lumineszenz der dorsalen und ventralen Abschnitte und des Ependyms. Amocoetes, 50 mm Körperlänge. Pseudoisozyanin, Filter UG 1/1,5 und OG 1. Abbildungsmaßstab: 96 : 1.

Diskussion

Die bei niederen Vertebraten persistierenden Matrixgebiete sind beim Bachneunauge, wie bei anderen Wirbeltieren auch (zusammenfassende Lit. KIRSCHE, 1967), postembryonal erhalten und unterliegen einem heterochronen Aufbrauch. Diese Heterochronie des Matrixaufbrauches, die in den einzelnen Hirnteilen und darüber hinaus in den dorsalen und ventralen Anteilen unterschiedlich verläuft (SPATZ, 1925, 1949; HAMBURGER, 1948; KAHLE, 1951; BERGQUIST und KÄLLEN, 1953) und z. T. funktionell interpretiert werden kann, soll in Zusammenfassung der Ergebnisse vorliegender Arbeit dargestellt werden.

Die Matrixentwicklung zeigt im Telencephalon ein uneinheitliches Bild. Im Telencephalon medium sind eine Zona germinativa dorsalis et ventralis deutlich erkennbar. Die Matrix der dorsalen Flügelplatte ist, verglichen mit der der ventralen Grundplatte, deutlich retardiert. Dies drückt sich in einer bereits bei 30 mm langen Amocoeten erkennbaren vollen Migration im Bereich des Nucleus commissurae anterior ebenso aus wie im Erhaltenbleiben einer durch deutliche Mitosen gekennzeichneten primären Matrix im Bereich des Primordium hippocampi bis zu einer Tierlänge von 110 mm, die bis kurz vor der Metamorphose noch als sekundäre Matrix imponiert. In diesem Zusammenhang ist nicht nur der Hinweis, daß das Primordium hippocampi als Vorläufer des Archikortex angesehen wird (ARIENS KAPPERS, HUBER, CROSBY 1936; SEPP, 1959) wesentlich, sondern an eine erst im Stadium der Geschlechtsreife erforderliche volle Funktionsfähigkeit dieses offenbar wie bei Amphibien gemischten sekundären und tertiären Riechzentrums (HERRICK, 1922; SCHOBER, 1964, 1966) im Dienste des Sexualverhaltens zu denken. Von ALTMAN und DAS (1965) werden die bei der Ratte zwar anderen Verhältnisse der Hippocampusformation ähnlich interpretiert. Die mehrfach beschriebene telencephale Retardation (SPATZ, 125/26, 1949, 1967; KAHLE, 1951, 1956; RICHTER, 1965) bezieht sich bei Lampetra planeri (BLOCH) allein auf das Primordium hippocampi, alle anderen Anteile des Vorderhirns sind vergleichsweise zu anderen Hirnteilen deutlich akzeleriert. Die frühzeitige Differenzierung und der damit verbundene volle Matrixaufbrauch im Bereich des Corpus striatum ist Ausdruck einer kaudo-rostralen Reifungsdifferenz. Die Differenzierung der nach lateral ausgestülpten Hemisphären scheint nur z. T. und in den ersten Stadien des Individualzyklus an die Matrixzonen des Telencephalon medium gebunden. Die Ventriculi lateralis anterior et posterior sind selbst von einer Matrix im definitiven Sinne ausgekleidet, die jedoch offenbar nicht alle Matrixphasen (KAHLE, 1951) durchläuft. Es entsteht der Eindruck, daß die Matrix der telencephalen Seitenventrikel sich auf dem Stadium der fortgeschrittenen Migration — ohne nennenswerte mitotische Aktivität — stehenbleibend, bereits aufbraucht, und ein voller Anstieg nicht erreicht wird.

Der aus der Betrachtung der Matrixentwicklung im Diencephalon resultierende Befund, daß die Matrix im Bereich der dorsalen Flügelplatte gegenüber der der Grundplatte eindeutig akzeleriert, d. h. früher aufgebraucht ist, bedarf einer für die einzelnen Zwischenhirnanteile differenzierten Besprechung.

Nur bei Ausgliederung und separater Behandlung des „Hypothalamus im engen Sinne" (RICHTER, 1965), der in seiner Entwicklung retardiert ist, ist der Widerspruch zu der Auffassung von HIS (1888), wonach im gesamten Neuralrohr die Entwicklung der Grundplatte gegenüber der Flügelplatte vorauseilt zu beseitigen. Vor allem im Bereich des Nucleus dorsalis hypothalami bleibt die Matrixentwicklung gegenüber der anderer Diencephalonabschnitte eindeutig zurück. Der gesamte Hypothalamus behält zudem im ganzen Individualzyklus seine geringe Differenziertheit und unmittelbar periventrikuläre Lage bei. Eine klare Abgrenzung der Matrix von diesem wenig differenzierten Kerngebiet gelang nur mit dem empfindlichen DNS-Nachweis mit Pseudoisozyanin (PFISTER, 1971a). Der Bereich des Nucleus praeopticus zeigt ein dem Hypothalamus vergleichbares Verhalten. Die in dieser Arbeit vorgenommene Zuordnung des Nucleus praeopticus zum Diencephalon als rostralster Anteil des Hypothalamus erscheint auch dadurch gerechtfertigt (s. a. SAITO, 1930; Entosphenus japonicus; FRONTERA, 1952, Verhältnisse bei Anuren). Bei gesonderter Betrachtung des Hypothalamus sind auch im Diencephalon die Grundplattenderivate verglichen mit denen der Flügelplatte sehr deutlich akzeleriert. Der Nucleus thalami ist als erstes diencephales Kerngebiet voll differenziert, wobei auch hier die Differenzierung in kaudo-rostraler Richtung voranschreitet. Der Thalamus zeigt nicht nur eine zytoarchitektonische Gliederung in einen Nucleus dorsalis und eine Nucleus ventralis thalami. Dieser Gliederung entspricht ein unterschiedliches Matrixverhalten. Obwohl im Bereich des Nucleus ventralis thalami die Matrixzellmigration eher beginnt, ist sie bei 90 mm langen Larven abgeschlossen; im Nucleus dorsalis thalami dagegen ist die Matrix im kaudalen Bereich bereits bei 40 bis 50 mm langen Tieren aufgebraucht und das vollständige Fehlen einer Zona germinativa dorsalis ab dieser Entwicklungsstufe charakteristisch.

Im Epithalamus bleibt — abgesehen von einer bis zu 80—90 mm Tierlänge erkennbaren mitotischen Aktivität im Ganglion habenulum dexter — eine dorsale Matrixzone im Bereich des paarigen Sulcus subhabenularis internus bis kurz vor der Metamorphose erhalten. Diese Ergebnisse der Matrixuntersuchung im Individualzyklus stimmen z. T. mit der Auffassung von HEIER (1948), der dem Diencephalon ebenfalls den HIschen Bauplan zugrunde legt, überein. Nach HEIER (1948) würden die Ganglia habenulae als sog. „bed. nuclei" der Commissura superior auszugliedern und die Existenz eines Epithalamus, da ihm kein mesencephales Kerngebiet entpricht, in Frage zu stellen sein. Im Thalamus würde die Pars subhabenularis (dorsale Matrixzone um den paarigen Sulcus subhabenularis internus) dem Tectum opticum als Flügelplattenderivat entsprechen, der Thalamus ventralis als Grundplattenabkömmling aufzufassen sein, der zusammen mit dem Nucleus tuberculi posterioris in die Formatio reticularis übergeht. Dem Hypothalamus entspricht nach dieser Auffassung der Nucleus interpeduncularis.

Zusammenfassung

1. Die Entwicklung der postembryonalen Matrixzonen in Tel- und Diencephalon von Lampetra planeri (BLOCH, 1784) wurde erstmals im Verlaufe des Individualzyklus (HARMS, 1924) mit lichtmikroskopischen und fluoreszenzmikroskopisch-histochemischen Methoden untersucht.

2. Als postembryonale Matrixgebiete werden Ventrikelwandabschnitte angesehen, die aus einer mehrschichtigen Lage kleiner, uniform gestalteter, indifferenter Zellen bestehen, die sich als Zellpopulation im Gallozyanin-Kernechtrot-Präparat deutlich basophil tingieren und mit der Lage embryonaler Keimbezirke übereinstimmen. Diese Matrixzellen teilen sich mitotisch und/oder differenzieren sich ohne Teilung zu reifen Elementen des Zentralnervensystems. Die DNS-Nachweismethode mit Pseudoisozyanin (STERBA, 1963) erlaubt eine subtile Darstellung dieser proliferativen Zonen.

3. Als erstes telencephales Kerngebiet ist das Corpus striatum bei Amocoeten von 40—50 mm Körperlänge differenziert. Eine Zona germinativa dorsalis ist im gesamten Individualzyklus stärker ausgebildet und länger erhalten. Der Bereich des Primordium hippocampi imponiert bis zu einer Tierlänge von 110 mm als Matrix mit deutlicher mitotischer Aktivität und ohne mitotische Aktivität mit elektiver Sekundärfluoreszenz nach Pseudoisozyaninbehandlung bis kurz vor der Metamorphose. Auf die Tatsache, daß das Primordium hippocampi als Vorläufer des Archikortex anzusehen ist, wird ebenso hingewiesen, wie auf die funktionelle Bedeutung dieses sekundären/tertiären Riechzentrums im Dienste des Sexualverhaltens. Im Telencephalon bleiben bis kurz vor der Metamorphose kleine Matrixreste erhalten: im rostralen Teil des Endhirns ventral um die Lamina terminalis, dorsal um die Commissura dorsalis, in den ventrolateralen Zwickeln am Übergang zum Saccus dorsalis und ventral um den Nucleus commissurae anterior.

4. Im Diencephalon beginnt der Matrixaufbrauch im kaudalen Bereich des Nucleus ventralis thalami und erreicht bereits bei Amocoeten von 24 mm Länge das Stadium der beginnenden Exhaustion. Der Matrixaufbrauch im dorsalen Thalamus setzt später ein, führt jedoch bereits bei 70—80 mm langen Tieren zum völligen Fehlen einer Zona germinativa dorsalis.

5. Der gesamte Hypothalamus bleibt im Individualzyklus als ein wenig differenziertes Areal erhalten. Der Nucleus praeopticus als neurosekretorisch aktives Kerngebiet wird auf Grund einer absolut vergleichbaren Matrixbeschaffenheit als zum Hypothalamus gehörig, dem Diencephalon zugerechnet. Eine Abgrenzung der Matrix innerhalb dieser wenig differenzierten Zellager gelang nur mit dem DNS-Nachweis mit Pseudoisozyanin. Beim adulten Tier sind im Hypothalamus noch Matrixgebiete in den Recessus praeopticus et infundibuli nachweisbar.

6. Im Zusammenhang mit der Differenzierung des Subkommussuralorgans ist als Wandauskleidung des rechten und linken Sulcus subhabenularis internus eine Matrixzone nachweisbar, die auch nach der Ausdifferenzierung des Organs bis zu einer Tierlänge von 105—110 mm (mit mitotischer Aktivität) bzw. bis kurz vor der Metamorphose (ohne mitotische Aktivität) erhalten bleibt.

7. Offenbar in enger Syntopie mit der Entwicklung der Matrix des Thalamus ventralis entwickelt sich eine dem Organon vasculosum hypothalami anderer Vertebraten vergleichbare Struktur. Diese nur in der Larvalperiode auffällige organartige Differenzierung der Ventrikelwand an der Grenze zwischen Thalamus ventralis und Hypothalamus wird beschrieben. Sie ist im Gegensatz zum Gesamthirn von Lampetra planeri (BLOCH) frühzeitig außerordentlich gut vascularisiert.

8. Die Heterochronie des Matrixaufbruches wird diskutiert und funktionell interpretiert.

Summary

1. The development of the postembryonal matrix layers in the tel- and diencephalon of lampreys (Lampetra planeri BLOCH) in the course of the individual cycle was studied by ligth-microscopical and fluorescence-microscopic-histochemical methods.

2. In Amocoetes of 40—50 mm body length the corpus striatum is the first differentiated telencephal nuclear area.

3. The telencephalic zona germinativa dorsalis is more comprehensive and maintained for a longer time in the individual cycle. The region of the primordium hippocampi is considered a matrix layer immediately up to the metamorphotic stage. The primordium hippocampi is considered a preliminary stage of the archipallium.

4. The development of the matrix layers in the diencephalon (epithalamus, thalamus dorsalis, thalamus ventralis, hypothalamus) was studied.

The hypothalamus is scarcely differentiated during the whole individual cycle. The nucleus praeopticus is accounted to the hypothalamus.

5. During the larval period, exclusively, a formation is traceable in the region between the ventral thalamus and hypothalamus comparable to the "organon vasculosum hypothalami" of the other vertebrates.

6. The heterochronity of the matrix exhaustion is discussed in a functional sense.

Literatur

ALTMAN, J., and G. D. DAS: Autoradiographic and histological evidence of postnatal hippocampal neurogenesis in rats. J. Comp. Neurol. **124**, 319—336 (1965).

BAUMGARTEN, H. G., und H. BRAAK: Catecholamine in Hypothalamus vom Goldfisch. Z. Zellforsch. **80**, 247—263 (1967).

BERGQUIST, H.: Zur Morphologie des Zwischenhirns bei niederen Vertebraten. Acta Zool. (Stockh.) **13**, 57—303 (1932).

BERGQUIST, H.: Die Entwicklung des Diencephalon im Lichte neuerer Forschung. Progr. Brain Res. **5**, 223 bis 229 (1964).

BERGQUIST, H., and B. KÄLLEN: Studies one the topography of the migrations areas in the vertebrate brain. Acta Anat. (Basel) **17**, 4, 353—369 (1953).

BERGQUIST, H., and B. KÄLLEN: One the development of the neuromers to migrations areas in the vertebrate neural tube. Acata Anat. (Basel) **18**, 1, 65—73 (1953).

BERGQUIST, H., and B. KÄLLEN: Notes one the early histogenesis and morphogenesis of the central nervous system in vertebrates. J. Comp. Neurol. **100**, 627—659 (1954).

BRAAK, H.: Zur Ultrastruktur des Organon vasculosmum hypothalami der Smaragdeidechse (Lacerta viridis). Z. Zellforsch. **84**, 285—303 (1968).

CHARLTON, H. H.: A gland-like organ in the brain. Anat. Rec. **29**, 352 (1925).

CHARLTON, H. H.: A gland-like ependymal structure in the brain. Proc. Kön. Akad. Wetensch. Amsterd. **31**, 823—836 (1928).

FEREMUTSCH, K., und E. GRÜNTHAL: Beiträge zur Entwicklungsgeschichte und normalen Anatomie des Gehirns. I. Untersuchungen zur Ontogenese und über den Bauplan des Gehirns. Verl. S. Karger, Basel/New York 1—69 (1952).

FLEISCHHAUER, K.: Untersuchungen am Ependym des Zwischen- und Mittelhirn der Landschildkröte (Testudo graeca). Z. Zellforsch. **46**, 729—767 (1957).

FRONTERA, J. G.: A study on the anuran diencephalon. J. Comp. Neurol. **96**, 1—69 (1952).

GOERTTLER, K., und K. WEGENER: Die mitotische Aktivität einzelner Abschnitte des Zentralnervensystems einschließlich Linse und Gehör-Gleichgewichtsorgan beim embryofetalen Hühnchen. Z. Zellforsch. **59**, 771—789 (1963).

HAMBURGER, V.: The mitotic patterns in the spinal cord of the chick embryos and their relation to histogenesis progress. J. Comp. Neurol. **88**, 222—281 (1948).

HEIER, P.: Fundamental principles in the structure of the brain. A study of the brain of Petromyzon fluviatilis. Acta Anat. (Lund) Suppl. **8**, 1—123 (1948).

HERRICK, C. J.: Functional factors in the morphology of the forebrain of fishes, Libro en honore de S. Ramon Cajal. **1**, 142—202. (Madrid) (1922)

HIS, W.: Die Neuroblasten und deren Entstehung im embryonalen Mark. Arch. Anat. Phys., anat. Abt. 249—300 (1889).

HOFER, H.: Zur Anatomie der circumventrikulären Organe. In: Zirkumventrikuläre Organe und Liquor. Ed.: G. STERBA, VEB Gustav Fischer Verlag, Jena, 77—88 (1969).

KAHLE, W.: Studien über die Matrixphasen und örtlichen Reifungsunterschiede im embryonalen menschlichen Gehirn. I. Mitt.: Die Matrixphasen im allgemeinen. Dtsch. Z. Nervenheilkd. **166**, 273—302 (1951).

KAHLE, W.: Zur Entwicklung des menschlichen Zwischenhirns. Studien über die Matrixphasen und örtlichen Reifungsunterschiede im embryonalen menschlichen Gehirn. II. Mitt. Dtsch. Z. Nervenheilkd. **175**, 259—318 (1956).

KAHLE, W.: Über die längszonale Gliederung des menschlichen Zwischenhirns. Pathophysiologia Diencephalica, Intern. Sympos. Mailand 1956, Springer Verl. Berlin—Göttingen—New York 134—142 (1958).

KAHLE, W.: Die Entwicklung der menschlichen Großhirnhemisphäre. Neurologie **1** (1969).

KAPPERS ARIENS, J.: Strukturelle und funktionelle Änderungen im telencephalen Plexus chorioideus des Menschen während der Ontogenese. Wiss. Z. Nervenheilkd. Suppl. **1**, 30—48 (1966).

KAPPERS, C. U. A., G. C. HUBER and E. C. CROSBY: The comparative anatomy of the nervous system of vertebrates including man. Hafner Publishing Co. (1960).

KIRSCHE, W.: Einseitiger Anophthalmus mit Gehirnmißbildung bei Lacerta agilis agilis L. Z. mikroskop.-anat. Forsch. **74**, 252—273 (1966).

KIRSCHE, W.: Über postembryonale Matrixzonen im Gehirn verschiedener Vertebraten und deren Beziehung zur Hirnbauplanlehre. Z. mikroskop.-anat. Forsch. **77**, 113—406 (1967).

OZTAN, N., and GORBMAN, A.: Respinsoveness of the neurosecretory system of larval lampreys (Petromyzon marinus) to light. Nature (London) **186**, 167—168 (1960a).

OZTAN, N., and GORBMAN, A.: The hypophysis and hypothalamo-hypophyseal neurosecretory system of larval lampreys and their responses to light. J. Morph. **106**, 243—261 (1960b).

PFISTER, CL.: Elektive Darstellung postembryonaler Matrixzonen im Gehirn von Lampetra planeri (BLOCH) (Cyclostomata) und Salmo (Trutta) irideus (Teleostei) mit Pseudoisozyanin. Z. mikroskop.-anat. Forsch. **84** (1971a) 286—292.

PFISTER, CL.: Die Matrix im Gehirn von Neunaugenembryonen (Lampetra planeri BLOCH, 1784). Z. mikroskop.-anat. Forsch. **84**, 485–492 (1971b).

RICHTER, E.: Die Entwicklung des Globus pallidus und des Corpus subthalamicum. Monogr. Gesamtgeb. Neurol. Psychiatr. **108**, 1–131 (1965).

ROMEIS, B.: Mikroskopische Technik. Leibnitz-Verlag, München (1968).

SAITO, T.: Über das Gehirn des japanischen Flußneunauges (Entosphenus japonicus MARTENS). Fol. Anat. Jap. **8**, 189–263 (1935).

SCHOBER, W.: Vergleichend-anatomische Untersuchungen am Gehirn der Larven und adulten Tiere von Lampetra fluviatilis (LINNÉ, 1758) und Lampetra planeri (BLOCH, 1784). J. Hirnforsch. **7**, 107–209 (1964).

SCHOBER, W.: Vergleichende Betrachtungen am Telencephalon niederer Wirbeltiere. In: Evolution of the forebrain, G. Thieme Verlag, Stuttgart (1966).

SEPP, E. K.: Entwicklungsgeschichte des Nervensystems der Wirbeltiere (russ.). Medgis, Moskau (1959) zit. n. SCHOBER (1964).

SPATZ, H.: Über Beziehungen zwischen Substantia nigra des Mittelhirnfußes und dem Globus pallidus des Linsenkernes. Verh. Anat. Ges. Erg. H. **55**, 159–180 (1922).

SPATZ, H.: Über die Entwicklungsgeschichte der basalen Ganglien des menschlichen Großhirns. Anat. Anz. **60**, 54–58 (1925/26).

SPATZ, H.: Über Gegensätzlichkeit und Verknüpfung bei der Entwicklung von Zwischenhirn und „Basaler Rinde". Allg. Z. Psychiatr. **125**, 166–177 (1949).

SPATZ, H.: Gehirnentwicklung (Introversion – Promination) und Endocranialausguß. In: Evolution of the forebrain. Hrsg. v. R. HASSLER und H. STEPHAN; New York 1967.

STERBA, G.: Über eine sehr spezifische neue Methode zum Nachweis von Neurosekret. Acta biol. med. germ. **7**, 228–231 (1961a).

STERBA, G.: Fluoreszenzmikroskopische Untersuchungen über die Neurosekretion beim Bachneunauge (Lampetra planeri BLOCH). Z. Zellforsch. **55**, 763–789 (1961b).

STERBA, G.: Das Subkommissuralorgan von Lampetra planeri (BLOCH). Zool. Jb., Anat. **80**, 135–158 (1962).

STERBA, G.: Ankündigung eines neuen histochemischen DNS-Nachweises mit hoher, die FEULGEN-Reaktion übertreffender Empfindlichkeit. Acta biol. med. germ. **10**, 694–700 (1963).

STERBA, G., CL. PFISTER und W. NEUMANN: Über den Beginn der Neurosekretion und der Sekretion des Subkommissuralorgans bei Neunaugenembryonen. Z. mikroskop.-anat. Forsch. **74**, 33–38 (1965).

Anschrift des Autors:

Dr. rer. nat. CLAUS PFISTER
Anatomisches Institut des
Bereiches Medizin (Charité)
der Humboldt-Universität zu Berlin
DDR-104 Berlin
Hannoversche Straße 28/29

Aus dem Anatomischen Institut des Bereiches Medizin (Charité) der Humboldt-Universität zu Berlin
(Direktor: Prof. Dr. sc. med. W. KIRSCHE)

Die Matrixentwicklung in Mes- und Rhombencephalon von Lampetra planeri (Bloch) (Cyclostomata) im Verlaufe des Individualzyklus[1])

Von

CLAUS PFISTER

Mit 9 Abbildungen

(Eingegangen am 3. 9. 1971)

Einleitung

Auf die Bedeutung von Matrixstudien im Individualzyklus (HARMS, 1924) auch in vergleichender Sicht für unterschiedlichste Fragestellungen der Neurobiologie ist unter Berücksichtigung der Angaben in der Literatur (KIRSCHE, 1967, Lit.) in vorangegangenen Arbeiten (PFISTER, 1971b, c) hingewiesen worden. Im folgenden Beitrag wird über die Matrixentwicklung in Mes- und Rhombencephalon des Bachneunauges berichtet.

Der Sulcus limitans HIS gliedert im Mesencephalon von Lampetra planeri einen stark entfalteten Flügelplattenabschnitt mit den sensorischen Zentren Tectum opticum und Torus semicircularis von einem schmalen ventralen Anteil mit retikulärer Formation, dem motorischen Kerngebiet des Nc. n. III und dem Tegmentum motoricum mesencephali ab. Der ventrale mesencephale Anteil setzt sich nach kaudal als Tegmentum motoricum rhombencephali fort. In Mes- und Rhombencephalon sind im ventralen motorischen Grundplattenanteil eine Reihe großer motorischer Neurone, z. T. als paarige MÜLLERsche Riesenzellen angeordnet, vorhanden. Bei der Untersuchung der Matrixentwicklung in diesen funktionell gut korrelierten Hirnabschnitten wurden Befunde über den Einfluß der im Individualzyklus wechselnden Umweltfaktoren auf die Matrix- und somit Hirnentwicklung erwartet.

Der Individualzyklus des Bachneunauges — Primitiventwicklung, Larvenperiode als weitaus längster Lebensabschnitt, Metamorphose, Geschlechtsreife und kurz darauf eintretender physiologischer Tod — erschien darüber hinaus zum Studium der Wechselbeziehungen von Struktur und Funktion als Einheit gegensätzlicher Seiten (SCHELLHORN, 1969; TEUMER, 1969) besonders geeignet.

Material und Methode

Zur Untersuchung gelangten 100 Exemplare von Lampetra planeri (BLOCH, 1784): Amocoeten zwischen 27 und 156 mm Länge, Metamorphosetiere und adulte Tiere aus der Vorlaichzeit (genaue Angaben siehe PFISTER, 1971c).

Fixierung: Gemische nach HELD, HELLY, ZENKER, BOUIN, TELLESNICZKY und REGAUD.

Einbettung: Über Methylbenzoat direkt in Paraffin.

Schnittdicke: 8 μm; für die Fluoreszenzmikroskopie: 4 μm.

Färbungen: Hämalaun (MAYER)-Eosin, Eisenhämatoxylin (HEIDENHAIN), Gallozyanin in Kombination mit Kernechtrot oder Eosin,. Orange-Eosin-Toluidinblau nach DOMINICI, Azan (ROMEIS, 1968). Histochemische Reaktionen: DNS-Nachweis nach STERBA (1963) zur Darstellung postembryonaler Matrixzonen (PFISTER, 1971a) mit NN'-Diäthylpseudoisozyaninchlorid (Fa. Harms, Leverkusen).

[1]) Herrn Professor A. ZURABASHVILI, Direktor des Georgischen Institutes für Psychiatrie, zum 70. Geburtstag gewidmet.

Für die Fluoreszenzmikroskopie wurde eine HELIOS-Leuchte mit Quecksilberhochdrucklampe HBO 200 verwendet; Filter: UG 1/1,5 und OG 1.

Zur Anfertigung der Mikrophotographien wurde die Kleinbildkamera Exakta Varex, Modell IIb, der Ihagee Kamerawerke Dresden, benutzt. Filmmaterial: ORWO NP 15 und NP 20.

Befunde

1. Die Matrixentwicklung im Mesencephalon

Auch im Mesencephalon ist in sehr frühen Entwicklungsstadien eine Unterteilung der Matrix in eine Zona germinativa dorsalis und eine Zona germinativa ventralis möglich. Offensichtlich in engem Zusammenhang mit der unterschiedlichen funktionellen Wertigkeit der mit diesen Zonen umrissenen Hirnareale entwickeln sich beide Matrixanteile unterschiedlich.

Bei 30 mm langen Larven von Lampetra planeri (BLOCH) imponiert das Tectum opticum, als dorsaler und mächtigster Abschnitt des Mesencephalon, noch als einheitliche kompakte Zellplatte; der paarige Recessus lateralis tecti ist noch nicht erkennbar. Einzelne Mitosen und die dichte Lagerung der kleinen undifferenzierten Zellen charakterisieren dieses Gebiet als primäre Matrix am Ausgangspunkt der Entwicklung. Das 1. und 2. MÜLLERsche Riesenzellpaar ist deutlich. Der Torus semicircularis und der ventrale Mittelhirnbereich — Tegmentum motoricum mesencephali — zeigen eine fortgeschrittene Migration der Matrix, die sich deutlich basophil tingiert. Die Zona germinativa ventralis ist bei 50—70 mm langen Amocoeten von einer Differenzierungszone abgrenzbar; zudem ist eine Zellwanderung nach lateral für dieses Entwicklungsstadium charak-

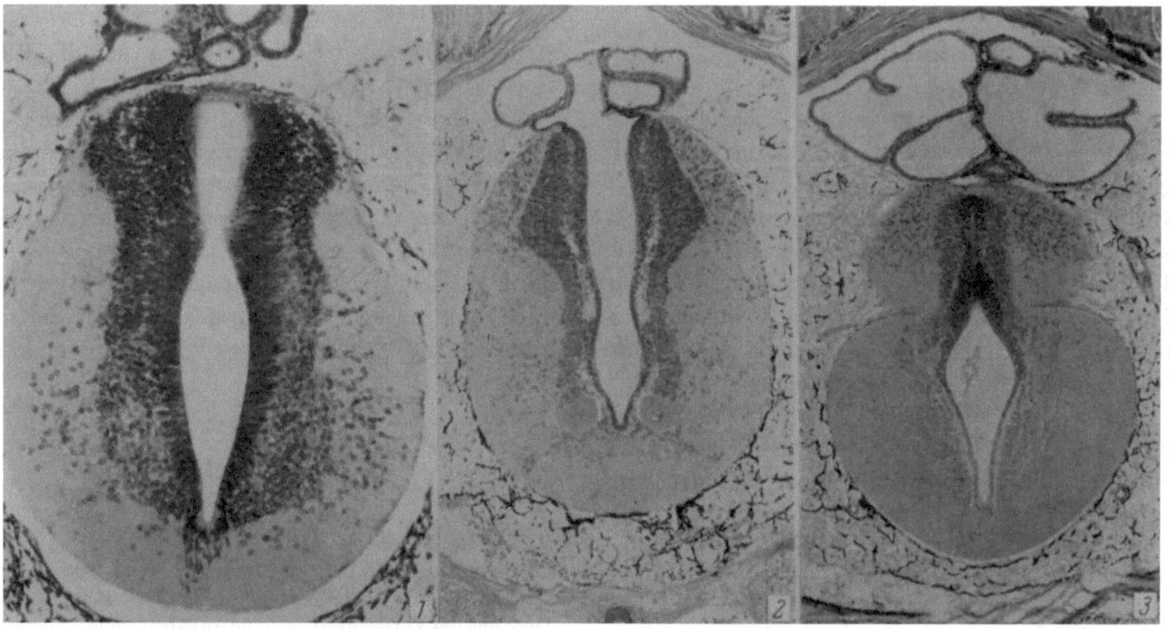

Abb. 1. Querschnitt durch das Mesencephalon von Lampetra planeri. Die Zona germinativa dorsalis wird vom kaudalen Tectumabschnitt repräsentiert, der durch deutliche Mitosen als primäre Matrix gekennzeichnet ist. Die ventrale Matrixzone ist eindeutig weiter differenziert.
Amocoetes, 50 mm Körperlänge.
Abbildungsmaßstab: 192: 1.

Abb. 2. Querschnitt durch das Mesencephalon in der Ebene des 2. MÜLLERschen Riesenzellpaares. Zona germinativa dorsalis erhalten, ventrale Matrixzone aufgebraucht; ein kleiner Matrixrest markiert die Grenze zwischen Torus semicircularis und Tegmentum motoricum mesencephali.
Amocoetes, 100 mm Körperlänge.
Abbildungsmaßstab: 96 : 1.

Abb. 3. Querschnitt durch das Gehirn von Lampetra planeri im Grenzbereich zwischen Mes- und Rhombencephalon. Während im ventralen Rhombencephalon ein vollständiger Matrixaufbrauch deutlich ist, imponiert der dorsale Bereich kurz vor der Commissura posttectalis als primäre Matrix.
Amocoetes, 110 mm Körperlänge.
Abbildungsmaßstab: 96 : 1.

teristisch. Der Erwähnung bedarf ferner eine ansteigende mitotische Aktivität im gesamten Tectum opticum (Abb. 1) vor allem rostral im nunmehr deutlichen Recessus lateralis tecti. Die bei adulten Tieren mächtigen Lateralwülste des rostralen Tectumabschnittes sind bis zu einer Körperlänge von 70 mm nur angedeutet. Bei Tieren zwischen 70 und 80 mm Körperlänge ist die Zona germinativa dorsalis als Matrix im Stadium der vollen Migration anzusprechen, während die ventrale Matrixzone eine beginnende Exhaustion zeigt. Die Existenz einer Zona germinativa ventralis ist im Mesencephalon bei Amocoeten von 80—90 mm Länge sehr fraglich. Die Zona germinativa dorsalis ist bei Tieren dieser Größenordnung durch eine vergleichsweise zu allen anderen Hirnteilen sehr hohe und plötzlich einsetzende mitotische Aktivität im kaudalen Tectumabschnitt charakterisiert. Im rostralen Anteil des Tectum opticum, in der Schnittebene des Recessus lateralis tecti, ist eine Differenzierungszone erkennbar und so die Zweischichtengliederung des larvalen Tectum in ein Stratum ependymale und ein Stratum griseum periventriculare angedeutet; sie ist jedoch erst bei Amocoeten von 105—110 mm Körperlänge deutlich ausgeprägt.

Bei 90—100 mm langen Larven (Abb. 2) wird im rostralen Tectumabschnitt eine Differenzierungszone deutlich, die basal in das unvollständige Stratum album periventriculare im Bereich des Torus semicircularis übergeht. Im Tectum opticum ist ferner eine starke Zellwanderung nach lateral zu finden und — betont im rostralen Bereich — das Stadium der vollen Migration erreicht. Eine Zona germinativa ventralis ist nicht mehr erkennbar, das Tegmentum motoricum mesencephali durch ein deutliches Stratum album periventriculare abgetrennt und ein Matrixrest zwischen Torus semicircularis und Tegmentum motoricum mesencephali erhalten.

Bis zu einer Tierlänge von 105—110 mm imponiert das Tectum opticum als Zona germinativa dorsalis mit mitotischer Aktivität als eindeutig primäre Matrix. Mitosen findet man hier besonders im kaudalen Tectumanteil im Bereich der Cerebellarplatte (Abb. 3).

Die Ausbildung der fünf Schichten des Tectum beginnt bei Larven von 120 mm Körperlänge, ist bei Tieren von 130—140 mm noch undeutlich, bei der größten untersuchten Larve (156 mm) jedoch bereits am Zellbild erkennbar. Ein Matrixrest — sekundäre Matrix — ist bei der größten Larve im Recessus lateralis tecti erhalten.

Bei Metamorphosetieren und Adulti ist im gesamten Mesencephalon ein vollständiger Matrixaufbrauch feststellbar. Die fünf Tectumschichten, Stratum ependymale, Stratum griseum peri-

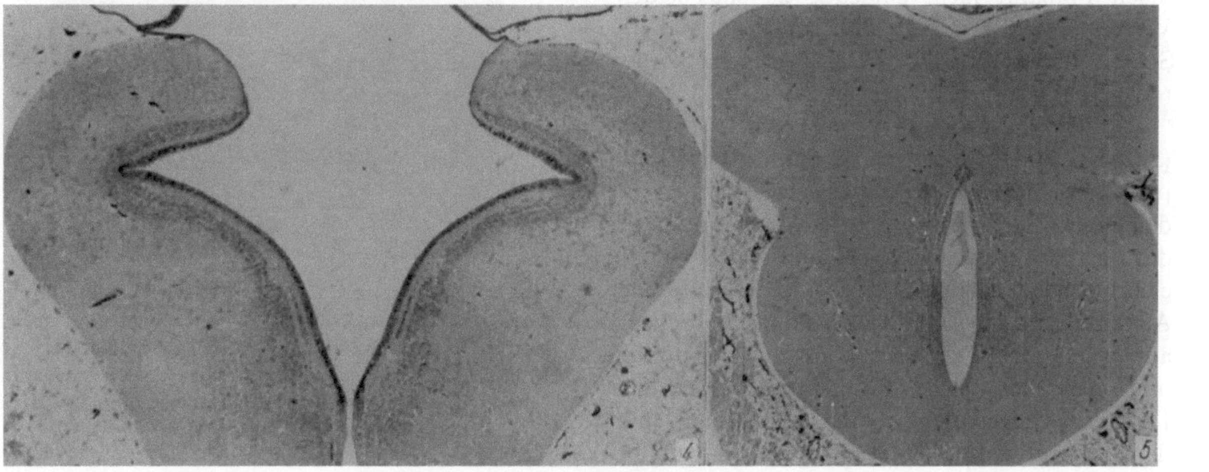

Abb. 4. Querschnitt durch das Tectum opticum eines adulten Bachneunauges im Bereich des Recessus lateralis tecti. Adultes Tier, ♀, 178 mm Körperlänge, Vorlaichzeit.
Abbildungsmaßstab: 60 : 1.

Abb. 5. Querschnitt durch das Gehirn eines Metamorphosetieres im Grenzbereich zwischen Mes- und Rhombencephalon; der vollständige Matrixaufbrauch ist deutlich.
Metamorphosetier, 133 mm Körperlänge.
Abbildungsmaßstab: 60 : 1.

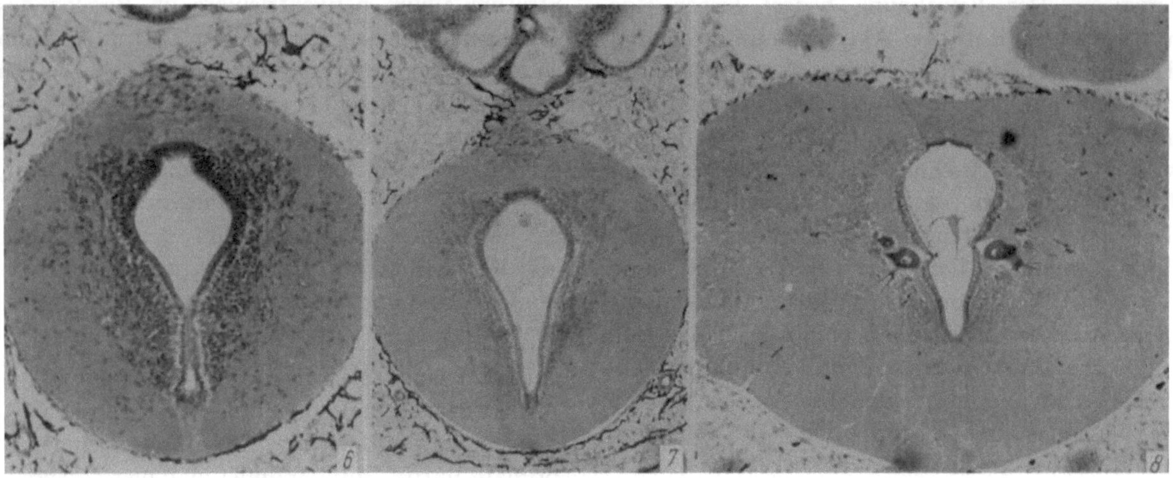

Abb. 6. Querschnitt durch das Rhombencephalon in der Ebene der Commissura posttectalis. Amocoetes, 80 mm Körperlänge. Abbildungsmaßstab: 150 : 1.

Abb. 7. Gleiche Schnittebene wie Abbildung 6. Amocoetes 110 mm Körperlänge. Abbildungsmaßstab: 96: 1.

Abb. 8. Querschnitt durch das Rhombencephalon eines adulten Tieres. Kleiner Matrixrest unmittelbar unter der Commissura posttectalis. Adultes Tier, ♀, 178 mm Körperlänge, Vorlaichzeit. Abbildungsmaßstab: 60: 1.

ventriculare, Stratum griseum centrale, Stratum opticum und Stratum superficiale, sind ausgebildet (Abb. 4). Ob im Tectum adulter Tiere, vor allem im Bereich des Recessus lateralis tecti, ein definitives Ependym vorliegt, ist am histologischen Präparat nicht eindeutig zu entscheiden. Vermerkt werden soll, daß subependymal im Stratum album periventriculare einzelne Zellen resp. Zellreihen liegen bleiben.

Mit dem DNS-Nachweis mit Pseudoisozyanin (STERBA, 1963), der eine brillante Darstellung postembryonaler Matrixzonen ermöglicht, zeigt das Ependym des Mesencephalon allein im Bereich des Tectum opticum auch bei adulten Tieren eine elektive Sekundärfluoreszenz (Abb. 9). Unter der Annahme, daß diese elektive Sekundärfluoreszenz auf einen DNS-Proteinkomplex zurückzuführen und Ausdruck einer Proliferations- und/oder Differenzierungspotenz ist (PFISTER, 1971a), muß dem Ependym im Tectumbereich selbst bei adulten Lampetra planeri der Charakter eines Matrixependyms (FLEISCHHAUER, 1957) zugesprochen werden.

Die Matrixentwicklung des Tectum opticum von Lampetra planeri (BLOCH) ist in frühen Entwicklungsstadien eindeutig retardiert. Dies geht nicht aus der vorliegenden Beschreibung der

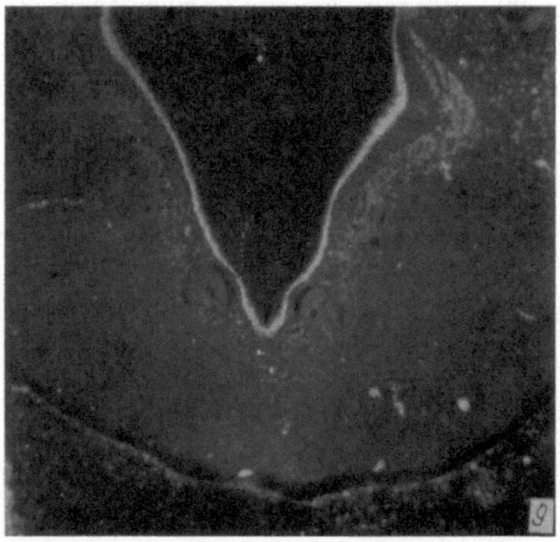

Abb. 9. Querschnitt durch das Mesencephalon in der Ebene des 2. MÜLLERschen Riesenzellpaares. Deutlich elektive Fluoreszenz des Ependyms. Adultes Tier, ♂, 140 mm Körperlänge, Vorlaichzeit. Pseudoisozyanin, Fluoreszenzmikroskopische Aufnahme, Filter UG 1/1,5 und OG 1. Abbildungsmaßstab: 60 : 1.

Matrixdifferenzierung dieses Gebietes, sondern auch aus den bei Embryonen ermittelten Mitoseindices (PFISTER, 1971b) und dem hohen Anteil der Tectummitosen (28,7%) an der Gesamtmitosezahl des Gehirns bei Amocoeten von 110 mm Körperlänge hervor (PFISTER, 1971c, Tabelle 1). Eine volle mitotische Aktivität setzt im Tectum opticum erst bei Tieren von 80—90 mm Körperlänge ein, zu einem Zeitpunkt, zu dem mit Ausnahme des Primordium hippocampi, eine dem adulten Tier annähernd vergleichbare Entwicklung bereits deutlich ist. Eine volle Exhaustion der Matrix wird erst kurz vor der Metamorphose und dem in dieser Phase erfolgenden Durchbrechen und Funktionstüchtigwerden der Augen erreicht. Vermerkt werden muß, daß kurz vor und in der Metamorphose keine mitotische Aktivität mehr erkennbar ist, sondern nur noch eine zytologische Ausdifferenzierung erfolgt.

2. *Die Matrixentwicklung im Rhombencephalon*

Entsprechend der Tatsache, daß die Matrix- und somit Hirnentwicklung in der Ontogenese in kaudo-rostraler Richtung voranschreitet, wird im Rhombencephalon relativ früh eine vollständige Exhaustion der Matrix erreicht.

Bereits bei 27—30 mm langen Amocoeten ist, abgesehen von einem kleinen dorsalen Bereich um die Commissura posttectalis (Cerebellarplatte) die Existenz einer primären, durch Mitosen kenntlichen Matrix, sehr fraglich. Im gesamten Rhombencephalon spielen sich die Vorgänge der Migration und fortgeschrittenen Exhaustion offenbar bei Tieren zwischen 19 und 27 mm ab. Tiere dieser Größenordnung standen nicht zur Verfügung, da eine Zucht über den 100. Entwicklungstag hinaus nicht gelang. Bei Tieren von 18—19 mm Länge sind ventral des Sulcus limitans HIS sowohl die MÜLLERschen Riesenzellen als auch die bei adulten Tieren besonders auffälligen Gruppen sehr großer motorischer Neurone unmittelbar unter dem Ventrikelependym bereits angelegt. Die Zona germinativa dorsalis zeigte bei einem 31 mm langen Tier bereits das Stadium der beginnenden Exhaustion mit Ausbildung eine vollständigen Stratum album periventriculare und deutlicher Zellwanderung nach lateral. Im Rückenmark ist in diesem Entwicklungsstadium ein vollständiger Matrixaufbrauch zu erkennen.

Im Bereich der Cerebellarplatte fällt bei 60 bis 70 mm langen Tieren eine hohe mitotische Aktivität auf, die auf diese Größenklasse beschränkt bleibt und bei Amocoeten über 70 mm Körperlänge nicht mehr festgestellt werden kann. Im gesamten Rhombencephalon ist ab 70 mm Körperlänge der Larven als einziger Matrixrest eine kleine auffällig basophile Zone unmittelbar unter der Commissura posttectalis vorhanden, die mit zunehmendem Alter der Tiere an Mächtigkeit verliert, jedoch selbst bei adulten Tieren noch erkennbar ist (Abb. 6, 7). Eine Zona germinative ventralis fehlt vollständig. Das Rhombencephalon ist von einem definitiven Ependym, dem kein proliferativer Charakter mehr zugesprochen werden kann, ausgekleidet (Abb. 5, 8).

Diskussion

Mit der Existenz postembryonaler Matrixzonen auch bei Lampetra planeri (BLOCH), einem Vertreter der phylogenetisch interessanten Petromyzonten, ist die Tatsache unterstrichen, daß Zellteilungs- und Differenzierungsprozesse im Zentralnervensystem mit der Embryonalperiode nicht abgeschlossen sind. Matrixzonen unterschiedlichen Differenzierungsgrades sind im gesamten Individualzyklus erhalten. In diesem Zusammenhang sollen die vielfältigen Hinweise in der Literatur hinsichtlich der Abhängigkeit der mitotischen Aktivität — als einem Charakteristikum der Matrix — von Alter, Tagesrhythmus und individueller Variabilität (KUHLENKAMPFF, 1958; KÄLLEN, 1961, 1964; RICHTER, 1966; KIRSCHE, 1967; MÜNNICH, 1968; SCHULZ, 1969) erwähnt und auf die Einheitlichkeit des untersuchten Tiermaterials innerhalb der gebildeten Fixierungsgruppen hingewiesen werden.

Die Abgrenzbarkeit der Matrixzonen von den bei Lampetra planeri zum Großteil unmittelbar periventrikulär liegenden Kerngebieten, bei deren Differenzierung zudem noch Zellelemente in unmittelbarer Nähe des Ependyms liegenbleiben — Gegebenheiten, die allgemein als evolutionäres oder ontogenetisches Durchgangsstadium gewertet werden (KUHLENBECK, 1922; KAHLE, 1951; SENN, 1968; SCHULZ, 1969) — erweist sich dabei ebenso problematisch wie die Beantwortung der Frage nach der Abgrenzbarkeit und Zuordnung des Ependyms. Mit dem DNS-Nachweis mit Pseudoisozyanin (STERBA, 1963) gelang eine subtile, fluoreszenzmikroskopisch-histochemische Darstellung der Matrixzonen (PFISTER, 1971a), die eine funktionelle Interpretation eımöglicht.

Überraschend war der Befund, daß das Ependym bei Anwendung von Pseudoisozyanin im UV-Licht die gleiche von den übrigen Zellen des Zentralnervensystems abweichende starke Luminiszenz seiner Kerne wie die Matrixgebiete zeigte. Diese Tatsache, die auf eine bei Lampetra planeri zeitlebens in bestimmten Abschnitten des ZNS erhalten bleibende Proliferations- und/oder Differenzierungspotenz des Ependyms hinweist, unterstreicht die Feststellung von STUDNUCKA (1900), „daß das Ependym auch im entwickelten Nervensystem in einem gewissen Sinne eine Keimschicht der gesamten Wand der Cerebrospinalhöhle vorstellt."

Eine Zusammenschau der ermittelten Heterochronie des Matrixaufbrauches bei Lampetra planeri (BLOCH) ergibt, daß sich zuerst Rückenmark und Rhombencephalon, sodann das Diencephalon differenzieren; Tel- und Mesencephalon zeigen eine eindeutig verzögerten Matrixaufbrauch, der sich auf die Zona germinativa dorsalis und allein auf die Kerngebiete Primordium hippocampi und Tectum opticum bezieht. Im Verlaufe des Individualzyklus ist hier bei Betrachtung der Relation zwischen der dorsalen und ventralen Matrixzone eine Umkehr der Verhältnisse zu verzeichnen: Die Mitoseindices des ventralen Matrixzone sind bei Embryonen gegenüber denen der Zona germinativa dorsalis erheblich größer, während bereits bei 110 mm langen Amocoeten der Hauptanteil der Gesamtmitosen des Gehirns auf Primordium hippocampi und Tectum opticum entfallen (PFISTER, 1971b, c). Die metrische Analyse des Neunaugengehirns durch SCHOBER (1964) der im Vergleich zwischen Amocoetes und Adulti ein Ansteigen der Meßwerte im Telencephalon um 2/3 und im Mesencephalon um das Doppelte bei gleichbleibender Körper-Hirn-Relation (Hirnlänge = 3,2% der Körperlänge) feststellte, steht mit den aus dem Studium der Matrixentwicklung ableitbaren Tatsachen in gutem Einklang. Aus den Meßebenen (2 und 5 nach SCHOBER, 1964) geht zudem hervor, daß sich diese Vergrößerung, die fast ausschließlich eine Volumenzunahme auf Kosten der Ventrikellichtung mit der Konsequenz sekundärer Lageveränderungen darstellt, hauptsächlich im Telencephalon auf das Primordium hippocampi und im Mesencephalon auf das Tectum opticum bezieht.

Im Mesencephalon wird die Acceleration der Matrix im Bereich der Grundplatte besonders augenfällig. Im Bereich der Grundplatte — Tegmentum motoricum mesencephali — ist bereits bei 80—90 mm langen Amocoeten die Existenz einer Zona germinativa ventralis sehr fraglich. Zu diesem Zeitpunkt zeigt die dorsale Matrixzone vom mächtigsten Kerngebiet des Mesencephalon, dem Tectum opticum, repräsentiert, erst das Stadium der vollen Migration mit erheblicher mitotischer Aktivität, die bis zu einer Tierlänge von 105—110 mm anhält. Ein Matrixrest bleibt bis kurz vor der Metamorphose im paarigen Recessus lateralis tecti erhalten.

Die Matrixentwicklung im Mesencephalon ist funktionell zu interpretieren. Es soll nochmals darauf hingewiesen werden, daß die Augen erst mit der Metamorphose durchbrechen und funktionstüchtig werden, zu einem Zeitpunkt, zu dem die Tiere ihr verstecktes Dasein, — eingewühlt im Schlamm —, aufgeben und frei schwimmen. Für die Retardation der Matrix im Bereich des Tectum opticum sind sicher die im Individualzyklus von Lampetra planeri wechselnden ökologischen Faktoren, wie bei anderen Species auch (GEIGER, 1956), mitverantwortlich. Betont werden soll schließlich, daß die über die Rezeptoren in das Gehirn einströmenden Reize auf dessen strukturelle Organisation einen wesentlichen Einfluß ausüben.

Zusammenfassung

1. Die Entwicklung der postembryonalen Matrixzonen in Mes- und Rhombencephalon von Lampetra planeri (BLOCH) wurde mit lichtmikroskopischen und fluoreszenzmikroskopisch-histochemischen Methoden untersucht.

2. Die exakt abgrenzbaren postembryonalen Matrixzonen, als Lage kleiner, uniform gestalteter, undifferenzierter Zellen, die sich mitotisch teilen oder ohne Teilung zu Nerven- und Gliazellen differenzieren, erlauben auch in Mes- und Rhombencephalon eine Untergliederung in eine Zona germinativa dorsalis et ventralis.

3. Eine ventrale Matrixzone ist im Mesencephalon bereits bei Amocoeten von 80—90 mm Länge nicht mehr nachweisbar. Als Zona germinativa dorsalis zeigt das Tectum opticum bei Tieren dieser Größenordnung eine plötzlich einsetzende hohe mitotische Aktivität, vor allem kaudal, die bis zu 110 mm langen Tieren erhalten bleibt. Bei 105—110 mm langen Tieren sind im larvalen Tectum opticum ein Stratum ependymale und ein Stratum griseum periventriculare deutlich erkennbar, während bei 140 mm langen Amocoeten, noch vor der Metamorphose, die Stratabildung bereits dem Entwicklungsstand des adulten Neunauges entspricht.

4. Der DNS-Nachweis mit Pseudoisozyanin ergibt in bestimmten Tectumbereichen auch beim adulten Tier eine elektive Reaktion des Ependyms, das damit eindeutig als Matrixependym im Sinne FLEISCHHAUERS (1957) charakterisiert werden kann.

5. Die Entwicklung des Tectum opticum ist nur mit dem Verhalten der Matrixzonen im Bereich des Primordium hippocampi vergleichbar und im Gegensatz zur Entwicklung des Gesamthirns eindeutig retardiert. Diese Retardation der Tectumentwicklung wird funktionell interpretiert.

6. Die Matrixentwicklung im Rhombencephalon vollzieht sich in sehr frühen Stadien des Individualzyklus, die für die Untersuchung nicht zur Verfügung standen. Bei Amocoeten von 70 mm Körperlänge bis zum adulten Tier ist als Matrixrest eine kleine dorsale Zone unmittelbar unter der Commissura posttectalis erhalten.

Summary

1. The development of the postembryonal matrix layers was studied by ligth-microscopical and fluorescence-microscopic-histochemical methods in the mes- and rhombencephalon of lampreys (Lampetra planeri BLOCH).

2. In mes- and rhombencephalon there is a zona germinativa dorsalis et ventralis. The ventral matrix layer in the mesencephalon is exhausted in Amocoetes of 80–90 mm length. In animals of this stage in the tectum opticum, appearing as zona germinativa dorsalis, a suddenly starting tremendous mitotic activity is visible. The stratification is obvious in the larval tectum opticum in animals of 105–110 mm length. In Amocoetes of 140 mm length the formation of the strata is corresponding to the developmental phase of the adult lamprey prior to metamorphosis.

3. By using pseudoisocyanine for the detection of DNA an elective reaction of the ependyma in the adult could by observed in certain regions of the tectum.

4. The development of the tectum opticum is delayed in comparison with the development of the whole brain. This retardation is interpreted in a functional sense.

Literatur

FLEISCHHAUER, K.: Untersuchungen am Ependym des Zwischen- und Mittelhirn der Landschildkröte (Testudo graeca). Z. Zellforsch. **46**, 729–767 (1957).

GEIGER, W.: Quantitative Untersuchungen über das Gehirn der Knochenfische mit besonderer Berücksichtigung seines relativen Wachstums. Acta anat. **26**, 121–163 (1956).

GEIGER, W.: Die quantitative Beteiligung der einzelnen Hirnabschnitte an der Zusammensetzung des Totalhirns. Acta anat. **27**, 324–350 (1956).

HARMS, J. W.: Individualzyklen als Grundlage für die Erforschung des biologischen Geschehens. Dtsch. Verl.ges. f. Politik u. Geschichte, Berlin (1924).

KAHLE, W.: Studien über die Matrixphasen und örtlichen Reifungsunterschiede im embryonalen menschlichen Gehirn. I. Mitteilung: Die Matrixphasen im allgemeinen. Dtsch. Z. Nervenheilkde. **166**, 273–302 (1951).

KÄLLEN, B.: Studies on cell proliferation in the brain of chick embryos with special reference to the mesencephalon. Z. Anat. Entw.-gesch. **122**, 388–401 (1961).

KÄLLEN, B.: Cell multiplication in embryonic and adult brain tissue. In: Experimental embryology and neuroanatomy. Proc. of a Symposium, Prag 1962. Publish. House of the Czech. Acad. Sci., Prag 1964.

KIRSCHE, W.: Über postembryonale Matrixzonen im Gehirn verschiedener Vertebraten und deren Beziehung zur Hirnbauplanlehre. Z. mikroskop.-anat. Forsch. **77**, 313–406 (1967).

MÜNNICH, H.: Zur Mitoserhythmik im Dünndarm der Maus. Biol. Rdsch. **6**, 187–188 (1968).

PFISTER, CL.: Elektive Darstellung postembryonaler Matrixzonen im Gehirn von Lampetra planeri (BLOCH) (Cyclostomata) und Salmo (Trutta) irideus (Teleostei) mit Pseudoisozyanin. Z. mikroskop.-anat. Forsch. **84** (1971a) 286–292

PFISTER, CL.: Die Matrix im Gehirn von Neunaugenembryonen. Z. mikroskop.-anat. Forsch. **84** (1971b) 485–492

PFISTER, CL.: Die Matrixentwicklung in Tel- und Diencephalon von Lampetra planeri (BLOCH) (Cyclostomata) im Verlaufe des Individualzyklus. J. Hirnforsch. **13** (1971c) 361–373

RICHTER, W.: Mitotische Aktivität in den Matrixzonen des Tectum opticum von juvenilen und adulten Lebistes reticulatus (PETERS, 1859). J. Hirnforsch. **8**, 195–206 (1966).

ROMEIS, B.: Mikroskopische Technik. 15. Aufl., Leibnitz-Verlag München, 1948.

SCHELLHORN, M.: Probleme der Struktur, Organisation und Evolution biologischer Systeme. VEB Gustav Fischer Verlag, Jena (1969).

SCHOBER, W.: Vergleichend-anatomische Untersuchungen am Gehirn der Larven und adulten Tiere von Lampetra fluviatilis (LINNÉ, 1758) und Lampetra planeri (BLOCH, 1784). J. Hirnforsch. **7**, 107–209 (1964).

SCHULZ, E.: Zur postnatalen Biomorphose des Ependyms im Telencephalon von Lacerta agilis agilis (L.). Z. mikroskop.-anat. Forsch. **81**, 111–152 (1969).

SENN, D. G.: Der Bau des Reptiliengehirns im Licht neuer Ergebnisse. Verh. Naturforsch. Ges. Basel, **79**, 25–43 (1968).

STERBA, G.: Ankündigung eines neuen histochemischen DNS-Nachweises mit hoher, die FEULGEN-Reaktion übertreffender Empfindlichkeit. Acta biol. med. germ. **10**, 694–700 (1963).

STUDNICKA, F. K.: Untersuchungen über den Bau des Ependyms der nervösen Zentralorgane. Anat. Hefte **15**, 301–430 (1900).

KUHLENBECK, H.: Über den Ursprung der Großhirnrinde. Anat. Anz. **55**, 337–365 (1922).

KUHLENKAMPFF, H.: Untersuchungen zur Frage der Funktion des Ependyms im Zentralkanal des Rückenmarks der erwachsenen weißen Maus. Z. Anat. Entw.-gesch. **120**, 235–246 (1958).

Anschrift des Autors:

Dr. rer. nat. CLAUS PFISTER
Anatomisches Institut des
Medizinischen Bereiches (Charité)
der Humboldt-Universität zu Berlin
DDR — 104 Berlin
Hannoversche Straße 28/29

Buchbesprechungen

Ulrich, J.:

Die cerebralen Entmarkungskrankheiten im Kindesalter. Diffuse Hirnsklerosen. (Schriftenreihe Neurologie/Neurology Series, Band 6). XV, 202 S., 35 Abb., 1 Farbtafel. Gr. 8°. Springer-Verlag, Berlin—Heidelberg—New York 1971. Gebunden DM 74,—

Die Leukodystrophien stehen im Vordergrund des Interesses der modernen Neuropathologie, der Kinderneurologie und der allgemeinen Neurologie, weniger aus Gründen der klinischen Praxis der meist seltenen und einer kausalen Behandlung nicht zugänglichen Einzelformen, als ihrer grundsätzlichen und theoretischen Bedeutung wegen. Ihre Problematik wirft spezielle Fragen der Markscheidenbildung und der Entmarkungsvorgänge auf, die der Elektronenmikroskopie, der neurohistologischen Technik, der ontogenetischen Forschung, der Neurochemie und Histochemie bedeutsame Impulse gegeben haben. Somit handelt es sich zwar um ein sehr spezielles, aber doch für die allgemeine Neurobiologie wichtiges Gebiet. Der Kliniker erhofft sich dennoch darüber hinaus nicht nur in die Praxis umsetzbare Ergebnisse für diese Krankheitsgruppe im engeren Sinne, sondern auch für die ihrer Häufigkeit wegen praktisch wichtige, den diffusen Sklerosen nahestehende Entmarkungskrankheit: die Multiple Sklerose. Die Monographie trägt diesen unterschiedlichen Informationsbedürfnissen Rechnung und stellt einen ausgezeichneten Überblick zum neuesten Stand der Entwicklung dar. Sie gründet sich auf eine umfangreiche Literaturauswertung, ein großes Material und reiche Erfahrungen des Verfassers.

Einleitend werden die allgemeinen morphologischen und neurochemischen Grundlagen diskutiert. Es folgen den einzelnen Krankheitsformen gewidmete Kapitel. Als erste wird die metachromatische Leukodystrophie abgehandelt. Hier ist besonders die diagnostische Sicherheit der bioptischen Untersuchung des N. suralis mittels der von Hirsch und Peiffer angegebenen Färbemethode mit saurem Kresylviolett hervorzuheben. Für die Klassifikation der als nächste Krankheitsform besprochenen Leukodystrophie vom Typ Krabbe fordert der Autor neben den zur Sicherung der Diagnose allein nicht ausreichenden Globoidzellen einen nur gering ausgeprägten sudanophilen Abbau. Damit erfolgt eine Abgrenzung gegen die sudanophile Leukodystrophie, die Gegenstand des folgenden Kapitels ist. Hier wird die nosologische Einheitlichkeit der bisher unter dieser Bezeichnung beschriebenen Fälle in Frage gestellt. Als homogene Gruppe wird die Kombination von sudanophiler Leukodystrophie mit Morbus Addison abgegrenzt. Die pathogenetische Beziehung beider Komponenten ist jedoch unklar. Es folgen kürzere Besprechungen der Pelizaeus-Merzbacherschen Krankheit, der frühkindlichen spongiösen Degeneration und der Alexanderschen Krankheit. Von letzterer wurden bisher 7 Fälle publiziert. Das Vorkommen von Rosenthalschen Fasern allein reicht auch hier nicht für die nosologische Abgrenzung aus.

Der Autor vertritt zusammenfassend fundierte eigene Auffassungen zur Klassifikation der diffusen Sklerosen, die zumindest eine gute moderne Diskussionsgrundlage darstellen. In einem Anhang werden Beziehungen der diffusen Hirnsklerosen zur Multiplen Sklerose, zur subakuten sklerosierenden Leukoenzephalitis und zu den Speicherkrankheiten diskutiert. Die gesamte Kasuistik der Literatur und die eigenen Fälle des Verf. wurden tabellarisch zusammengestellt. H. A. F. Schulze, Berlin

Zülch, K. J. (Herausgeber):

Cerebral Circulation and Stroke. XII, 222 S., 71 Abb. Gr. 8°. Springer-Verlag, Berlin—Heidelberg—New York 1971. Leinen DM 59,—

Zerebrovaskuläre Erkrankungen sind Todesursache für ein Fünftel der Bevölkerung hochentwickelter Länder. Darauf weist auch der Herausgeber hin. Die im Hinblick auf dringend notwendige Fortschritte in Früherkennung, Prophylaxe, Therapie und Rehabilitation intensivierte Forschungsarbeit ist breit angelegt und multidisziplinär. Die Arbeit auf Teilgebieten ist auf ständigen Informationsfluß angewiesen. 22 diesem Zweck dienende Beiträge von 41 international bekannten Autoren aus 7 Ländern, einheitlich in englischer Sprache abgefaßt, bilden den Inhalt des Buches. Sie sind 5 Rahmenthemen untergeordnet: Klinisch-pathologische Studien zur zerebrovaskulären Krankheit, Morphologische Studien in vivo: Angiographie, Funktionelle Studien über normale und pathologische Durchblutung, Klinische Erscheinungen und Pathogenese der zerebrovaskulären Krankheit: Hypertension und Hypotension, Therapie. Jedem Kapitel ist ein Literaturverzeichnis beigegeben. Ein ergiebiges Sachwortverzeichnis beschließt das Buch.

Hervorzuheben ist die straffe Form aller Beiträge, die vor allem dem klinischen Neurologen zusammenfassende Einschätzungen des neueren Entwicklungsstandes zu den wichtigsten Fragen der Thematik vermitteln. Deren Berührungspunkte mit der morphologischen Hirnforschung werden vielfach angesprochen und stellen anregende Verbindungen zwischen klinischer Praxis und Grundlagenforschung her. Die gegenüber früheren Auffassungen wesentlich größere Bedeutung der Carotis-interna-Stenose im Vergleich zu stenosierenden Prozessen der A. cerebri media tritt deutlich hervor. Mikroangiographische Untersuchungen ischämischer kortikaler Läsionen (Gastaut u. a.) sind mit eindrucksvollen Abbildungen versehen und von methodischem Interesse. Die Arbeit von Kribs und Kleihues über die A. recurrens (Heubner) entspricht einer ausgezeichneten morphologischen Studie der Blutversorgung der rostralen Basalganglien. Pathomorphologische Befunde nach vertebrobasilären Verschlüssen werden von Metzinger und Zülch vorgelegt. Die Gefäßsyndrome der Parieto-Temporo-Okzipitalregion wurden von Gastaut und Mitarbeitern differenziert. Mehrere Beiträge sind morphologisch-angiographischen Studien der Kollateralversorgung, deren grundlegende Muster von Zülch hervorragend dargestellt werden, gewidmet. Im zweiten Teil des Buches nehmen moderne Methoden der Hirndurchblutungsmessung einen breiteren Raum ein. Hämodynamische Faktoren werden in ihren speziellen Auswirkungen herausgearbeitet und verdienen auch unter therapeutischem Aspekt strenge Beachtung. Eine Kennzeichnung der Möglichkeiten chirurgischer Therapie bei zerebrovaskulärer Insuffizienz von WYLIE beschließt das Buch, das jedem, der irgendwie an Fragen des zerebralen Gefäßsystems und der Hirndurchblutung interessiert ist, sehr empfohlen werden kann.

H. A. F. SCHULZE, Berlin

SCHMIDT, R. F.:

Neurophysiologie. Mit Beiträgen v. J. DUDEL, B. FREDERICH, W. JÄNIG, R. F. SCHMIDT, M. ZIMMERMANN. Heidelberger Taschenbücher, Band 96. 137 Abb. und 146 Testfragen zur Selbstkontrolle. VIII, 315 Seiten. 1971. Geheftet DM 14,80; ca. US $ 4,50. Berlin—Heidelberg—New York: Springer-Verlag ISBN 3-540-05518-5

Von den bekannten Heidelberger Taschenbüchern liegt nunmehr der von R. F. SCHMIDT herausgegebene Band über Neurophysiologie vor. Dieses Buch ergänzt die im gleichen Verlag erschienene „Neurophysiologie programmiert". Die Monographie wendet sich in erster Linie an Studenten der Medizin, Psychologie, Zoologie und Biologie, die dem nicht programmierten Text den Vorzug geben. In verständlicher konventioneller Form werden die klassischen Wissensgebiete der Neurophysiologie abgehandelt und vielfach durch recht anschauliche und instruktive Schemata ergänzt. Von einem Autorenkollektiv werden folgende Themen behandelt: 1. Der Aufbau des Nervensystems, 2. Erregung von Nerv und Muskel, 3. Synaptische Übertragung, 4. Physiologie kleiner Neuronenverbände, Reflexe, 5. Der Muskel, 6. Motorische Systeme, 7. Sensorisches System und 8. Das vegetative Nervensystem. Durch Übungs- und Examensfragen jeweils am Ende eines Abschnittes wird dem Studenten die Möglichkeit der Überprüfung des Wissens gegeben.

Die Auswahl des ständig wachsenden Stoffes ist bei der Abfassung kurz gefaßter Taschenbücher ohne Zweifel eine schwierige Aufgabe, die jedoch von den Autoren — mit Ausnahme des neuroanatomischen Teiles — in bester Weise gelöst wurde. Mancher Leser wird sich vielleicht bei dem einen oder anderen Abschnitt eine weitergehende Darstellung wünschen; doch soll ein solches Taschenbuch kein Lehrbuch ersetzen und allein aus dieser Tatsache ergibt sich die Beschränkung!

Für den für das Gebiet der funktionsbezogenen Neuromorphologie interessierten Leserkreis dieser Zeitschrift ist der erste Abschnitt des Werkes von besonderem Interesse, der sich mit dem Aufbau des Nervensystems (Neuroanatomie) befaßt. Aus dem Hinweis in der Einleitung des Buches, wonach „keine anatomischen oder physiologischen Vorkenntnisse" vorausgesetzt werden, ist die Auffassung erkennbar, daß die in dem Buch enthaltenen neuroanatomischen Grundlagen für das Verständnis der abgehandelten neurophysiologischen Wissensgebiete ausreichend sind! Demgegenüber besteht wohl kein Zweifel, daß der Student z. B. von dem Verlauf der Pyramidenbahn wesentlich besser dauerhafte Gedächtnisinhalte bilden kann, wenn er durch den anatomischen Präparierkurs des menschlichen Gehirns, z. B. von der Capsula interna, der Pyramide usw., eine Vorstellung hat. Hinzu kommt noch, daß der neuroanatomische Teil des Werkes bedauerlicherweise fehlerhafte Darstellungen enthält (z. B. Gliazellen sind Bindegewebszellen! Axon und Nervenfaser sind Synonyme! In einer Abbildung eines Rückenmarkquerschnittes wird eine afferente Faser der Radix dorsalis als Spinalnerv bezeichnet! Das menschliche Gehirn besitzt 10 Milliarden Zellen! Die Zeichnung eines Querschnittes einer markhaltigen Nervenfaser entspricht nicht den gegenwärtigen Erkenntnissen! Die dargestellte motorische Endplatte erinnert an das Ansatzstück eines Staubsaugers und hat in dieser Form keinerlei Informationswert!)

Abgesehen von diesen fehlerhaften Darstellungen sind die Autoren allerdings grundsätzlich im Recht, wenn sie durch gleichzeitige Erörterung neuroanatomischer Tatsachen zusammen mit physiologischen Wissensgebieten auf die besonders engen Beziehungen zwischen beiden Disziplinen hinweisen. Doch sollte gerade diese Tatsache nicht nur in der kooperativen Forschung (z. B. J. C. ECCLES, M. ITO, J. SZENTÁGOTHAI: The Cerebellum as a Neuronal Machine. Springer-Verlag 1967), sondern auch bei der Abfassung von Lehr- oder Taschenbüchern ihren Niederschlag finden, damit in einer gelungenen Synthese zwischen beiden Fächern ein fehlerfreies Wissen vermittelt werden kann. Der Hinweis: „Gehirn beim Metzger kaufen, Längs- und Querschnitte machen" wird überflüssig, wenn Neurophysiologie und Neuromorphologie ihre Lehrveranstaltungen in sinnvoller Weise abstimmen. Wer sich nicht zu dieser Zusammenarbeit entschließen kann, der sollte sich wenigstens an den bekannten Ausspruch von Bernhard v. Gudden erinnern: „Zuerst Anatomie, dann Physiologie. Wenn aber zuerst Physiologie, dann nie ohne Anatomie". W. KIRSCHE

KRETSCHMANN, H.-J., und F. WINGERT:

Computeranwendungen bei Wachstumsproblemen in Biologie und Medizin. Springer-Verlag, Berlin—Heidelberg—New York 1971. 261 Seiten, 124 Abbildungen und 22 Tabellen, 38,— M/DM.

Immer wieder ist versucht worden, für Wachstumsprobleme in Biologie und Medizin anspruchsvolle mathematische Modelle und Gesetze zu formulieren, u. a. von v. BERTALANFFY, KOLLMANN und SCHARF, wobei sich das Eindringen der elektronischen Rechentechnik in die Biologie im letzten Jahrzehnt sehr fruchtbar ausgewirkt hat. Die beiden Autoren des vorliegenden Buches — ein Anatom und ein Mathematiker — verfaßten eine Einführung in die Wachstumsanalyse mit Hilfe eines Computers und demonstrierten exemplarisch die Praxis mit Ergebnissen der Wachstumsuntersuchungen am Zentralnervensystem von Labortieren und Menschen. Während einleitende Betrachtungen über das „Vorfeld" einer Wachstumsanalyse (Versuchsplanung, Datenerfassung und -aufbereitung) nur kurze Hinweise enthalten, ist die Abhandlung über eine mathematische Theorie dieser Analyse ausführlicher und anspruchsvoller. Zunächst werden allgemeine Charakteristika von Wachstumsprozessen als Zeitfunktionen $y = f(t; P)$ beschrieben und derart ausgedeutet, daß ihre erste Ableitung die Wachstumsrate darstellt. Dividiert man die Wachstumsfunktion durch den Parameter, der als Idealwert des Prozesses asymptotisch erreicht werden soll, so erhält man den Reifegrad, der für vergleichende Untersuchungen sehr wertvoll sein kann. Da die Praxis ergeben hat, daß Wachstumsprozesse nur sehr selten linear verlaufen, rationale Polynome aber wegen ihrer unzulänglichen Interpretierbarkeit wenig geeignet sind, waren es vor allem Exponentialfunktionen mit einem oder mehreren e-Gliedern ($y = A_0 - A_1 e^{-\gamma t}$), nichtlineare Differentialgleichungen (z. B. mit dem Tangens hyperbolicus als Lösungsintegral: $y = A_0 + A_1 \tanh c\,(t - k)$) und logistische Funktionen mit drei (oder mehr) Parametern, die als Modelle benutzt wurden. Die logistischen Funktionen

$$y = \frac{P_1}{1 + e^{(P_2 + P_3 \cdot t)}}$$

haben die beiden Autoren in den Mittelpunkt ihrer Betrachtungen gestellt. Neben der Nichtlinearität eines Wachstumsvorganges sind sehr häufig Kurvenwendepunkt und Halbwertszeit für die Beurteilung eines Geschehens von Interesse. Die Zusammenhänge zwischen diesen Größen und den Parametern der logistischen Funktionen werden erläutert und graphisch mit verschiedenen Parametern im Vergleich zum Kurvenverlauf des Reifegrades und der Wachstumsrate des Reifegrades demonstriert. Auf die außerordentliche Flexibilität einer logistischen Funktion mit mehr als 3 Parametern wird hingewiesen. Hinsichtlich der Ausgleichrechnung selbst ist wenig zu lesen. Entweder verweisen die Autoren auf andere eigene Publikationen oder auf die u. a. von WINGERT erarbeiteten Programme des Darmstädter Rechenzentrums. Prinzipiell wird dabei so vorgegangen, daß man erste, grobe Schätzungen der Parameter aus Freihandkurven entnimmt und diese gemeinsam mit den entsprechenden Programmen und dem Datenmaterial in den Computer eingibt und iterativ nach der Methode der kleinsten Abweichungsquadrate optimiert. Nach einer mathematischen Betrachtung über die Interpretation der Modelle (Linearitätstest, Gütetest usw.) sowie einer Erweiterung zur Mehrkomponentenanalyse durch Addition mehrerer Funktionen der gleichen Familie für je eine der strukturspezifischen Komponente findet der Leser eine Fülle von Hinweisen für die Benutzung der Darmstädter Programme (in FORTRAN IV für IBM 7094). Viele Beispiele mit Faksimile-Wiedergabe von Computerausdrücken (Datenlisten und Zeichnungen) können tatsächlich als wichtige, praktische Hilfen angesehen werden. Man muß sich aber darüber im klaren sein — die Autoren betonen es selbst —, daß ein vollständiges Verständnis der Theorie zwar nicht unbedingt für ein formales Anwenden notwendig, ihre Kenntnis aber für eine konsequente Interpretation unumgänglich ist. Nicht unerwähnt bleiben sollen aber auch die Schwächen, die dem Modell der logistischen Wachstumsfunktionen anhaften. Nicht nur das formale Hineinpressen des Wachstumsvorganges zwischen 2 zeitachsenparallele Asymptoten, sondern auch die erheblichen Schwierigkeiten, ein quadratisches oder gar kubisches Polynom als Exponent im Nenner der Funktion biologisch sinnvoll zu interpretieren, mögen hier u. a. genannt sein. Auf Einzelheiten der publizierten Ergebnisse der Wachstumsanalyse zentralnervöser Strukturen kann in diesem Rahmen nicht eingegangen werden. Nur so viel sei gesagt, daß insbesondere durch die Mehrkomponentenanalyse bei vielen Hirnteilen scheinbar durch Oszillationen unbekannter Genese „gestörte" Wachstumsprozesse sich in Einzelvorgänge an integrierenden Bestandteilen des betreffenden Gehirnabschnittes auflösen lassen. Viele vergleichende Betrachtungen anhand der Halbwertszeit, des Reifegrades und der Wachstumsrate werden sehr gut möglich.

R. BLUME, Halle (Saale)

Hints for Authors

1. For acceptance, contributions must fall within the scope of the journal.

2. Contributions must be of scientific relevance and contain new and unpublished results. Reviews or purely speculative articles are not usually acceptable.

3. Manuscripts should be submitted typewritten on one page and ready for printing. Texts may be in German, English or French.
Words to be printed in italics should be marked by wavy lines. Words to be printed in spaced type should be marked by discontinuous underlining, while paragraphs to be printed in smaller type should be marked "p". Footnotes have to be numbered continuously throughout the article. An English summary should be added, if the original summary is in another language. The second summary for English original texts may be in German, French or Russian. Column titles should be given.

   The number of illustrations should be limited to what is absolutely necessary. The parts of the text in which illustrations or tables are to be placed should be indicated in the manuscript. Original illustrations larger than the type area (16.9 cm × 23.8 cm) should have on the back an indication of the scale reduction desired. Smaller illustrations should be adjusted correspondingly to the column width (8.1 cm). Captions should be given on an separate page.

4. Since the Journal for Cerebral Research (Journal für Hirnforschung) is produced by direct paging to shorten publication deadlines, the authors will receive only page proofs in which only words can be corrected.

5. Eighty special prints of every original publication are supplied free of charge.

6. The exclusive right of duplication, circulation, and translation into other languages within the legal hedge period is reserved to the publishers. Photostats, microfilms or any other kind of reproduction of this journal or portions thereof are subject to the publishers' prior consent.

   Manuscripts may be sent to:

   Professor Dr. J. Anthony, Musée National d'Histoire Naturelle, 55 Rue de Buffon, Paris V, France;
   Professor Dr. A. Hopf, Institut für Hirnforschung, 4 Düsseldorf, Himmelgeisterstr. 300, FRG;
   Professor Dr. W. Kirsche, Anatomisches Institut der Humboldt-Universität, 104 Berlin, Philippstr. 12, GDR;
   Professor Dr. J. Szentágothai, Institute of Anatomy at the University of Budapest, Tüzoltó ut. 58, Budapest IX, Hungary.

Avis aux auteurs

1. Le Journal ne publiera que des travaux qui répondent à son programme scientifique.

2. Ces travaux scientifiques de valeur doivent présenter des résultats nouveaux et inédits jusqu'ici. Des analyses purement descriptives ou des articles spéculatifs ne peuvent pas, en règle générale, être acceptés.

3. Les manuscrits tapés à la machine (recto seulement) sont à remettre en état de « prêt à imprimer ». Ils peuvent être rédigés en allemand, en anglais ou en français.
Les italiques désirés seront marqués par soulignement ondulé. La mise en relief de mots isolés par impression espacée s'indiquera par soulignement interrompu; les passages à imprimer en petits caractères seront signalés par un « p » en marge du manuscrit. Les notes doivent être numérotées en continu. A côté du résumé habituel il en faut un deuxième en anglais. Si le texte est en anglais dans l'original, on peut choisir entre le russe, l'allemand ou le francais pour le deuxième résumé. Les auteurs sont priés de proposer un sous-titre.

   Le nombre d'illustrations doit être restreint à un minimum strictement nécessaire. Prière d'indiquer dans le manuscrit l'endroit du texte où illustrations, tables etc. doivent paraître en imprimé. Les clichés dépassant la surface d'impression (16,9 cm × 23,8 cm), devront porter l'échelle de réduction au verso. Et vice versa, les clichés plus petits devront être portés à la largeur d'une colonne (8,1 cm).
   Les légendes des illustrations sont à joindre sur feuille séparée.

4. Dans l'intérêt d'une publication rapide des contributions, le Journal de Recherche cérébrale (Journal für Hirnforschung) fait usage de la mise en pages immédiate. Les auteurs ne recevront donc qu'une seule épreuve de mise en pages où seulement des corrections concernant des mots détachés peuvent se faire.

5. La maison d'édition fournit de chaque contribution originale 80 tiré-à-part à titre gracieux.

6. La maison d'édition se réserve les droits exclusifs de reproduction, diffusion et traduction en d'autres langues dans les limetes et délais prévus par la loi. Il n'est pas permis, sans autorisation formelle, de faire des photocopies, microfilms et semblables reproductions de ce Journal ou d'extraits de celui-ci.

   Les manuscrits seront reçus par:

   Professeur Dr. J. Anthony, Musée National d'Histoire Naturelle, 55 Rue de Buffon, Paris V (France);
   Professeur Dr. A. Hopf, Institut für Hirnforschung, 4 Düsseldorf, Himmelgeisterstr. 300 (République Fédérale d'Allemagne);
   Professeur Dr. W. Kirsche, Anatomisches Institut der Humboldt-Universität, 104 Berlin, Philippstr. 12 (RDA);
   Professeur Dr. J. Szentágothai, Institut d'Anatomie de l'Université de Budapest, Tüzoltó ut. 58, Budapest IX (Hongrie).

32105

Bei Fragen zur Produktsicherheit wenden Sie sich bitte an:
If you have any questions regarding product safety,
please contact:

Walter de Gruyter GmbH
Genthiner Straße 13
10785 Berlin
productsafety@degruyterbrill.com